XIANDAI ERKE YU XINSHENGER
WEIZHONGZHENG CHULI

张 洋 主编

现代儿科与新生儿
危重症处理

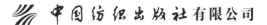
中国纺织出版社有限公司

图书在版编目（CIP）数据

现代儿科与新生儿危重症处理 / 张洋主编. -- 北京：
中国纺织出版社有限公司, 2020.10
ISBN 978-7-5180-7944-5

Ⅰ.①现… Ⅱ.①张… Ⅲ.①小儿疾病—急性病—诊
疗②小儿疾病—险症—诊疗③新生儿疾病—险症—诊疗④
新生儿疾病—险症—护理 Ⅳ.①R720.597②R722.1

中国版本图书馆CIP数据核字（2020）第189364号

责任编辑：樊雅莉　　责任校对：高　涵　　责任印制：王艳丽

中国纺织出版社有限公司出版发行
地址：北京市朝阳区百子湾东里A407号楼　邮政编码：100124
销售电话：010 — 67004422　传真：010 — 87155801
http://www.c-textilep.com
中国纺织出版社天猫旗舰店
官方微博 http://weibo.com/2119887771
三河市宏盛印务有限公司公司印刷　各地新华书店经销
2020年10月第1版第1次印刷
开本：787×1092　1 / 16　印张：10.5
字数：242千字　定价：78.00元

凡购本书，如有缺页、倒页、脱页，由本社图书营销中心调换

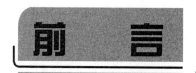

前　言

　　随着现代医学和生命科学的进步，新技术和新理论不断涌现，儿科学在疾病诊疗方面也取得了跨越式的发展，越来越科学化、细致化、专业化。作为一名合格的儿科医师，必须不断学习和掌握相关疾病知识才能与时俱进。为此，编者结合近几年临床一线儿科专家的实践经验并参考大量国内外文献，编写了这本临床实用的儿科学著作。

　　本书全面介绍了与儿科临床密切相关的基础理论、新生儿疾病以及儿科各系统常见疾病的诊断要点及临床治疗。内容新颖，覆盖面广，实用性强，可为儿科住院医生、主治医生及医学院校本科生、研究生提供参考。

　　在本书编写过程中，我们虽力求做到写作方式和文字风格一致，但由于参编人数较多，加上编者时间和精力有限，书中难免有一些疏漏和不足，希望广大读者提出宝贵意见和建议，以便再版时修订。

编　者

2020 年 7 月

目　录

第一章

新生儿常用急救诊疗措施与操作技术

第一节　新生儿液体疗法

新生儿的生理状态及某些疾病与婴幼儿有所不同，液体应用广泛，体液的总量、分布及肾功能均有其特殊性，尤其极低出生体重儿，如补液不当往往会导致症状性动脉导管开放、充血性心力衰竭、支气管肺发育不良（BPD）及脑室内出血等，故临床医师必须掌握正确的液体疗法。

一、新生儿体液特点

1. 液体总量、分布及生后体液的变化。新生儿液体总量多，妊娠周龄越小所占比例越大，其中细胞外液占总体液的比例也越大，如足月儿总体液占78%，细胞外液占总体液的45%；而28周龄儿总体液占84%，细胞外液则占57%。

生后发生利尿排出体内较多水分故有体重下降现象，足月儿可损失体重的5%～10%，早产儿可损失体重的15%，生后第5～第7天时降至最低，10天后逐渐上升至出生体重，妊娠周数越小者体重下降越多（表1-1），需恢复至出生体重的时间越长。

表1-1　不同妊娠周数体重下降百分率

妊娠周数	体重下降（%）	妊娠周数	体重下降（%）
26	15～20	34	8～10
30	10～15	38	5～10

2. 生后水分丢失途径。

（1）肾：随着胎龄增加肾功能渐趋成熟。新生儿尤其极低出生体重儿肾功能不成熟表现在：①肾小球滤过率低。②近端及远端肾小管对钠重吸收差。③肾浓缩及稀释功能较差，尤其是浓缩功能。④肾对碳酸氢钠、氢、钾离子分泌少。

早产儿在进行液体治疗时短期内不能接受过多水分，因肾脏浓缩功能差，对水、钠的重吸收差容易造成液体不足及血清钠偏低，早产儿每天每千克体重所需液体及钠量均需略多于足月儿。母乳喂养者溶质量较少，平均尿量每小时2.5 mL/kg。

（2）肾外丢失。

1）不显性失水（insensible water loss，IWL）：早产儿由于体表面积大，皮肤薄，角质层发育不完善，不显性失水量多。体重 < 1 000 g 者每小时平均丢失约 2.7 mL/kg，1 000 ~ 1 500 g 者每小时平均丢失为 1.7 ~ 2.3 mL/kg，1 500 ~ 2 500 g 者每小时平均丢失为 1 ~ 1.7 mL/kg，体重 > 2 500 g 者每小时平均丢失为 0.7 mL/kg。环境温度高于中性环境温度时 IWL 增多，当环境温度 > 35℃时 IWL 可增高 3 倍。用光疗及开放式辐射床时各可增加 IWL 50% 左右，多活动、多哭吵时可增加至 70%，湿化吸氧及用热罩时各可减少约 30%。

2）其他途径丢失：如创口渗液，腹泻时大便丢失，胃肠引流液、造瘘液、腹腔渗液及胸腔引流液丢失等。

二、维持液及电解质需要量

1. 维持液需要量。维持液是补充正常体液消耗和生长所需量，正常情况下包括不显性失水、尿及大便三部分。新生儿每天实际所需维持液量与妊娠周数、出生体重、生后日龄、环境温度及湿度、婴儿活动度、光疗及辐射床等因素有关，给维持液时必须将上述因素计算在内。生后 2 周内所需的维持液量见表 1-2。

表 1-2　不同出生体重儿出生后 2 周内所需维持液量

出生体重（g）	第 1 ~ 第 2 天 [mL/（kg·d）]	第 3 ~ 第 14 天 [mL/（kg·d）]
750 ~ 1 000	100	130 ~ 150
1 001 ~ 1 250	90	120 ~ 150
1 251 ~ 1 500	90	110 ~ 140
1 501 ~ 2 500	80	100 ~ 120
> 2 500	70	80 ~ 100

2. 电解质需要量。电解质主要通过尿液排泄，生后第 1 天尿少，电解质排出不多，所给液体可不含电解质，第 2 天开始需钠量：足月儿 2 ~ 3 mmol/（kg·d），早产儿（< 32 周）2 ~ 5 mmol（kg·d），需钾量均为 2 ~ 3 mmol/（kg·d）。新生儿并不需要常规补钙，除非有明显的低钙症状。

三、液体疗法时的监测及注意点

1. 监测。进行液体治疗时除定期作体格检查以评估有无液体过多（眼睑周围水肿）及液体不足（黏膜干燥、眶部凹陷等）表现外，尚需监测以下项目。

（1）体重变化：反映体内总液量，每天固定时间、空腹、裸体测体重至少 1 次。

（2）计算每天的总进出量（极低出生体重儿及水、电解质有失衡倾向者，必要时每 8 h 计算一次），正常情况下每小时尿量为 1 ~ 3 mL/kg。

（3）皮肤黏膜变化：新生儿皮肤弹性、前囟凹陷及黏膜湿润度不一定能敏感提示水或电解质失衡现象。

（4）心血管症状：心动过速提示细胞外液过量或血容量过少，毛细血管再充盈时间延长提示心输出量减少或血管收缩，血压改变常提示心搏出量降低。

2. 实验室检查。

（1）血清电解质：每天至少检查 1 次（测定血 K^+、Na^+），为制订液体治疗计划提供参考。早产儿血钠常偏低，根据不同临床情况有时需测 Cl^-、Ca^{2+}、K^+ 等。

（2）尿比重：每天检测 1 次，最好维持在 1.008～1.012。

（3）血液酸碱平衡监测：血液 pH、HCO_3^-、碱剩余（BE）及 $PaCO_2$ 等，可间接反映血管内容量情况，当容量不足、组织灌流差时常出现代谢性酸中毒。

（4）血细胞比容：可作为液体治疗的参考，液量不足时有血细胞比容上升现象。

（5）血糖及尿糖：尤其对低出生体重儿可作为调整输糖速率之用。

（6）血浆渗透压：可反映细胞外液的张力，新生儿正常值为 270～290 mOsm/L，出生 1 周后可用下列公式计算：

$$血浆渗透压 = 2 \times Na^+ + \frac{血葡萄糖}{18} + \frac{BUN}{2.8}$$

此处 Na^+ 以 mmol/L 计算，BUN（尿素氮）及葡萄糖以 mg/dL 计算。

3. 注意事项。

（1）静脉补液速度：不同临床情况补液速度应不同，必须用输液泵在一定时间内按一定速度输入，脱水、休克者必须按一定速度重建容量，维持液应在 24 h 内匀速输入，短期内给液过多会引起动脉导管开放、心力衰竭及肺水肿。

（2）葡萄糖注射液的应用：生后第 1 天的足月儿用 10% 葡萄糖注射液，早产儿无低血糖时葡萄糖注射液输入速率应每分钟 4～6 mg/kg，给糖浓度过高、速度过快除引起高血糖外，更因肾糖阈低易发生糖利尿而造成脱水。

（3）碱性液的应用：新生儿感染或脱水时，常因进入液量及热卡不足而产生代谢性酸中毒，当 pH < 7.2，BE > -8 mmol/L 时需以碳酸氢钠纠正，不用 5% 碳酸氢钠直接静脉推注，需稀释后输入，每分钟速度不超过 1 mmol/L。极低出生体重儿最好稀释成等渗液后，于 30 min 慢速静脉输入，速度过快或浓度太高会因渗透压波动而导致脑室内出血。

（4）热卡供应：短期内采用静脉补液时，如置于中性环境温度中，每天至少供给 210～250 kJ/kg 的基础热卡，如液量已足而热卡不足时，机体将动用蛋白质补充不足之热卡，此时体重的下降并非液量不足而是蛋白质被消耗之故。

四、几种特殊情况的液体治疗

1. 极低出生体重儿液体治疗中需注意的问题。

（1）出生后因利尿所引起的变化：出生后第 2～第 3 天（利尿期）以及生后第 4～第 5 天（利尿后期），利尿较多时水丢失多偶见高钠血症，治疗时必须定期监测血清钠。

（2）糖耐受性差：在静脉输糖时应注意浓度及速度并监测血糖，一般糖浓度为 5%～10%，速度（无低血糖时）为 4～6 mg/（kg·min）。

（3）非少尿性高血钾：出生后的 1～2 天内可因肾小球滤过率较低及 $Na^+ - K^+ - ATP$ 酶活力低等因素，可导致 K^+ 自细胞内向细胞外转移。

（4）晚发性低钠血症：常发生于生后 6～8 周，因生长迅速，肾小管功能不成熟，对滤过 Na^+ 重吸收不良所致。

2. 呼吸窘迫综合征。呼吸窘迫综合征患儿在低氧、酸中毒状态下，肾血流减少，肾小球滤过率降低，当采用正压通气或并发气胸时抗利尿激素分泌增加导致水分滞留，每天的维持液量应适当减少，待生后第 2～第 3 天利尿开始、临床症状好转后维持液量才可增加至 120 mL/（kg·d），但一般不超过 150 mL/（kg·d）。给液过多，动脉导管开放的机会增加，并可并发坏死性小肠结肠炎或支气管肺发育不良（BPD）。因患儿常同时存在呼吸性及代谢性酸中毒，如以代谢性酸中毒为主时，必须补以碱性溶液纠正酸中毒，所需碳酸氢钠量（mmol/L）= − BE × 体重（kg）× 0.5，为避免因渗透压的迅速变化引起脑室内出血，其速度及浓度均需按上述原则补入。呼吸窘迫综合征患儿的利尿期较生理性利尿略迟，近年来多不主张在少尿期内用呋塞米治疗，因呋塞米可能增加前列腺素 E_2 的分泌而促使动脉导管开放。

3. 围生期窒息。围生期窒息患儿常有脑、心、肾的缺氧、缺血性损害，严重病例有急性肾小管坏死、肾衰竭及心搏出量降低，并因常有抗利尿激素分泌过多的水滞留现象，故应限制液体入量。过去认为生后第 1 天仅补不显性失水及尿量，使细胞外液容量缩减，目前推荐第 1 天总液量为 60 mL/kg，第 2 天根据尿量可增加液体至 60～80 mL/kg，第 3 天如尿量正常即可给生理维持量。窒息后血糖短期上升后即迅速下降；为减少脑损害应监测血糖，使血糖维持在正常水平，有明显代谢性酸中毒时应予以纠正。严重窒息有急性肾衰竭者，应按肾衰竭原则补液，仅补不显性失水（IWL）＋前一天尿量，少尿期不给含钾液（除非血钾 < 3.5 mmol/L），少尿期后出现多尿而体重下降，需重新调整液体入量及电解质量。

4. 腹泻脱水的液体治疗。原则与儿科患儿相同，每日总液量应包括累积损失量、生理维持量及继续丢失量三部分。累积损失量应根据脱水所致的临床症状及体重损失计算，体重损失占原有体重 5% 时为轻度脱水，约丢失 50 mL/kg；占原有体重 10% 为中度脱水，约丢失 100 mL/kg；占原有体重 15% 为重度脱水，约丢失 150 mL/kg。生理维持量以每天 100 mL/kg 计算。新生儿因肾浓缩功能差，腹泻时短期内即可发展成严重脱水，故中重度脱水应迅速静脉内重建容量。扩容液中如不含碱性液时，常因血液中碳酸氢盐的稀释有时反而有酸中毒加重现象，故扩容液中常需加入适量碱性溶液。

新生儿腹泻脱水者，不主张口服补液，提倡静脉补液。液体选择：严重血容量不足休克时，应先以 20 mL/kg 等渗晶体液 30 min 扩容，扩容液可重复应用至脉搏、灌流情况好转。必要时在晶体液扩容后可用胶体液 10 mL/kg，此后根据血清钠值选择溶液性质（包括累积损失量及生理维持量）（表1-3）。补液速度：等渗及低渗性脱水时，除扩容液外，其余液体（扣除扩容液后的累积损失量及生理维持量）于 24 h 内均匀输入。前 8 h 的继续丢失量应在后 8 h 内补入。高渗性脱水时，第 1 个 24 h 内仅补累积损失量的 1/2 及生理维持量，第 2 个 24 h 内补完全部累积量。

表1-3 脱水时溶液的选择

测得的血清 Na^+ 值（mmol/L）			
>150	130～150	120～130	<120
补充溶液中的含钠量（mmol/L）			
30～40	50～60	70～80	80～100
1/5～1/4 张液	1/3 张液	1/2 张液	2/3 张液
Na^+ =31～38	Na^+ =56	Na^+ =77	Na^+ =100

5. 幽门肥大性狭窄。因反复呕吐，可导致水、电解质的丢失，严重幽门梗阻者除脱水外有低血氯、低血钾及代谢性碱中毒。碱中毒时临床可表现为神情淡漠、低通气，某些婴儿可出现手足搐搦。静脉补液时应根据血电解质测定及时补充氯、钾的丢失，补液开始即可应用5%葡萄糖盐水。手术前患儿需禁食，纠正脱水、酸碱及电解质失衡后才可行手术或腹腔镜治疗。

6. 抗利尿激素不适当分泌综合征（SIADH）。特征为低钠血症，细胞外液不减少，尿钠 > 20 mmol/L。产生因素有：①中枢感染、脑外伤、颅内出血等，使下丘脑抗利尿激素分泌增多。②肺炎、气胸或机械通气时，因自肺回流入左心房的血量减少，反射性地使 ADH 分泌增多，此外肺部感染本身可使 ADH 分泌增加。③高应激状态使血浆 ADH 分泌增多。治疗应限制入液量（当血 Na^+ < 120 mmol/L 且有神经系统症状时），也可用呋塞米 1 mg/kg 静脉注入，每 8 ~ 12 h 1 次，并可同时用 3% NaCl 1 ~ 3 mL/kg，同时监测血钠，当 Na^+ > 120 mmol/L、神经系统症状好转后限制入量即可。

7. 败血症休克与新生儿坏死性小肠结肠炎（NEC）时的液体治疗。败血症及 NEC 可发展至休克，由于内毒素对心脏的抑制，血管活性物质如 NO、血清素、前列腺素、组胺等的释放，导致周围血管阻力降低，血液重新分配致相对性低血容量；又因炎症、毛细血管渗漏液体可漏至间质、肠壁、腹膜腔及小肠腔内，当病情进展至 DIC 时有血小板减少，皮肤、黏膜、肠腔出血并可造成严重休克。治疗首先应给予容量复苏，先快速推注 10 mL/kg 等渗晶体液（10 ~ 20 min），以后可重复应用至组织灌注改善（1 h 内可用至 60 mL/kg），尿量逐渐增加，意识反应好转为止。治疗过程中最好监测中心静脉压（CVP）使之维持于 5 ~ 8 mmHg，开始扩容时不用白蛋白，新鲜冷冻血浆仅用于凝血功能异常时。

8. 慢性肺部疾病时的液体治疗。慢性肺部疾病开始时应适当限制液体摄入，避免容量过多致肺部情况恶化，维持每小时排尿量 > 1 mL/kg，维持血钠水平于 140 ~ 145 mmol/L 即可。因慢性肺部疾病时常有肺液滞留，利尿可不同程度减少肺间质液及支气管周围液，使呼吸窘迫症状好转、肺顺应性改善及气道阻力下降，使用利尿剂 1 周时往往作用最大。由于利尿剂的应用常会导致低血钾、低血氯甚至代谢性碱中毒，当 pH > 7.45 时可能会导致神经性低通气，治疗中应注意血气及电解质的监测，必要时减少利尿剂用量及增加钾摄入，以后为满足生长需要热量，每天每千克体重可用 130 ~ 150 mL 的维持液量。

9. 先天性肾上腺皮质增生症。因缺乏 21-羟化酶，醛固酮不足致肾严重失钠，典型患儿常有脱水、严重低血钠及高钾血症，并伴有代谢性酸中毒等。生后 1 ~ 3 周时常出现失盐危象，治疗需根据脱水程度及电解质失衡情况进行补液，可用较多的生理盐水，必要时可补 3% 氯化钠，使血钠上升至 125 mmol/L。当血钾 > 7 mmol/L 时可用葡萄糖 0.5 g/kg 及胰岛素 0.1 U/kg，酸中毒时用碳酸氢钠 1 ~ 2 mmol/kg，补液及补钠常需较长时间，待电解质失衡情况好转后即用盐皮质激素替代治疗，如用盐皮质激素不能恢复肾上腺皮质功能时可加用糖皮质激素。

第二节　新生儿换血疗法

换血疗法主要用于去除体内过高的非结合胆红素，使其下降至安全水平，此外也可纠正贫血、治疗严重败血症及药物中毒等。

一、适应证

1. 去除积聚在血液中不能用其他方法消除的毒素（其他方法如利尿、透析或螯合剂）。
（1）异常升高的代谢产物如胆红素、氨、氨基酸等。考虑换血的胆红素水平见表1-4。
（2）药物过量。
（3）细菌毒素。

表1-4　新生儿提示换血的胆红素水平（μmol/L）

体重	<1 000 g	1 000～1 500 g	1 500～2 500 g	>2 500 g
健康儿	10	14	18	20
高危儿	10	12	16	18

2. 调整血红蛋白水平。
（1）正常容量或高容量性严重贫血。
（2）红细胞增多症。
3. 调整抗体—抗原水平。
（1）移除同族免疫抗体及附有抗体的红细胞。
（2）移除来自母体的自身免疫抗体。
（3）使严重败血症患儿增加免疫抗体。
4. 治疗凝血缺陷病，尤其当以单一成分输血不能纠正时。
5. 提高血液对氧的释放能力。氧合受严重影响的疾病以胎儿血红蛋白占优势者，需要增加2，3-二磷酸甘油酯来逆转组织低氧。

二、禁忌证

凡影响换血时放置插管的因素如脐疝、脐炎、脐膨出、坏死性小肠、结肠炎及腹膜炎等均为禁忌证。

三、物品准备

1. 辐射加温床、体温表、心肺监护仪、血压监测仪、复苏器及药品等。
2. 婴儿约束带、胃管、吸引装置。
3. 放置脐动、静脉插管的全套消毒设备（8Fr或5Fr的脐血管插管1～2根或前端3 cm处开有2～3个交错小孔的硅橡胶管1～2根，能锁三通接头3个，血管钳3把，持针钳1把，蚊式钳2把，手术刀、缝针、丝线、结扎线及消毒布巾等）。
4. 静脉测压装置。
5. 换血用器皿。无菌输血点滴瓶1个、滤血漏斗2个、20 mL注射器20～30个、放置废血用容器1个及静脉输液接管等。
6. 1 U/mL肝素、0.9%生理盐水溶液、5%葡萄糖注射液及10%葡萄糖酸钙注射液等。
7. 注射器及采血玻璃管若干。

8. 换血用血制品。

四、血制品准备

1. 换血用血制品选择。

（1）Rh 血型不合时血型选择原则为 Rh 系统与母同型血，ABO 系统与婴儿同型血（表1-5）。

（2）ABO 溶血病用 O 型红细胞与 AB 型血浆等份混悬液（或 O 型血其抗 A 抗 B 效价 < 1:32）。

（3）其他疾病：如 Coombs 试验阴性的高胆红素血症、败血症等用 Rh 及 ABO 血型均与婴儿相同的全血。

表 1-5　Rh 血型不合换血的血型选择

血型		换血的血型	换血用血液
母	子		
A	A	O 型 Rh（－）	全血
O	O	O 型 Rh（－）	全血
O	A	O 型 Rh（－）	红细胞 + AB 型血浆
O	B	O 型 Rh（－）	红细胞 + AB 型血浆
AB	A	A 型 Rh（－）	全血
AB	B	B 型 Rh（－）	全血

2. 确定换血所需血量。根据不同疾病确定换入血量。

（1）双倍量换血：用于血型不合所致高胆红素血症，所需血量 = 2×80 mL × 体重（kg），Rh 血型不合有严重贫血时需先以浓缩红细胞进行部分换血，待患儿情况稳定后再以全血换血。

（2）单倍量换血：用于凝血缺陷病、败血症等。

（3）部分换血：用于红细胞增多症及贫血。贫血换血时所需浓缩红细胞量计算公式：

$$贫血换血时所需浓缩红细胞量 = \frac{婴儿总血量 \times [要求 Hb (g/L) - 测得 Hb (g/L)]}{浓缩红细胞 Hb (g/L) - 测得 Hb (g/L)}$$

婴儿总血量 = 80 mL × 体重（kg），浓缩红细胞 = 220 g/L（22 g/dL）。

3. 抗凝剂。

（1）肝素抗凝血：每 100 mL 中加肝素 3 ~ 4 mg，换血结束时需按换入血中所含肝素量的 1/2 用鱼精蛋白中和，肝素血的贮存不能超过 24 h。

（2）枸橼酸抗凝血：每 100 mL 中含葡萄糖 2.45 g，因葡萄糖含量较高，刺激胰岛素分泌后会造成反应性低血糖，换血用血最好为新鲜血，一般不用超过 3 d 的库血。

4. 献血员应经血库筛选。同族免疫溶血病时献血员应与母血清及婴儿血做交叉配血。

五、注意事项

1. 开始换血前必须稳定患儿，换血后必须密切监护，换血过程中必须详细记录每次进、出血量及液量，并记录生命体征及尿量。

2. 换血不能仓促进行，速度太快会影响效果及导致严重并发症，患儿情况不稳定时应停止或减慢换血速度。

3. 换血过程中当抽血不顺利时首先应检查插管位置及有无堵塞，切忌用力推注液体或血液。

4. 操作暂停时应将插管中血液以肝素生理盐水冲洗干净。

5. 用钙剂前应先用肝素生理盐水冲洗插管或自另外的静脉通路输入钙剂。

六、术前准备

1. 禁食一次，抽出胃内容物，肌内注射苯巴比妥钠 10 mg/kg，置患儿于辐射保温床上约束四肢。

2. 高胆红素血症，无心力衰竭者换血前 1 h 用白蛋白 1 g/kg 静脉慢注。Rh 溶血病有严重贫血时应先以浓缩红细胞进行部分换血，待血红蛋白上升至 120 g/L 以上时再行双倍量全血换血。

3. 以碘酒、乙醇常规消毒腹部皮肤，脐凹褶皱处必须彻底消毒。

七、换血步骤

对于新生儿，通常采用脐静脉和（或）外周静脉进行换血。脐静脉是新生儿生后数日内进行插管的血管通路。如换血时（双管同步法）需脐动脉插管，则脐动脉只是用于抽血，对于极低出生体重儿可能需通过桡动脉抽血。同时也可以采用双管外周通路同时换血法。

1. 单管交替换血法。

（1）作脐静脉插管：以 8Fr 脐插管或顶端具小孔之硅橡胶管，直接自脐带断端插入（脐静脉位于断面的 12 点钟处），也可在脐上 1 cm 处作皮肤横切口分离出脐静脉后插入（脐静脉入脐轮后位于正中线），插管进腹壁后成 60°角向上，约进入 5~6 cm 处能顺利抽得血液即可（不能将插管管顶置于肝静脉或门静脉）。

（2）脐插管与血液通路连接：以大字形五通活塞与脐插管相连最佳，抽血与注血可同时进行，既方便又省时，如无大字形五通开关时也可用 2 个或 3 个三通开关与脐插管及换血瓶相连。先将 3 个三通开关串联，第 1 个三通接脐静脉插管，作为抽出患儿血液用，第 2 个三通接装有肝素生理盐水的注射器作为推注肝素用，第 3 个三通接换入血源，作为抽取换入血用。

（3）测脐静脉压：正常为 4~8 cmH$_2$O（0.39~0.78 kPa），每换 100 mL 血应测脐静脉压一次，根据压力调整进、出血量，压力 >8 cmH$_2$O（0.78 kPa）示血量过多，宜多抽少进，压力低时宜多进少抽，一般出入量差应 <20 mL。

（4）换血速度：一般以 2~4 mL/（kg·min）速度匀速进行，开始以每次 10 mL 等量换血，以后每次 20 mL 等量换血，双倍量换血总时间不少于 1.5 h。极低出生体重儿每次进、出血量应更少，速度应更慢。

（5）换血始末的血标本应测胆红素、Hb、血细胞比容、血糖，必要时测血钙及电解质。

（6）换血过程中如有激惹、心电图改变等低钙症状时，应补入 10% 葡萄糖酸钙注射液 1~2 mL/kg，静脉慢注。

（7）换血结束压迫脐静脉缝合皮肤切口以免出血。

2. 双管同步换血法。需要两条血管通路，同时连续抽血。通常采用脐动脉用于抽血，脐静脉用于输血；或用脐静脉抽血，同时由外周静脉输入血液。抽出血与输入血几乎等量。双管同步法具有血流动力学变化小，以及消除了由单管交替换血时易存在的无效腔等优点，理论上较单管换血更有效。

八、换血后注意事项

1. 换血后每隔半小时测生命体征1次，共4次，以后改每2 h测1次，共4次，注意心功能情况。

2. 换血后的4 h内每隔1~2 h测血糖一次，以及时发现低血糖。

3. 胆红素血症换血后应每4 h测血清胆红素，当其复跳至342 μmol/L（20 mg/dL）以上时，考虑再次换血。

4. 术后5 d内每隔1~2 d验血常规1次，当Hb < 100 g/L时需输入与换入血型相同的浓缩红细胞。

5. 注意切口感染及出血。

6. 情况稳定，换血后8 h开始喂奶。

九、换血并发症

1. 血制品所致并发症。传播感染，如乙型肝炎、巨细胞病毒感染、人免疫缺陷病毒感染（AIDS）、梅毒及细菌等，输血所致的溶血样反应及移植物抗宿主反应等。

2. 心血管并发症。换血过程中偶可发生心律失常或心跳停止，进入血量过多会导致心力衰竭，换血时不慎大量空气进入血循环时因气栓心跳可突然停止。

3. 代谢及电解质失衡，如低血糖、低血钙、低血镁、高血钾及酸中毒。

4. 与技术操作及插管有关的并发症，如肠道缺血所致的坏死性小肠炎、肠穿孔、门脉气栓、肝坏死等。

第三节　新生儿动脉穿刺

一、适应证

1. 为获得动脉血气标本。
2. 无法获得静脉血及毛细血管血标本时。

二、禁忌证

1. 凝血缺陷病。
2. 四肢循环不良者。
3. 局部有感染时。
4. 桡动脉或足背动脉侧支循环不良者，股动脉一般不作动脉穿刺采血用。

三、注意事项

1. 选用最细针头，尽量减少血管壁损伤。

2. 避免垂直穿透双侧动脉壁。

3. 操作结束必须按压至完全止血。

4. 穿刺结束后需检查穿刺动脉远端之循环情况（包括皮肤色泽、脉搏、毛细血管充盈时间等），应注意有无供血不良现象。

5. 穿刺动脉选择。一般采用周围动脉，首选桡动脉，其次为颞动脉、足背动脉及胫后动脉，仅在急诊情况下最后考虑肱动脉。

四、材料

23～25 号静脉穿刺针（或最细头皮针），1 mL 抽血针筒，消毒皮肤物品及干棉球。

五、穿刺要点

1. 穿刺方向应直接对向血流。

2. 浅表动脉采取 15°～25°角，针头斜面向上刺入。

3. 深部动脉采取 45°角，针头斜面向下刺入。

4. 穿入皮肤后应以最小损伤刺入动脉。

5. 首次穿刺失败需重复穿刺时，应更换新针及重新消毒。

六、常见动脉穿刺步骤

（一）桡动脉穿刺术（图 1-1）

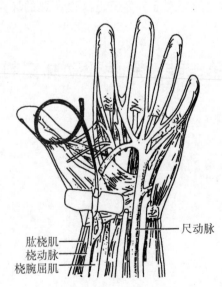

尺动脉
肱桡肌
桡动脉
桡腕屈肌

图 1-1　桡动脉穿刺部位

1. 做 Allen 试验。

2. 手掌向上，伸展腕部，勿过度伸展，以免动脉受压。

3. 消毒皮肤。

4. 于手腕横纹线上针头对向桡动脉血流方向，与皮肤成45°角，针头斜面向上刺入，极低体重儿以 15° ~ 25°角斜面向下刺入，进针至遇骨阻力或血液回流。当穿刺针完全插入仍未见回血时慢慢退出针头至皮下重新进针至血液回出。

5. 收集血标本后，移除针头压迫止血，检查穿刺远端循环灌流。

（二）颞动脉穿刺（图 1-2）

1. 耳屏前触及颞动脉搏动（可选择前支或顶支）。

2. 消毒局部皮肤。

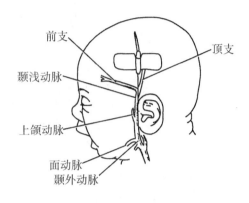

图 1-2　颞动脉穿刺部位

3. 针与皮肤成 15° ~ 25°角，针头朝向动脉血流方向刺入。

4. 其他步骤与桡动脉穿刺相同。

（三）足背动脉穿刺（图 1-3）

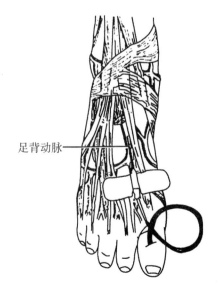

图 1-3　足背动脉穿刺部位

1. 于足背部（足背伸踇长肌与伸趾长肌肌腱间）触及足背动脉搏动之最强点。

2. 针与皮肤成 15°~25°角，针头朝向动脉血流，斜面向下刺入皮肤取血。

3. 其他步骤与桡动脉穿刺相同。

（四）胫后动脉穿刺（图 1-4）

1. 于跟腱及内踝间触及胫后动脉之搏动。

2. 针与皮肤成 45°角，针头朝向动脉血流，斜面向上刺入皮肤取血。

3. 其余步骤与桡动脉穿刺相同。

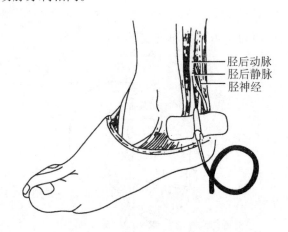

胫后动脉
胫后静脉
胫神经

图 1-4　胫后动脉穿刺部位

七、并发症

1. 止血不良或损伤动脉壁引起血肿。

2. 缺血（动脉痉挛引起远端缺血）、血栓。

3. 感染。骨髓炎，尤其股动脉穿刺可导致髋关节感染。

4. 神经损伤（如正中神经、胫后神经、股神经损伤）。

第四节　脐动、静脉插管

一、脐动脉插管

1. 适应证。

（1）需要频繁监测动脉血气并作分析者。

（2）需要持续监测中心动脉血压者。

（3）外周静脉输液有困难时作为维持输液用。

（4）快速换血用。

（5）血管造影用。

2. 禁忌证。

（1）下肢或臀部有局部供血障碍症状时。

（2）腹膜炎。

（3）坏死性小肠、结肠炎。

（4）脐炎。

（5）脐膨出。

3. 器械。脐动脉导管 1 根（体重小于 1.5 kg 用 3.5Fr，大于 1.5 kg 用 5Fr），蚊式钳 2 把，直血管钳 2 把，有齿镊 2 把，直眼科镊、弯眼科镊各 1 把，手术刀及刀柄 1 把；外科剪及虹膜剪各 1 把，三通开关（或 T 字形接管）1 个，缝针，持针器，0 ~ 2 号缝线，扎脐绳（用以止血），消毒布巾，消毒皮肤用品，输液泵，肝素生理盐水溶液。

4. 操作步骤。

（1）测量脐至肩距离以估计插管深度（图 1-5），将测得之长度再加 1.5 ~ 2 cm，以免插管太浅。

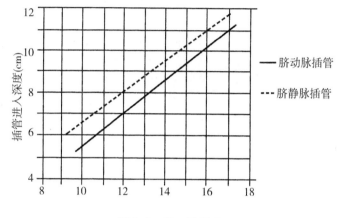

图 1-5　肩、脐距离

（2）按外科手术要求洗手、戴口罩、穿手术衣，常规消毒脐及周围皮肤，尤其脐凹皱褶处，铺巾。

（3）脐插管准备：脐血管导管之尾端开口处接三通开关（或 T 字形接管），再接充满肝素生理盐水溶液（5 U/mL）之注射器，将肝素生理盐水溶液注入并充满导管，确保管内无气泡后关闭三通开关。

（4）将扎脐绳松扎于脐根部，以便出血时拉紧止血，于离脐根部 1 ~ 1.5 cm 处切断脐残端，显露 2 根脐动脉（位于 4 点钟及 8 点钟处，管壁厚，管腔小约大头针帽大小）及 1 根脐静脉（位于 12 点钟处，管壁薄，管腔大）。

（5）助手用两把血管钳将脐带边缘夹住，术者选择一根脐动脉，用直眼科镊的 1 支插入脐动脉内，另一支夹住脐带边缘，将弯眼科钳的两支并拢一起插入脐动脉口内，然后分开钳的两支扩大脐动脉管腔，助手即将脐插管插入动脉内，插管送入时应与腹壁垂直，略向下方，在通过 2 cm（腹壁处）及 5 ~ 7 cm（膀胱水平处）常有阻力，但轻轻用力即能顺利进入。

（6）插入预定深度后，开放三通开关，如立即有血液回流则证实导管已入脐动脉，可将血注回冲净后关上三通开关；如无回血，导管可能插入血管壁假窦道中；如抽吸后回血不畅则表明位置不当，应适当调整，如无回血则不能推注任何液体。

（7）用床边 X 线确定插管位置（图 1-6）：按上述方法插入导管，管顶应位于 $L_3 \sim L_4$ 间，称低位插管，目前较常采用；高位插管为将管顶置于 $T_8 \sim T_{10}$ 间，由于并发症难以发现，目前已较少采用。如插管太深可根据 X 线所示拔出所需长度，插管太浅则不能再行插入，以免感染。

（8）固定脐插管：先用缝线将插管固定于脐带组织（不缝及皮肤），再以胶布搭桥固定（图 1-7）。

（9）连接输液装置：关闭三通开关侧端，另一端与输液管相连，以每小时 $1 \sim 2$ mL 速度用输液泵持续泵入 1 U/mL 的肝素生理盐水溶液以保持导管通畅。

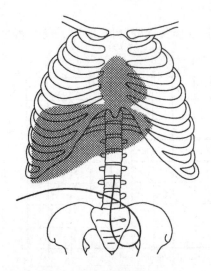

图 1-6　脐动脉插管位置

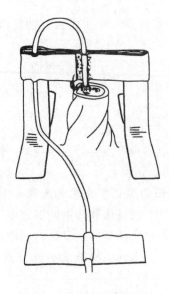

图 1-7　脐动脉插管固定法

5. 插管中的常见问题。

（1）切断脐残端时出血：可用扎脐绳拉紧止血，如脐动脉出血可用手将脐及周围组织捏紧止血，如脐静脉出血可用手指按压脐根上方腹壁止血。

（2）血管壁可因用力过度而撕断，故操作应轻柔。

（3）插管进入假窦道（动脉壁与周围组织间）时无回血，应拔出插管重新插入。

（4）插管误入脐静脉：插入脐动脉内时回血压力高，自动流出且有搏动。入脐静脉内回血慢，常需抽吸流出，X线拍片观察插管走向可鉴别。

6. 并发症。

（1）失血：应注意将各接头拧紧。

（2）插管时或插管后动脉痉挛影响肢体血供，可见一侧下肢发白。应将插管退出并热敷对侧下肢达到反射性解除痉挛作用。

（3）血栓、气栓及栓塞：可引起肾栓塞、肠系膜血管栓塞导致肠坏死等，但往往不易及时发现，故操作过程必须确保无空气及血凝块进入。

（4）感染：操作及采血均需遵循无菌原则，输液管道及三通等24 h更换1次。

（5）低血糖：如脐插管位于L_3以上且作为持续输注葡萄糖注射液时，因胰岛对局部输入的糖液反应，分泌过多胰岛素而引起低血糖。

7. 拔管。当不需要频繁血气监测或血压监测，或因出现并发症如血栓、栓塞、坏死性小肠炎、腹膜炎或脐周有感染时，应立即拔除脐插管。

方法：先去除缝线及固定胶布，开放三通开关，同时逐渐拔出插管，当拔至插管只剩3 cm时，若无血液流出也不见血管搏动，则等待5 min后（待动脉痉挛收缩后）拔除插管，全过程需5~10 min。

二、脐静脉插管

1. 适应证。

（1）产房内紧急情况下给药、输液及抽血标本用。

（2）作中心静脉压监测。

（3）换血。

2. 禁忌证。同脐动脉插管。

3. 器械。同脐动脉插管，体重<3.5 kg者用5Fr脐血管插管，>3.5 kg者采用8Fr脐血管插管。

4. 注意事项。

（1）导管前端不能置于肝脏血管、门静脉及卵圆孔处，而应置于静脉导管或下腔静脉处（X线约位于膈上1 cm）（图1-8）。

（2）换血时，导管仅需插至顺利抽得血液即可（一般为5~6 cm处），换血前最好以X线检查导管位置，当导管前端位于门静脉或肝静脉分支处时不能换血。

（3）在换血过程中如遇抽血不畅不能再次推入导管。

（4）导管前端不在下腔静脉时，不能输注高渗液。

（5）为避免空气进入导管，导管内应充满液体，导管之尾端应连好三通开关及输液装置。

（6）当经脐静脉输注高营养液时不能同时测中心静脉压。

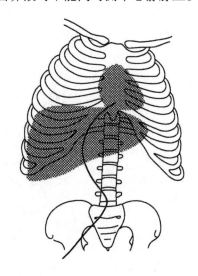

图 1-8　脐静脉插管位置

5. 操作技术。

（1）测肩、脐距离确定导管插入深度后再加上 1.5~2 cm（为腹壁及脐残端长度）。

（2）按常规消毒脐周围皮肤，铺巾（同脐动脉插管）。

（3）脐插管准备：将脐血管导管之尾端连接三通开关，再连 5 mL 注射器，将 5 U/mL 肝素生理盐水溶液充满导管及三通开关，检查无空气后关闭三通。

（4）找出脐静脉，轻轻将虹膜钳插入静脉，扩开管腔，插管前应去净管腔内凝血块。

（5）将导管插入脐静脉，当导管进入腹壁与水平面成 60°角的位置时，向头侧推进。若导管进入门脉系统或嵌在肝静脉时常有阻力，这时可拔出导管 2 cm 轻轻转动重新慢慢推入。导管通过静脉导管后即进入下腔静脉。

（6）X 线定位确定导管位置。

（7）固定脐静脉插管（与脐动脉插管相同）。

6. 并发症。

（1）感染、败血症。

（2）血栓、栓塞。

（3）导管位置不良：位于心脏时可产生心脏穿孔、心包填塞、心律不齐等；当导管位于门脉系统可发生坏死性小肠炎、肠穿孔、肝实质穿破、肝坏死（因肝静脉栓塞或高渗液进入肝组织）等。

第五节　新生儿复苏

一、一般原则

每次分娩时应有一名熟悉新生儿复苏技术的人员在场。所有高危婴儿分娩时应有熟练的专职新生儿科医师在场。

对复苏者有如下高标准要求：①掌握围生期生理知识及复苏原则。②掌握所需技术。③明确了解团队其他成员的职责，以便精确预测每人在特定情况下做出的反应。美国儿科学会/美国心脏协会的新生儿复苏项目对每位实施复苏的医护人员进行培训，以确保每个人能够正确熟练地进行复苏操作。新生儿复苏项目提供了达到极高复苏成功率的途径，并且能够帮助临床医师更快地辨别那些需要特殊处理的特殊病例。

（一）围生生理学

出生时复苏目的是帮助新生儿出生后立即完成呼吸的循环转换：肺扩张，肺液清除，建立有效的气体交换，终止右向左分流。这些生理变化的关键时期是最初的几次呼吸，能够使肺扩张，提高肺泡及动脉中的氧分压，使氧分压从胎儿时期的约 3.3 kPa（25 mmHg）提高到 6.7 ~ 9.3 kPa（50 ~ 70 mmHg）。并伴有：①降低肺血管阻力。②降低通过动脉导管的右向左分流。③增加肺静脉血向左心房回流。④提高左心房压力。⑤阻断通过卵圆孔的右向左分流。最终结果是从胎儿循环模式转换为新生儿循环模式。

分娩时一些情况可能影响胎儿进行这种必要的转换。组织灌注和氧合状态不良最终导致心功能不全，但是胎儿对低氧的最初反应是呼吸暂停。即使是相对较短时间的缺氧即可导致原发性呼吸暂停，适当的刺激和吸氧通常可使胎儿快速从这种状态中恢复。如果持续缺氧，胎儿会出现不规则喘息并进入继发性呼吸暂停。这一状态可出现在分娩前较长时期或分娩前后，此时出生的婴儿需要辅助通气及吸氧。

（二）复苏目标

1. 减少即时热量丢失，通过擦干、保暖降低新生儿氧耗。

2. 建立正常呼吸及肺扩张，清理上呼吸道及必要时进行正压通气。

3. 提高动脉氧分压，通过充分肺泡通气。不提倡常规吸氧，但吸氧在某些情况下是必需的。

4. 维持足够的心输出量。

二、复苏准备

预测一个新生儿出生时可能需要复苏而做好充分准备是复苏成功的关键。据估计 10% 的新生儿出生时需要一些辅助才能建立正常的呼吸。

（一）高危分娩的围生情况

理想的做法是，产科医师应在分娩前通知儿科医师。儿科医师再回顾产科病史及导致高危分娩的因素，并为预测到的可能出现的特殊情况做好准备。如果时间允许，应与其父母讨论这一可能出现的情况。出现以下产前和产时情况分娩时应有复苏团队在场。

1. 胎儿窘迫证据。

（1）严重胎心率异常，如持续心动过缓。

（2）头皮血 pH≤7.20。

（3）异常胎心率模式。

2. 胎儿疾病或潜在严重情况的证据。

（1）羊水胎粪污染及其他可能的胎儿异常证据。

（2）早产（<36 周），过期产（>42 周），预测低体重（<2.0 kg），巨大儿（>4.5 kg）。

（3）产前诊断严重的先天畸形。

（4）胎儿水肿。

（5）多胎妊娠。

（6）脐带脱垂。

（7）胎盘早剥。

3. 产程和分娩情况。

（1）明显阴道出血。

（2）异常胎先露。

（3）产程延长、异常产程或难产。

（4）可疑艰难产子。

（二）情况评估

以下情况无须专门儿科医师复苏小组在场，但应有具备评估和初步治疗能力的人员在现场进行评估分类。

1. 新生儿情况。

（1）未预测到的先天畸形。

（2）呼吸窘迫。

（3）未能预测到的新生儿窒息，如 5 min Apgar 评分 <6 分。

2. 母体情况。

（1）母体感染症状：①母体发热。②破膜超过 24 h。③羊水异味。④性传播疾病病史。

（2）母体疾病或其他情况：①糖尿病。②无胎儿水肿证据的 Rh 血型不合或其他同种免疫问题。③慢性高血压或妊娠高血压疾病。④肾脏、内分泌、肺或心脏疾病。⑤滥用乙醇或其他物质。

（三）必需设备

必须具备并能正常应用。每一间产房都应具备以下设备：

1. 配有热辐射器的操作床或操作台。必须在分娩前打开辐射热床并检查其状态是否正常。还应有对极低体重儿额外加热的加热灯。

2. 氧源（100%，纯氧）。有可调节的气流表及足够长的氧气管，可加湿、加温最好。早产儿（<32 孕周）应有脉搏血氧饱和度测定仪及能够提供可调节的空气-氧气混合气体的系统。

3. 复苏气囊。通过可调节阀门的麻醉气囊或连接储气罐的自动充气气囊。气囊大小应适合新生儿（通常是 750 mL），并可输送纯氧。

4. 面罩大小适合即将出生的新生儿。

5. 吸痰器。

6. 带有新生儿或早产儿听诊器头的听诊器。

7. 急救箱。

（1）配有 0 号、1 号喉镜片的喉镜。

（2）备用电池。

（3）直径一致的气管插管（内径 2.5 mm、3.0 mm、3.5 mm）各 2 套。

（4）药物包括肾上腺素（1:10 000）、碳酸氢钠、纳洛酮、生理盐水。

（5）脐插管盘，有3.5号、5号插管。

（6）注射器（1.0 mL、3.0 mL、5.0 mL、10.0 mL、20.0 mL），针头（18~25号），T形接头，三通接头。

（7）如果产房距离新生儿监护室较远，应有电池电源的转运暖箱及便携氧气。

（8）在产房使用持续心肺功能监测设备有困难，因很难有效安置监测导线。脉搏测氧仪能够提供氧饱和度及心率状态，并且容易使用，早产儿可应用。

（9）呼气末 CO_2 监测仪/指示仪可证实插管后气管插管的位置是否正确。

（四）设备准备

到产房后，检查转运暖箱是否插上电源、加热，是否有充足的氧气。专家应向产科医师、麻醉师、母亲（如果清醒）、父亲（如果在场）做自我介绍。在了解病史或当时情况后，应采取以下措施。

1. 确认辐射热床开启，有干燥温暖的毯子。

2. 打开氧气或空气—氧气混合气体，调节气流在5~8 L/min。

3. 检查复苏气囊阀门控制情况及是否有充分气流。确定有合适的面罩。

4. 确定喉镜光源明亮，有合适的喉镜片（足月儿使用1号片，早产儿使用0号片，极低体重儿使用00号片）。

5. 拿出适当的气管插管（足月儿3.5 mm，体重>1 250 g早产儿3.0 mm，更小的婴儿2.5 mm）。新生儿复苏（NRP）推荐较大婴儿使用4.0 mm，但很少用到。插管应有13 cm长。可使用气管插管导丝，应使尖端距气管插管远端至少0.5 cm。

6. 如果临床情况提示要更进一步复苏，可能需要采取以下措施：

（1）使用脐插管进行静脉穿刺。

（2）准备1:10 000肾上腺素、碳酸氢钠、生理盐水冲管并用于扩容。

（3）检查是否备有其他可能用到的药物，并准备使用。

（五）隔离防护

在产房接触血液或其他胎儿体液是不可避免的，必须戴帽子口罩、护目镜或眼镜、手套，穿不透水的手术衣，直至剪断脐带，将婴儿擦干并包裹好。

三、新生儿复苏

复苏团队应知道麻醉类型及持续时间，母体失血量，新发现的问题如脐绕颈或羊水粪染，见图1-9。

分娩后即时处理，开始评估、决定、行动（复苏），复苏方案包括 ABCDE 5个步骤。A（aairway）尽量吸净呼吸道黏液，建立通畅的呼吸道；B（breathing）建立呼吸，增加通气，保证供氧；C（circulation）建立正常循环，保证足够心脏搏出量；D（drug）药物治疗；E（evaluation 及 environment）评估，监护，保暖，减少氧耗。该法强调 ABCDE 这5个步骤严格的顺序性，不能颠倒，前3项最为重要，其中 A 是根本。大多数窒息新生儿只用 A 清理呼吸道和触觉刺激，即可啼哭和正常呼吸，如果经过 A 处理后无呼吸或呼吸不充分，心率<100次/分，再用 B 正压通气给氧，少数患儿心率仍<60次/分，还需要 C 胸外心脏按压，

可达到满意复苏，仅少数患儿须要 D 用药，E 评估则贯穿于 ABCD 每个步骤执行的前后，根据评估结果做出下一步所要执行的操作。

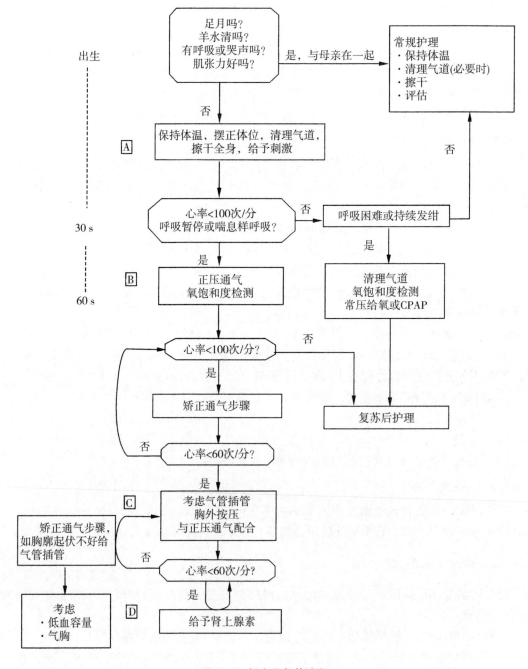

图 1-9　新生儿复苏流程

1. 快速评估。出生后立即用几秒钟的时间快速评估 4 项指标：①足月吗？②羊水清吗？③有哭声或呼吸吗？④肌张力好吗？以上 4 项有 1 项为"否"，则进行初步复苏。

2. 初步复苏。

（1）保暖：这是复苏最重要的措施之一，保持新生儿适应的体温，对新生儿的存活与健康成长至关重要。保暖措施：擦干并包裹，保持室温，治疗、护理时必须保暖。将新生儿放在辐射保暖台上或因地制宜采取保暖措施，如擦干后的湿毛巾应及时去除，用预热的毯子裹住新生儿以减少热量散失等。对于体重＜1 500 g的极低体重儿，有条件的医疗单位可将其头部以下躯体和四肢放在清洁的塑料袋内，或盖上塑料薄膜置于辐射保暖台上，摆好体位后继续初级复苏的其他步骤。因会引发呼吸抑制，也要避免高温。

（2）体位：置新生儿头轻度仰伸位（鼻吸气位），见图1-10。

（3）清理气道：肩娩出前助产者用手挤出新生儿口、咽、鼻中的分泌物。娩出后，用吸球或吸管（12F或14F）清理分泌物，先口咽后鼻腔。应限制吸管的深度和吸引时间（10 s），吸引器负压不宜超过13.3 kPa（100 mmHg）。有胎粪污染羊水患儿娩出后，应迅速吸净口咽喉内的羊水并立即给予气管插管，进行气管内吸引，力争在呼吸建立之前1 min内把气管下部残余的胎粪污染羊水全部吸出。

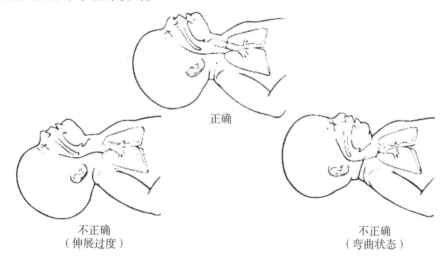

正确

不正确
（伸展过度）

不正确
（弯曲状态）

图1-10　新生儿复苏体位

（4）触觉刺激：出生后的各种刺激，均可反射性地引起呼吸。娩出后的擦干和对口、鼻腔的吸引对许多正常婴儿或轻度窒息儿已能恢复或建立呼吸，但窒息较重患儿经过上述处理可能仍不能立即出现呼吸，则应给予附加的触觉刺激，拍打足底或摩擦背部（图1-11）。注意触觉刺激不能超过2次，如果经过2次触觉刺激或30 s后患儿仍不能出现有效的自主呼吸，可能为继发性呼吸暂停，应立即给予面罩或气囊正压通气（图1-12）。其他的触觉刺激如摩擦头部、躯干、四肢等不同的刺激作用，可以增加呼吸频率和加深呼吸深度，对呼吸浅弱的患儿可增进呼吸功能，但不能达到引起窒息患儿呼吸的作用。注意在刺激新生儿时，要避免太用力，因为这样不仅不能帮助引起呼吸，还可能伤害新生儿。不能使用的刺激方法包括用力拍背、用力将大腿搬向腹部、应用热敷或冷敷、向新生儿面部或身体吹冷的氧气、挤压肋骨、摇动新生儿、给新生儿洗冷水浴或热水浴等。

3. 建立呼吸，增加通气，保证供氧。新生儿经过清理呼吸道及触觉刺激等初始复苏后仍无自主呼吸，或虽有自主呼吸，但不充分，心率仍低于100次/分者，均应立即应用复苏气囊和面罩或气管插管正压通气给氧，以建立和改善呼吸。正压通气的指征：呼吸暂停或喘息样呼吸；心率<100次/分。

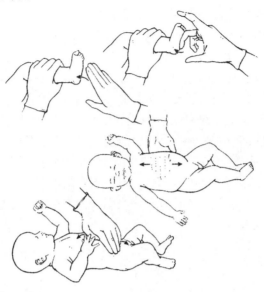

图1-11　触觉刺激

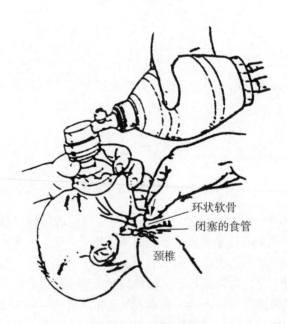

环状软骨
闭塞的食管
颈椎

图1-12　气囊正压通气

经30 s充分正压通气后，如有自主呼吸，且心率>100次/分，可逐步减少并停止正压通气。如自主呼吸不充分，或心率<100次/分，须继续用气囊面罩或气管插管施行正压通气，并检查及矫正通气步骤。如心率<60次/分，气管插管正压通气并开始胸外按压。

气囊面罩正压通气：通气压力需要2.0~2.5 kPa（20~25 cmH_2O），少数病情严重的患儿可用2~3次3.0~4.0 kPa（30~40 cmH_2O）。频率40~60次/分（按压30次/分）。有效的正压通气应显示心率迅速增加，由心率、胸廓起伏、呼吸音和血氧饱和度评价。如正压通气达不到有效通气，须检查面罩和面部之间的密闭性，是否有气道阻塞（可调整头位，清除分泌物，使新生儿口张开）或气囊是否漏气。面罩型号正好封住口鼻，但不能盖住眼睛或超过下颌。

通气效果的评估及措施：如果面罩封闭良好，气道通畅，送气压力和胸动适当，持续正压通气给氧 30 s 后观察反应。有效指标：①心率稳定在 100 次/分以上，接近正常或正常。②出现自主呼吸，呼吸频率和深度达到正常。③肤色好转至粉红色。在有效通气下，心率最先恢复，心输出量及含氧量随之增加，肤色好转，随后出现自主呼吸。如果心率在 60 ~ 100 次/分，应检查肺充气和复苏方法是否适当，并进行必要的调整。若心率 < 60 次/分，应立即进行心脏按压，按压频率 120 次/分，每进行正压通气 1 次，按压 3 次，若心率 < 60 次/分继续复苏气囊通气和心脏按压，加用药物治疗，并进行监护。

给氧原则：产后新生儿呼吸已稳定，$SaO_2 \geq 85\%$ 不应给氧，如心率 > 100 次/分，但表现为持续中枢性发绀，且明显加重，持续 $SaO_2 < 85\%$ 应给氧维持 SaO_2 在 88% ~ 93%。给氧的一般方法采用面罩法和头罩法较好。面罩法面罩边缘与面部之间空隙的影响，空隙小时，吸入浓度可达 60% ~ 80%，空隙大时仅 40% 左右。给氧时尽量给予低流量（5 L/min 及以上）的氧，使 FiO_2 在 0.5 以下。为防止体热丧失和呼吸道黏膜干燥，应加湿及适当加温（31 ~ 33℃），同时也要避免高流量 10 L/min，因为空气对流可引起新生儿丢失大量的热量。同时监测血气值，调整吸入氧浓度或决定是否继续给氧，目前提倡对轻度窒息儿只给室内空气。

复苏用氧推荐：建议县级以上医疗单位创造条件在产房添置空气—氧气混合仪及脉搏氧饱和仪。无论足月儿或早产儿复苏用氧均在氧饱和仪的监测指导下进行。足月儿可以用空气进行复苏，早产儿用 30% ~ 40% 的氧，用空气—氧气混合仪根据氧饱和度调整氧浓度，使氧饱和度达到目标值，如暂时无空气—氧混合仪可用接上氧源的自动充气式气囊去除储氧袋（氧浓度 40%）进行正压通气。如果有效通气 90 s 心率不增加或氧饱和度增加不满意，应当考虑把氧浓度提高到 100%。

气管插管指征：①需要延长正压通气时间，气囊和面罩通气效果不佳。②应用气囊和面罩正压通气，胸部不抬起，或正压通气 15 ~ 30 s，心率仍低于 80 次/分，或 1 min 内仍无自主呼吸。③胸外按压时或需要气管内注药时。④需要气管内吸引，羊水胎粪污染，或有胎粪自声门涌出，或吸入血液等，应立即气管插管，清除呼吸道内分泌物，进行正压通气。⑤疑诊膈疝，先天性膈疝由于腹部器官疝入胸腔压迫心肺，应用气管插管正压通气，可防止气体进入胃肠，影响肺扩张。

4. 建立正常循环，保证足够的心搏出量。新生儿窒息引起低氧血症早期对心脏的影响是功能性的，可以通过增快心率以增加心输出量而提高对组织供氧。当窒息缺氧继续，心率下降，心肌收缩力低下，心脏泵血功能低下，不能维持生命所需的最低循环血量，应立即进行胸外按压，以增加对重要生命器官的血液供应量。胸外按压维持正常心搏量的 30% ~ 40%，与此同时必须应用正压通气给氧，保证循环血量进行氧合及排除 CO_2，改善通换气功能。

指征：窒息患儿应用纯氧正压通气 15 ~ 30 s，心率仍低于 60 次/分或在 60 ~ 80 次/分不再增加。

方法：有双指按压法和拇指按压法。按压部位都在胸骨的下 1/3。按压频率 120 次/分（每按压 3 次，间断给予加压给氧 1 次，每 2 s 完成一个循环，按压者应大声喊出 1——2——3——吸……），按压深度约为 1.5 cm，然后放松，使心脏充分充盈，如果按压有效可摸到股动脉搏动。注意在按压之前应建立有效的通气。拇指法（推荐使用）：两个拇指并排放在乳头连线下方的胸骨上。当新生儿过小或复苏者的手过大时，两个拇指可以重叠放置，其余 4 指托住患儿背后，双手环绕患儿胸部。双指法：将一只手的中指和环指放在乳头连线下方的胸骨上，另一只手托住患儿的背部。当心率达到 60 次/分以上停止胸外按压；如果心率仍低于 60 次/分，继续胸外按压，可经静脉、骨髓腔、脐或气管途径给予肾上腺素。

5. 药物治疗。如果对有症状的新生儿不断进行评估并做出迅速反应，复苏过程中很少给药。心动过缓通常继发于肺膨胀不全和低氧血症。因此充分的通气对于纠正缓慢的心率是最重要的。在 100% 纯氧进行充分的通气和胸外按压下 30 s 以上心率仍低于 60 次/分或无反应或心脏停搏，应给予药物。给药途径有脐静脉、外周静脉和气管内注射 3 种。

（1）肾上腺素：具有 α 肾上腺能受体和 β 肾上腺能受体激动作用。对于心搏骤停，α 受体激动作用引起血管收缩作用更重要。血管收缩可以增加胸外按压时的灌注压，将氧气运送到心脏和脑。肾上腺素还可以增强心肌收缩力，刺激自主收缩，增加心率。应用 1/10 000 肾上腺素 0.1～0.3 mL/kg（0.01～0.03 mg/kg），快速静脉注射或气管内滴注。如果心率仍小于 100 次/分，可能存在容量不足或代谢性酸中毒，根据病情每 5 min 重复给药；如果给药后 30 s 内，心率 ≥ 100 次/分，提示有效。因为气管内给药途径效果有限，肾上腺素仍为首选静脉给药。

（2）扩容剂：有急性失血病史和伴有血容量低下患儿，窒息复苏后应给予扩容剂治疗。常用制剂有全血、血浆、5% 白蛋白溶液或其他血浆代用品、生理盐水溶液等。扩容剂的剂量为每次 10 mL/kg，10 min 内重复给药。如果血容量低下的表现持续存在，如血压持续低下应加用多巴胺等改善循环治疗。

（3）纳洛酮：在过去 4 h 内母亲有麻醉剂应用史患儿，与之前的麻醉镇痛药竞争阿片类受体，出生时有呼吸抑制表现，应快速给予纳洛酮 0.1 mg/kg，静脉注射或气管内注射，观察心率和呼吸，如再次出现呼吸抑制表现，可重复用药。

6. 复苏注意事项。

（1）快速评估复苏指标。

（2）快速按步骤复苏和熟练掌握复苏技术。

（3）把握好复苏药物的应用：忌用中枢呼吸兴奋剂，不用高渗葡萄糖注射液，建议静脉应用纳洛酮，不适合应用肾上腺皮质激素，慎用 $NaHCO_3$。

（4）防治并发症。

7. 复苏后监护。每一个还未达到稳定或复苏后的新生儿都需要持续的监测、护理和恰当的诊断性评估。复苏后半部分的监测包括以下几点：监测心率、呼吸频率、血压、体温、吸氧浓度和动脉血氧饱和度，做血气分析；判定血糖水平和对低血糖进行治疗；动态监测血糖和血钙水平；拍胸部 X 线片来评估肺的扩张情况、气管插管和脐静脉导管的位置，明确心搏骤停的潜在病因，或检查是否存在并发症，如气胸；通过扩容或应用血管加压剂治疗低血压；治疗可能存在的感染或惊厥；建立静脉通道，给予合理的液体治疗；记录观察的情况和相应的处理；将新生儿转运到更有条件的地方（如新生儿监护病房）进一步护理。转运过程须要接受过新生儿复苏培训的一组人员来完成。

四、特殊情况处理

（一）胎粪吸入

产科医师应在生产过程中快速对任何羊水胎粪污染的婴儿进行评估。不推荐对所有胎粪污染的婴儿常规吸痰，但当有大量羊水或分泌物时，在胎头娩出后、开始呼吸前应使用球形吸痰器清理口咽。应立即评估新生儿是否有活力，如有力的呼吸、良好的肌张力及心率＞100 次/分。尽管存在羊水胎粪污染，对有活力婴儿的处理应同正常婴儿一样。如果在场的产科医师和儿科医师均认为婴儿有活力，就不必在出生后将婴儿从其母亲身边带走。如果婴儿无活力（无呼吸或哭声，肌张力低下，且心率＜100 次/分），应立即气管插管吸出胎粪，最好在第一次呼吸前进行。在许多情况下即使婴儿已经有了喘息，直接气管插管吸痰仍能吸出一些胎粪（图 1-13）。吸痰可通过连接气管插管和吸痰器的连接管进行（图 1-14）。复苏人员应避免使用可能被血液或阴道分泌物污染的吸痰方法。

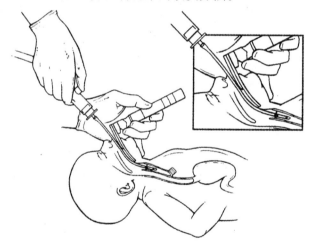

图 1-13　气管胎粪吸引

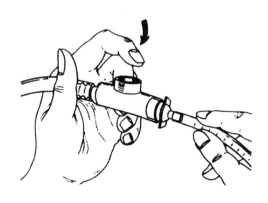

图 1-14　胎粪吸引管

对最初呼吸抑制的婴儿，应在产房及新生儿重症监护病房全程监护，并充分吸氧，防止出现低氧血症。

（二）休克

某些婴儿在产房表现出苍白、休克。休克可源于大量产时失血，由于胎盘分离、胎－母输血、胎盘处脐带撕裂、前置胎盘或血管、剖宫产时切开前壁胎盘、难产时腹腔内脏破裂（如肝、脾）所致；也可由败血症或低氧血症酸中毒所致的血管舒张、血管张力降低引起。这些新生儿表现为：苍白，心动过速（＞180 次/分），呼吸急促，低血压伴毛细血管灌注不良，脉搏微弱。

如为不明原因的急性失血，在开始呼吸支持后可能需立即输入 O 型浓缩红细胞、0.5% 白蛋白。白蛋白可通过脐插管给予 20 mL/kg。如临床症状无改善，应进一步查找失血原因，并继续使用更有力的血液或胶体扩容剂。应记住，产时急性失血分娩后即时血细胞比容可能正常。

除急性大量失血外，无须急用血液替代品，使用晶体溶液即可达到稳定状态。盐溶液是首选。如果之后需要血液替代品，晶体液为从血库获得更适合的产品赢得了时间。

除非极其危急情况且无其他治疗方法可用，否则不推荐从胎盘自体输血。

（三）气漏

如果在经过充分有效通气、胸外按压、使用药物后，婴儿情况仍未改善，应考虑气漏综合征的可能。气胸（单侧或双侧）、心包积气可通过透视或诊断性胸穿来除外。

（四）早产

早产儿在产房需要更多的特别护理，包括空气－氧气混合气体及氧饱和度监测，防止因较薄的皮肤和较大的体表面积或体重比例所致的热量丢失。呼吸功能不充分所致的呼吸暂停更易发生于低胎龄的婴儿，并应提供支持治疗。对肺表面活性物质缺乏致肺顺应性差的新生儿，第一次及之后的呼吸须提高通气压力。在早产的原因中，围生期感染更能够增加早产儿窒息风险。

五、Apgar 评分

对复苏的效果和复苏方法的评价应根据新生儿的呼吸、心率和肤色来做出。产后应常规行 Apgar 评分并记录于新生儿表格上。Apgar 评分包括新生儿 5 项客观体征评分的总和，项目分 0、1、2 分。一般记录出生后 1 min、5 min 的评分。如果 Apgar 评分≤6 分，应每隔 5 min 评估一次，直至评分＞6 分（表1-6）。Apgar 评 10 分提示婴儿情况良好，这种情况很少见，因为大多数婴儿会存在不同程度的手足发绀。评分如果准确，可以获得以下信息。

（一）1 min Apgar 评分

这一评分通常与脐血 pH 有关，为产时窒息的指标。与预后无关。0～4 分新生儿与 7 分以上新生儿相比，存在明显的低 pH、高 $PaCO_2$、低缓冲碱。极低出生体重新生儿评分低不一定代表严重窒息。50% 胎龄 25～26 周并且 Apgar 评分 0～3 分的新生儿脐血 pH＞7.25，因此极低出生体重新生儿评分低不能认为其有严重窒息。但是，对于这些新生儿要给予积极的复苏，相对于那些评分低又伴有酸中毒的新生儿，他们对复苏的反应快且较少使用有创手段。

表1-6 新生儿 Apgar 评分标准

体征	0分	1分	2分
皮肤颜色	青紫或苍白	躯干红，四肢紫	全身红
心率（次/分）	无	<100 次/分	>100 次/分
弹足底或插鼻管后反应	无反应	有皱眉动作	哭，打喷嚏
肌张力	松弛	四肢略屈曲	四肢活动
呼吸	无	慢，不规则	正常，哭声响

（二）1 min 以上 Apgar 评分

这一评分反映新生儿变化情况及复苏效果。持续低 Apgar 评分提示需要进一步抢救及对新生儿产生较严重的损伤。评估复苏是否有效，最常见的问题是肺膨胀及通气不良。复苏过程中持续低 Apgar 评分时，要检查面罩是否扣紧、插管位置是否正确以及是否有足够的吸气压力。

长时间的严重缺氧（如 Apgar 评分为3分）可能对神经系统产生影响。许多新生儿长时间缺氧（>15 min）通常会出现神经系统并发症。但是许多新生儿长期随访出现神经系统异常如脑瘫患儿在出生时无缺氧及低 Apgar 评分史。

六、进展

新生儿复苏不断研究新的设备以期达到最好的复苏效果。

（一）喉罩

合适的喉罩可对新生儿产生有效通气。在许多医院中，可以在气管口放置一个喉罩，以保证稳定的气流，而不需要插管。此装置可广泛用于足月儿，但也有报道可用于小早产儿。但是，喉罩对小早产儿及胎粪吸入综合征患儿的有效性还没有定论。

（二）T 组合复苏器

T 组合复苏器是人工操作、压力限定、气体驱动的复苏装置。这个装置可以通过设定气流量（峰压和末压）很好地进行人工通气，并且很简单地控制呼吸频率。这种装置最重要的用途是在需要呼吸支持的早产儿转运而没有呼吸机时。

（三）空气复苏

NRP 目前仍推荐在新生儿复苏时使用氧气，但是证据显示空气复苏也同样有效而且更安全。动物研究没有显示纯氧及混合氧对新生兔复苏更有效，并且高氧可致死亡率提高及神经系统损伤。对足月儿的研究显示，空气复苏和氧气复苏在生后恢复到正常心率的时间相同，且1 min 和 5 min Apgar 评分相似。除了在氧气复苏组有高二氧化碳潴留外，两组中血气分析正常的比例相同。在氧气复苏组新生儿第一声啼哭时间延长，但死亡率相同。随着更好地了解生后氧饱和度变化、更多地积累空气复苏资料，很可能产房中 100% 纯氧复苏会被空气复苏及混合氧复苏代替。

（四）保守或停止复苏

复苏意味着婴儿可获得更好的生存率，减少严重疾病的发生率，包括胎龄 25 周或胎龄更大些的新生儿。对那些不可能存活或并发症概率非常高的新生儿来讲，可根据父母的意愿指导复苏力度。

如果连续 10 min 以上的侵入性复苏后仍没有生命体征出现，可考虑停止复苏。

第二章

新生儿重症监护

第一节　新生儿重症监护的特点

一、较强的人员配置

除了训练有素的医护人员对患儿直接观察监护外，尚配有各种先进监护装置，用系列电子设备仪器对患儿生命体征、体内生化状态、血氧、二氧化碳等进行持续或系统的监护，并集中了现代化精密治疗仪器以便采取及时相应的治疗措施，对患儿全身各脏器功能进行特别的护理，尽快使患儿转危为安或防止突然死亡。

医疗工作由各级训练有素的专职医护人员承担，他们技术熟练、职责分明，有独立抢救应急能力，责任心强。此外，还需有各类小儿分科专家如麻醉科、小儿外科、放射科、心血管科专家及呼吸科治疗师等参与工作。

二、精良的医疗设备

新生儿重症监护室（NICU）精密仪器集中，能最有效地利用人力、物力，以便于保养、维修、延长机器使用期限。有 NICU 的三级医院常有较强的生物医学工程（biomedical engineering，BME）人员配备，使各种仪器得到及时、有效的维修和预防性保养。

三、具有对重危新生儿的转运能力

人口稠密地区建立的区域性 NICU，承担重危新生儿的转运、接纳重危患儿；对所属地区Ⅰ、Ⅱ级医院进行业务指导及培训教育，并负责协调所属地区围生期产科、儿科及护理会诊工作，保持与高危产妇集中的产科单位密切联系，以便直接参加产房内高危儿的抢救复苏工作，并将其转入 NICU。

四、进行继续教育的能力

NICU 出院患儿应与地区协作网建立密切联系，向基层普及新生儿救治技术。对出院患儿进行定期随访，及时干预，以减少或减轻伤残的发生和发展。NICU 专业医师应进行跨学科技术、理论研究，以推动新生儿急诊医学的发展；能开展围生及新生儿理论实践进展的各种形式的继续教育学习班。目前，各地有省级继续教育学习班及国家级继续教育学习班可供

选择，此类学习班常将理论授课与实际操作相结合，同时介绍国内外最新进展，它们在很大程度上促进了我国新生儿学科的发展。

第二节　新生儿重症监护的设备和仪器配置

近年来，随着电子技术的发展，NICU 的监护设施种类及功能有了较大的发展，使新生儿的监护更精确可靠，治疗更为有效和合理。NICU 中常用的监护电子设备及抢救治疗设备如下。

一、生命体征监护

1. 心率呼吸监护仪。是 NICU 最基本的监护设备。通过连接胸前或肢体导联，监护及显示心率、心电波形。根据心电波形尚可粗略观察心律失常类型。通过胸部阻抗随呼吸变化原理监测及显示呼吸次数（需用胸前导联）。该仪器一般可设置心率、呼吸频率过快或过慢报警，并具有呼吸暂停报警功能。所有危重患儿都要持续进行心电及呼吸监护。心电监护能发现心动过速、过缓、心搏骤停及心律失常等，但不能将荧光屏上显示的心电波形作为分析心律失常及心肌缺血性损害的标准用。监护仪具有显示屏，可调节每次心跳发出声音的大小和心率高、低报警。通过心电监护可测知心率、察看心电波形，以它和患儿的脉搏比较可分辨出报警是患儿本身心率过缓或过速或由于伪差（如导联松脱）所致。胸前导联传感器由 3 个皮肤生物电位电极组成。NICU 多采用左、右胸电极加右腋中线胸腹联合处导联电极。左一右胸前或左胸前一右腋中线胸腹联合处常是呼吸信号的采集点，两处不宜靠得太近，以免影响呼吸信号质量。心率呼吸监护仪使用前需先将导电糊涂在干电极上，打开电源，调好声频讯号至清楚听到心搏，并将心电波形调至合适大小，设置好高、低报警值（常分别设在 160 次/分和 90 次/分）。应用时电极位置必须正确，导联电极必须粘贴于皮肤使不松脱。当需要了解过去一段时间内心率变化，可按趋向键，此时荧光屏上会显示 2 h、4 h、8 h、24 h 等时间内心率快慢变化趋向图形，也有监护仪可储存心律失常波形，供回忆分析。

目前，功能复杂的心肺监护仪常采用多个插件，可监测体温、心率、呼吸、血压、血氧饱和度、呼出气二氧化碳、潮气量、每分通气量、气道阻力、肺顺应性等。

2. 呼吸监护仪。呼吸监护仪一般监护呼吸频率、节律，呼吸幅度，呼吸暂停等。

（1）呼吸运动监护仪：监护呼吸频率及呼吸暂停用，其原理为通过阻抗法监测呼吸运动，与心电监护电极相连，从呼吸时胸腔阻抗的周期性变化测定呼吸间隔并计算出呼吸频率，然后将电讯号传送至示波器分别显示呼吸幅度、节律，并以数字显示瞬间内每分钟呼吸次数。应用时必须设好呼吸暂停报警时间，一般设于 15~20 s。

（2）呼吸暂停监护仪：仅用作呼吸暂停发作监护。该仪器的传感器置于新生儿保暖箱的床垫下（床垫厚约 5 cm），感受其呼吸脉冲信号，当呼吸暂停超过所设置的限度时，仪器发出报警。传感器必须置于能感受到患者呼吸的正确位置即患者肩胸部；体重低于 1 000 g 患儿因呼吸运动过弱，监护仪可能测不到信号，可将传感器盖上数层布后再置于褥垫上以感受超低体重儿的微弱呼吸运动。

3. 血压监护。可采用无创或有创方法进行。传统的听诊法不适合新生儿；触诊法在血压较低时常不能获得满意结果。目前多采用电子血压计，如 Dianamap™ 血压监护仪。它同时监测脉率及血压（包括收缩压、舒张压、平均动脉压）。电子血压计配有特制大小不等的袖带，以适合足月儿或早产儿。新生儿袖带宽度应为肩至肘关节长的2/3。压力袖带包绕臂或大腿时，袖带上的箭头要正对脉搏搏动处。根据病情需要可设定时测量，也可随时按压起始键进行测量。仪器能设收缩压、舒张压、平均动脉压及心率的报警值。测量时血压计上显示的心率数应与心电监护仪上显示的心率数相符，当患儿灌注不良处于休克状态、收缩压与舒张压差小时，只能显示平均动脉压而不显示收缩压及舒张压。当使用不当或患儿灌注不良时，仪器可显示相应的提示信息，以便做出调整进行重新测定。

创伤性直接测压法：该测压方法是将测压管直接置于被测量的系统内，如桡动脉。由监护仪中的中心处理系统、示波器及压力传感器及测压管组成。通过测压管，将被测系统（如动脉）的流体静压力传递至压力传感器。常用的石英传感器利用压电原理可将压力信号转化为电信号，输入监护仪的压力监测模块进行处理，最终显示压力波形及收缩压、舒张压、平均压读数。使用时应设定收缩压、舒张压、平均压和心率的报警范围；系统连接后应进行压力零点校正再行测量。通过该方法测定的压力较为可靠，适用于四肢明显水肿、休克等不能进行无创血压测定的新生儿。通过波形的显示可较直观、实时地反映压力的变化趋势，是危重新生儿抢救的重要监测手段之一。新生儿在脐动脉插管的情况下，采用直接测压法比较方便，也可用桡动脉。直接持续测压法的主要缺点是其具有创伤性，增加了出血、感染等机会。为保证血压及中心静脉压测定读数的准确性，应注意将压力传感器置于心脏水平位，传感器与测压装置的穹隆顶盖间无空气泡，导管通路必须通畅，无空气泡及血凝块。

4. 体温监测。可测定皮肤、腋下、直肠及鼓膜温度。鼓膜温度可采用红外线方法进行测定，它能较准确地反映中心体温，是寒冷损伤时体温评估及新生儿缺氧缺血性脑损伤进行亚低温头部选择性降温治疗时的无创伤性监测手段之一。

二、氧合或通气状态的评估

1. 氧浓度分析仪。可测定吸入氧浓度，读数范围为21%～100%。测量时将探头置于头罩、呼吸机管道内以了解空气-氧气混合后实际吸入的氧浓度，指导治疗。

2. 经皮氧分压（$TcPO_2$）测定仪和经皮二氧化碳分压（$TcPCO_2$）测定仪。经皮血氧监护仪传感器由银制阳极、铂制阴极（Clark电极）以及热敏电阻和加热器组成。传感器上须盖有电解质液和透过膜，加热皮肤表面（常为43～44℃），使传感器下毛细血管内血液动脉化，血中氧自皮肤透过后经膜在传感器发生反应产生电流，经处理后显示氧分压数。应用时传感器应放置在患儿体表，既避开大血管、又有良好毛细血管网的部位，如上胸部、腹部。不要贴于活动肢体，以免影响测定结果。该法为无创伤性，能持续监测、指导氧疗。

经皮二氧化碳分压监护仪由pH敏感的玻璃电极及银/氧化银电极组成。利用加热皮肤表面传感器（常为43～44℃），使二氧化碳自皮肤透过后经膜在传感器发生反应，经处理后显示二氧化碳分压数，进行连续监测。

经皮氧及二氧化碳分压监护仪的特点是能直接、实时反映血氧或二氧化碳分压水平，减少动脉血气分析的采血次数，指导氧疗；在新生儿持续肺动脉高压的鉴别诊断时，采用不同部位（上、下肢）的经皮血氧分压差，可评估动脉导管水平的右向左分流。其缺点是检测探头每3～4 h需更换位置一次，以免皮肤烫伤；使用前及每次更换探头时，必须进行氧及二氧化碳分压校正。目前已有将经皮氧分压（$TcPO_2$）和经皮二氧化碳分压（$TcPCO_2$）测定制成同一探头，同时相应校正的自动化程度也有提高，便于使用。

3. 脉率及血氧饱和度仪。该仪器的出现极大地方便了新生儿（尤其是极低体重儿）的监护，使临床取血检查的次数大为减少，同时减少了医源性失血、感染等发生机会。它能同时测定脉率及血氧饱和度，为无创伤性、能精确反映体内氧合状态的监护仪。传感器由 2 个发光二极管发出特定波长的光谱，光波通过搏动的毛细血管床后到达感光二极管。由于氧合血红蛋白与还原血红蛋白对每一种波长的光波吸收量不同，根据光波吸收情况经机器内微机处理后算出（SaO_2）。常用传感器有指套式、夹子式及扁平式等种类，可置于新生儿拇指、大踇趾等位置。机器显示脉冲光柱或搏动波形，显示血氧饱和度（SaO_2）值，同时显示脉率数。使用时必须将传感器上光源极与感光极相对，切勿压绕过紧，开机后设好上下限报警值后仪器即显示脉率与 SaO_2 值。应用该仪器者应正确掌握氧分压、氧饱和度与氧离曲线的关系；各种影响氧离曲线的因素，如胎儿或成人型血红蛋白、血 pH、二氧化碳分压等都会影响特定氧分压下的血氧饱和度。在较高血氧分压时，氧离曲线变为平坦，此时的氧分压变化而导致的 SaO_2 变化较小，故该器仪不适合于高氧分压时的监护；当组织灌注不良时，测得 SaO_2 值常偏低或仪器不能捕捉到信号；当婴儿肢体过度活动时显示的 SaO_2 及心率常因干扰而不正确，故观察 SaO_2 读数应在安静状态下，当心率显示与心电监护仪所显示心率基本一致时取值。新生儿氧疗时，尤其早产儿应将 SaO_2 维持在 85% ~ 95%，此时的氧分压值在 50 ~ 70 mmHg，可减少早产儿视网膜病（ROP）的发生机会。

三、中心静脉压监测

中心静脉压（CVP）与右心室前负荷、静脉血容量及右心室功能等有关。将导管自脐静脉插入至下腔静脉后，血管导管与传感器相连，再按有创动脉测压步骤操作，即能显示中心静脉压。中心静脉压检测用于休克患者，以便根据其进行补液指导。

四、创伤性颅内压监测

目的是了解在颅内出血、脑水肿、脑积水、机械通气时颅内压的急性变化及其对治疗的反应，以便临床对其急剧变化做出处理。新生儿及小婴儿在前囟门未闭时可将传感器置于前囟作无创伤性颅内压力监测。测定时，婴儿取平卧位，头应保持与床成水平位，略加固定，剃去前囟部位头发，将传感器贴于前囟即能测得颅压读数。

五、监护仪的中央工作站

将多个床边监护仪连接于中央监护台，在护士站集中反映各监护床单位的信息，包括心率、呼吸、血压、氧饱和度、体温等，这在成人 ICU 已有普遍的应用，近年来在部分 NICU 也采用了该技术。但应强调，在新生儿监护室，床边监护、直接观察甚为重要，而中心监护系统的作用不一定十分有意义。

六、体液及生化监护

如血细胞比容、血糖、血清电解质、血胆红素、渗透压及血气分析等可在 NICU 中完成。

七、其他监护室常用设备

1. 床边 X 线片机。为呼吸治疗时不可缺少的设备，对了解心、肺及腹部病情，确定气管插管和其他置管的位置，了解相关并发症，评估疗效等都有很好的作用。床边 X 线片机的功率以 200 mA 为好，功率太低可因患儿移动而影响摄片质量。

2. 透光灯。常由光源及光导纤维组成，属于冷光源。主要用于诊断的照明，如在气胸时通过胸部透照可发现光的散射，做出床边的无创性诊断；也可用于桡动脉穿刺的照射，以寻找桡动脉，引导穿刺。

3. 电子磅秤。用于体重的精确测定，也用于尿布的称重以估计尿量。

4. 食管 pH 监护仪。用于胃—食管反流、呕吐及呼吸暂停的鉴别诊断。

5. 床边超声诊断仪。NICU 新生儿常因病情危重或人工呼吸机应用，需床边进行超声检查，以明确先天性畸形、颅内出血、胸腹脏器变化等形态学改变；通过多普勒方法还可了解血流动力学改变、脏器血流及肺动脉压力等以指导治疗。由于新生儿的体表较薄，采用超声仪的探头频率宜高，如 5~7 MHz，以提高影像的分辨率。

6. 肺力学监护。常用于呼吸机治疗时的监测。以双相流速压力传感器连接于呼吸机管道近患者端进行持续监测气体流速、气道压力，通过电子计算机显示出肺顺应性、潮气量、气道阻力、每分通气量、无效腔气量，并能描绘出压力容量曲线。通过肺力学监测能更准确指导呼吸机参数的调节，减少肺部并发症的发生。

7. 呼气末二氧化碳监测仪。常结合人工呼吸应用，以监测患儿的通气状态。

八、新生儿重症监护的常用治疗设备

NICU 配备：具有伺服系统的辐射加温床、保暖箱；静脉输液泵；蓝光治疗设备；氧源、空气源、空气、氧气混合器；塑料头罩；胸腔内闭锁引流器及负压吸引装置；转运床；变温毯；喉镜片（0 号）、抢救复苏设备、复苏皮囊（戴面罩）、除颤器等。CPAP 装置及人工呼吸机将在本书相关的章节介绍。

常用消耗品有：鼻导管，可供不同吸入氧浓度的塑料面罩，气管内插管（新生儿用插管内径为 2.5 mm、3 mm、3.5 mm 及 4 mm）；各种插管，周围动、静脉内插入管；脐动、静脉插管（分 3.5Fr、5Fr、8Fr）；喂养管（分 5Fr、8Fr）；吸痰管等。

第三节　新生儿辅助机械通气

辅助机械通气是治疗呼吸衰竭的重要手段。新生儿呼吸系统代偿能力低下，当患呼吸系统疾病时极易发生呼吸衰竭，故在 NICU 中使用机械通气的频率较高。因此，新生儿急救医生应熟练、全面、准确地掌握机械通气相关的肺力学知识、气体交换方式、主要参数的作用、常用的通气模式及其临床应用。目前，有很多新类型呼吸机供新生儿选用，但持续气流、压力限定一时间转换型呼吸机仍是新生儿基本而常用的呼吸机类型。持续气流是指呼吸机在吸气相和呼气相均持续向其管道内送气，在吸气相，呼气阀关闭，气体送入肺内，过多气体通过泄压阀排入大气；在呼气相，呼气阀开放，气体排入大气。压力限定是预调的呼吸机管道和气道内在吸气相时的最高压力，当压力超过所调定的压力时，气体即通过泄压阀排出，使呼吸机管道和气道内的最高压力等于调定压力。时间转换即根据需要直接调定吸气时间和频率，呼气时间和吸、呼比呼吸机自动计算并直接显示。该类型呼吸机可供调节的参数为吸气峰压、呼气末正压、呼吸频率、吸气时间、吸入气氧分数和气体流速。

一、机械通气相关肺力学

不论自主呼吸还是辅助机械通气，均需口和肺泡间存在一定的压力差，方能克服肺及胸壁弹性（顺应性）和气道阻力，从而完成吸气和呼气。

（一）肺顺应性

肺顺应性（compliance of lungs，CL）是指肺的弹性阻力，常以施加单位压力时肺容积改变的大小来表示，其公式为：

$$顺应性（L/cm/H_2O）＝容量（L）/压力（cmH_2O）$$

从公式可见，当施给一定压力时，顺应性值越大，容积变化越大。呼吸系统的总顺应性是由胸壁顺应性与肺顺应性构成，但由于新生儿胸壁弹性好，其顺应性常忽略不计，故通常肺顺应性即可代表呼吸系统的总顺应性。正常新生儿肺顺应性为 $0.003 \sim 0.006$ L/cmH_2O；呼吸窘迫综合征（respiratory distress syndrome，RDS）时肺顺应性降低，仅为 $0.0005 \sim 0.001$ L/cmH_2O，其含义为：在相同的压力下，送入其肺内的潮气量将明显减少，若获得正常的潮气量，则需要更高的压力。

（二）气道阻力

气道阻力（resistance，R）是指气道对气流的阻力。常以单位流速流动的气体所需要的压力来表示，其公式为：

$$气道阻力 [cmH_2O/（L \cdot sec）] ＝压力（cmH_2O）/流速（L/sec）$$

正常新生儿总气道阻力为 $20 \sim 40$ cmH_2O/（L·sec）；气管插管时为 $50 \sim 150$ cmH_2O/（L·sec）；胎粪吸入综合征（meconium aspiration syndrome，MAS）为 $100 \sim 140$ cmH_2O/（L·sec）或更高。

（三）时间常数

时间常数（time constant，TC）是指在一定压力下，送入肺内或呼出一定量气体所需要的时间单位，取决于呼吸系统的顺应性及气道阻力，其计算公式为：

$$TC（sec）＝CL（L/cmH_2O）\times R [cmH_2O/（L \cdot sec）]$$

由公式可见：顺应性越差，气道阻力（包括气管插管和呼吸机管道）越小，送入肺内气体或呼出气体越迅速，所需时间越短，反之亦然。正常足月儿：$TC = 0.005$ L/cmH_2O $\times$ 30 cmH_2O/（L·sec）$= 0.15$ sec；RDS 患儿：$TC = 0.001$ L/cmH_2O $\times$ 30 cmH_2O/（L·sec）$= 0.03$ sec；MAS 患儿：$TC = 0.003$ L/cmH_2O $\times$ 120 cmH_2O/（L·sec）$= 0.36$ sec。送入肺内或呼出一定量气体后剩余的潮气量与时间常数有关，其计算公式为：

$$V/Vo = e^{-TC}$$

式中，V：送入肺内或呼出一定量气体后剩余的潮气量；Vo：潮气量；$e = 2.7134$。

以呼气时间（time of expiration，TE）为例，当 TE 为一个时间常数（TC = 1）时，根据公式 $V/Vo = 0.37$，$V = Vo \times 0.37$ 即肺内剩余的气量为潮气量的 37%，也就是说，当 TE 为一个时间常数（TC = 1）时，可呼出潮气量的 63%；当 TE 分别为 2、3、4、5 个时间常数时，呼出气量分别为潮气量的 86%、95%、98%、99%。理论上，吸气时间、呼气时间若为 5 个时间常数，近乎全部的潮气量能进入肺内或排出体外，但临床实践中吸、呼气时间达 3~5 个时间常数即可。当吸气时间（time of inspiration，TI）短于 3~5 个时间常数时，调定压力下的潮气量不能全部送入肺内，使实际的吸气峰压（PIP）低于调定的 PIP，称为非调定的 PIP 下降，此时平均气道压力（mean airway pressure，MAP）也随之下降，故也称为非调定的 MAP 下降，其结果导致 PaO_2 降低及 $PaCO_2$ 升高；当 TE 短于 3~5 个时间常数时，即可产生非调定的呼气末正压。

（四）非调定的呼气末正压

当应用高呼吸频率（respirator rate，RR）通气时，TE 短于 3 个 TC，由于呼气时间不够，肺泡内气体不能完全排出，造成气体潴留，使肺泡内呼气末压力高于调定的呼气末正压（positive end-expiration pressure，PEEP），其高出的 PEEP 值称为非调定的呼气末正压（inadvertent positive end-expiration pressure，iPEEP）。此时功能残气量（functional residual capacity，FRC）增加，肺顺应性和潮气量降低，每分通气量及心搏量减少，PaO_2 降低及 $PaCO_2$ 升高。如果调定的 PEEP 较低，iPEEP 则可使萎陷的肺泡在呼气末恢复正常 FRC，改善氧合，这可能是对 RDS 患儿有时增加频率后氧合陡度增加的原因。当然，当产生 iPEEP 时，呼吸系统也将代偿和限制气体进一步潴留，高 FRC 使肺顺应性降低，气体潴留则使小气道开放，气道阻力下降，从而缩短相应肺泡的时间常数。在原有 TE 内，呼出比原来更多的气体，同时高 FRC 使潮气量减少，故呼出潮气量所需的时间也短，从而缓解气体潴留，达到新的平衡。这也可能是调定的 PEEP 愈高气体潴留愈少和当存在不特别严重气体潴留时肺泡并未破裂的道理所在。气管插管较细及气道分泌物增多使气道阻力增加，也是引起气体潴留的重要原因。值得注意的是呼吸机经近气道测量的 PEEP 值不能准确反映肺泡内呼气末压力。

如何发现 iPEEP，首先根据疾病的种类或肺功能监测，推断和观察 CL、R 和 TC，结合所调定的 TE 预测其可能性，肺顺应性高或气道阻力大的患儿易引起 iPEEP，可应用长 TE。气体潴留的表现为：桶状胸，胸动幅度小，呼吸音减弱；$PaCO_2$ 升高；循环障碍，如血压下降、代谢性酸中毒、中心静脉压升高等；胸片示呼气末膈肌低位；肺功能及呼气末闭合气管插管测量其食管或气道压力等方法对发现 iPEEP 也有一定帮助。有的呼吸机可通过呼气保持按钮获得 iPEEP。

（五）TC 相关的治疗策略

TC 是针对不同疾病制定机械通气策略的重要理论依据。如上所述，RDS 患儿肺顺应性小而气道阻力尚属正常，1 个 TC 仅为 0.03 s，3 个 TC 为 0.09 s，即使 5 个 TC 也只有 0.15 s，因此，对 RDS 极期患儿进行机械通气时，可采用较高频率通气，而不至于产生 iPEEP；由于 RDS 以缺氧为主，增加 TI 可提高 MAP 即提高 PaO_2，而 RDS 所需 TE 很短，故理论上可应用倒置的吸、呼比即 2∶1~4∶1，长 TI 虽可提高 PaO_2，但容易造成肺气压伤，故临床已极少应用。MAS 患儿气道阻力明显增加，肺顺应性仅略减小，1 个 TC 仅为 0.36 s，3 个 TC 则为 1.08 s，因此，对 MAS 应用机械通气，宜选择慢频率和长 TE，如果提高频率，则应降低 PEEP，以免造成 iPEEP；还可根据 MAS 病理改变（肺不张、肺气肿和正常肺泡同时存在）进行通气，气肿的肺泡 TC 长为慢肺泡，而正常的肺泡 TC 相对短为快肺泡，如果以正常肺泡为通气目标，可根据正常肺泡的 TC（3~5 个 TC 为 0.45~0.75 s）确定 TI 和 TE，采用中等频率，这样既可保证快肺泡有效通气，又可使进出慢肺泡的气体量减少，避免气肿的肺泡破裂，造成气胸；若以气肿肺泡为通气目标，可根据气肿肺泡的 TC 确定 TI 和 TE，采用慢频率、长 TI 和长 TE，这样虽保证气肿肺泡的有效通气，却使正常肺泡过度通气，容易发生气胸。

二、机械通气的气体交换

机械通气的基本目的是促进有效的通气和气体交换，包括 CO_2 的及时排出和 O_2 的充分摄入，使血气结果在正常范围。

（一）CO_2 的排出

CO_2 极易从血液弥散到肺泡内，因此血中 CO_2 的排出主要取决于进出肺内的气体总量，即每分肺泡通气量，其计算公式为：

$$每分肺泡通气量 =（潮气量 - 无效腔量）\times RR$$

无效腔量是指每次吸入潮气量中分布于气管内，不能进行气体交换的部分气体，因其相对恒定，故增加潮气量或 RR，可增加每分肺泡通气量，促进 CO_2 的排出，降低 $PaCO_2$，潮气量对 CO_2 的影响大于 RR。定容型呼吸机的潮气量可通过旋钮直接设置；定压型呼吸机的潮气量主要取决于肺的顺应性和吸、呼气时肺泡内的压力差。一般情况下，肺顺应性在一段时间内相对恒定，故其潮气量主要取决于吸气峰压（peak inspiration pressure，PIP）与 PEEP 的差值，差值大则潮气量大，反之则小。通气频率也是影响每分肺泡通气量的重要因素之一，在一定范围内，频率的增加可使每分肺泡通气量增加，使 $PaCO_2$ 下降。此外，患儿在机械通气过程中自主呼吸频率的变化也是影响通气的因素。当 $PaCO_2$ 增高时，可通过增大 PIP 与 PEEP 的差值（即提高 PIP 或降低 PEEP）或调快呼吸机频率来使 $PaCO_2$ 降低，反之亦然。至于上述参数调定哪一个，需结合具体病情和 PaO_2 值而定。

（二）O_2 的摄取

动脉氧合主要取决于 MAP 和吸入气氧分数（fraction of inspired oxygen，FIO_2）。MAP 是一个呼吸周期中施于气道和肺的平均压力，MAP 值等于在这个呼吸周期中压力曲线下的面积除以该周期所用的时间，其公式为：

$$MAP = K \times（PIP \times TI + PEEP \times TE）/（TI + TE）$$

式中，K：常数（正弦波为 0.5，方形波为 1.0）；TI：吸气时间；TE：呼气时间。

MAP 应用范围一般为 $5 \sim 15\ cmH_2O$（$0.49 \sim 1.47\ kPa$）。从公式可见，提高 PIP、PEEP 及吸/呼（inspiration/expiration ratio，I/E）中任意一项均可使 MAP 值增大、PaO_2 提高。在考虑增大 MAP 时，应注意下列几个问题：①PIP 的作用大于 PEEP 及 I/E。②当 PEEP 达到 $8\ cmH_2O$ 时，再提高 PEEP，PaO_2 升高则不明显。③过高的 MAP 可导致肺泡过度膨胀，静脉回流受阻，心排血量减少，氧合降低，并可引起肺气压伤。除增加 MAP 外，提高 FiO_2 也是直接而有效增加 PaO_2 的方法。

总之，影响 $PaCO_2$ 的主要参数是 RR 和 PIP 与 PEEP 的差值；影响 PaO_2 的主要参数是 MAP（PIP、PEEP 和 I/E）及 FiO_2。临床上应根据 PaO_2 和 $PaCO_2$ 的结果，在上述原则指导下综合考虑各参数的具体作用进行个体化调定。

三、呼吸机主要参数及其作用

（一）PIP

是指吸气相呼吸机管道和气道内的最高压力。提高 PIP 可使肺脏充分扩张，增加潮气量和肺泡通气量，降低 $PaCO_2$；同时改善通气血流比（V/Q），改善氧合，提高 PaO_2。PIP 高低与肺顺应性大小相关，肺部病变越重，顺应性越差，所需的 PIP 越高。但 PIP 过高，可使原已扩张的肺泡过度膨胀，肺泡周围毛细血管血流减少，V/Q 增大，同时血流向压力低的肺泡周围血管转移，引起肺内分流，并影响静脉回流和降低心排血量，反而会使 PaO_2 降低；当 PIP 超过 $30\ cmH_2O$，也增加患肺气压伤和早产儿慢性肺疾病的危险性。因此，原则上以维持 $PaCO_2$ 在正常高限的吸气峰压即可。初调 PIP 时，应以可见胸廓起伏、呼吸音清晰和 $PaCO_2$ 正常为宜。也可根据肺功能监测仪上的压力-容量环（P-V 环）调节 PIP，当 PIP 超过某一数值后，P-V 环的斜率由大变小，顺应性由好变差（P-V 环变为扁平）。上段 P-V 环斜率由大变小的结合点称为 P-V 环的上折点。此时肺容量约为肺总量的 90%，超过上折点继续增加压力，肺泡将处于过度牵张状态，肺容量增加很少，顺应性差。因此，适宜 PIP 的确定应以低于 P-V 环上折点对应的压力值 $1\sim2\ cmH_2O$ 为宜，应避免 PIP 超过上折点对应的压力值。

（二）PEEP

是指呼气相呼吸机的呼气阀不完全开放，使部分气体存留于管道和气道内所产生的压力。适宜 PEEP 的存在，使缺乏肺表面活性物质的肺泡和终末气道在呼气相不至于萎陷，维持正常 FRC，进而改善通气、血流比和肺顺应性，从而使 PaO_2 升高。因为 PEEP 的变化可改变吸气相的起始压力，故在 PIP 固定不变的情况下，提高 PEEP 则潮气量和肺泡通气量减少，使 $PaCO_2$ 增加。有的呼吸机当调高 PEEP 后，PIP 会相应升高，使其差值保持不变，从而避免 $PaCO_2$ 升高。$PEEP > 8\ cmH_2O$ 可降低肺顺应性和潮气量，增加无效腔，阻碍静脉回流，使 PaO_2 降低，$PaCO_2$ 升高。调定 PEEP 宜个体化，因肺泡表面活性物质的含量不同，故所需的 PEEP 值也不同。适宜 PEEP 应参考血气结果、呼气末膈肌位置及肺透过度进行综合判断。也可根据 P-V 环来具体设置，呼气末肺泡萎陷时，下段 P-V 环斜率小、顺应性差（P-V 环呈扁平），当 PEEP 达到某一压力点后，随着压力增大而顺应性好、肺容量迅速增加（P-V 环斜率明显增大），下段 P-V 环斜率变化的结合点称为 P-V 环的下折点（拐点），此时原先萎陷的肺泡复张，FRC 增加。因此，适宜 PEEP 的确定应以高于 P-V 环下折点对应的压力值 $1\sim2\ cmH_2O$ 为宜，避免 PEEP 低于下折点对应的压力值。有的呼吸机肺功能监护仪上可显示 P-V 环的上、下折点。

（三）RR

是指呼吸机送气或呼气的频率。频率的变化主要改变每分肺泡通气量，因而影响 $PaCO_2$。当潮气量或 PIP 与 PEEP 差值不变时，增加 RR 能增加肺泡每分通气量，从而降低 $PaCO_2$。一般情况下，频率在一定范围内变化并不改变动脉氧分压。RR < 40 次/分多在反比通气（TI > TE）和撤机时使用；当 RR 在 $40\sim60$ 次/分时，较易与新生儿自主呼吸同步；RR > 60 次/分时，可在低于原来 PIP 的情况下，保持原来的每分通气量甚或使其增加，维持气体交换，从而减少由于 PIP 过高而造成的气压伤；高 RR 通气，可使 $PaCO_2$ 降低，进而扩张肺血管，是治疗新生儿持续肺动脉高压（persistent pulmonary hypertension of newborn, PPHN）传统而有效的方法。当 RR > 100 次/分，由于 TI 过短，可产生非调定的 PIP 下降；TE 过短，则造成 iPEEP。因此，在调节 RR 时需要考虑其他参数，特别是 TI 和 TE。撤离呼吸机前，RR 常调到 10 次或 5 次，此时只需将吸气时间固定在 0.5 ~ 0.75 s 即可，呼气时间可以很长，因呼吸机管道内持续有气流，患儿可在较长的呼气时间中进行自主呼吸，保证气体交换。

（四）TI

是指呼吸机呼气阀关闭，使气体进入肺内的时间。该值可被调定。TE 和 I/E 随 TI 和 RR 的变化而改变，其中 TI、TE 及 RR 的相互关系可用公式表示：

$$RR = 60 / (TI + TE)$$

TI 主要用于改变 MAP，因此是改善氧合的重要参数，但其作用小于 PIP 或 PEEP。若 TI 过长，使肺泡持续扩张，增加肺血管阻力，影响静脉回流和心排血量，可引起肺气压伤及慢性肺疾病；如果 TI 过短，可产生非调定的 PIP 和 MAP 下降，不利于低氧血症的纠正。以往 TI 多用 0.6 ~ 1.0 s，现主张用 0.3 ~ 0.6 s。但适宜 TI 的设定应考虑到肺顺应性的高低和气道阻力的大小，即肺部疾病的性质及严重程度。也可通过呼吸机上的肺功能监测仪的流速—时间曲线来判断，如吸气末流速曲线降至零则表示肺泡完全充盈，提示吸气时间足够；反之，则表示肺泡不能完全充盈、吸气时间不足。但气管插管周围漏气明显时该方法不可靠。

TE 是指呼吸机呼气阀开放，胸廓弹性回缩将气体排出体外的时间，是影响 CO_2 排出的参数之一。适宜 TE 的设定也应考虑到肺部疾病的性质及严重程度。

通常 I/E < 1，其变化在 RR 一定的情况下，主要受 TI 的影响，因此 I/E 对 PaO_2 影响较大，在正常 TI 和 TE 范围内，I/E 变化不改变潮气量，因此对 CO_2 的排出无明显影响。

（五）流速

流速（flow rate，FR）是指呼吸机将混合气体送入管道和气道的速度，是决定气道压力波形的重要因素。为排除管道和气道内 CO_2，流速至少应为新生儿每分通气量的 2 倍。低流速通气（0.5 ~ 3.0 L/min）时，气道压力升高缓慢，达 PIP 的时间较长，压力波型为正弦波近似三角形，此波型与自主呼吸的压力波型类似，更趋于生理性，可减少气压伤的发生。但低流速时，MAP 低，不易纠正低氧血症；同时，因气道开放压力不足易形成无效腔通气，也可使 $PaCO_2$ 升高；高流速通气（4 ~ 10 L/min 或更高），气道压力升高迅速，达 PIP 的时间极短，压力波型为方形波，相同 PIP 情况下，方型波 MAP 值约为正弦波的 2 倍，可明显改善氧合。高 RR 通气时，因吸气时间短，要达到设定的 PIP，常需要高流速通气。当肺内气体分布不均匀时，过高流速通气容易引起肺气压伤，同时也造成大量气体浪费：新生儿呼吸机常用流速为 8 ~ 10 L/min。也可通过呼吸机上的肺功能监测仪的压力—时间曲线来判断流速，当患儿自主吸气时，压力—时间曲线上升支出现明显切迹则表示流速过低。

（六）FiO_2

是指呼吸机送入管道和气道中气体的氧分数，其意义同氧浓度。增加 FiO_2 是最直接和方便的改善氧合的方法，提高 FiO_2 可使肺泡 PO_2 增加，从而提高 PaO_2。但 FiO_2 持续高于 0.6 ~ 0.7 时，可能会引起早产儿慢性肺疾病和视网膜病，因此应密切监测 FiO_2。

四、新生儿常用基本通气模式

（一）持续气道正压

持续气道正压（continuous positive airway pressure，CPAP）也称自主呼吸（spontaneous breathing，Spont），是指有自主呼吸的婴儿在整个呼吸周期中（吸气和呼气）接受呼吸机供给的高于大气压的气体压力，其作用为吸气时气体易于进入肺内，减少呼吸功；呼气时可防止病变肺泡萎陷，增加 FRC，改善肺泡通气、血流比，从而升高 PaO_2。主要用于低氧血症、轻型 RDS 和频发的呼吸暂停。多主张应用鼻塞 CPAP，但因易吞入空气导致腹胀，使用时应放置胃管以排气；经气管插管做 CPAP，可增加气道阻力和呼吸功，只是在应用或撤离呼吸机前的短时间内应用。压力一般为 $3 \sim 8$ cmH_2O，压力 > 8 cmH_2O（尤其当肺顺应性改善时）可影响静脉回流及降低心排血量，还会造成潮气量减低和 $PaCO_2$ 升高。气体流量最低为患儿 3 倍的每分通气量或 5L/min。CPAP 不宜使用纯氧作气源。

（二）间歇指令通气

间歇指令通气（intermittent mandatory ventilation，IMV）也称为间歇正压通气（intermittent positive pressure ventilation，IPPV）。IMV 是指呼吸机以预设的频率，压力和吸、呼气时间对患儿施以正压通气，患儿如有自主呼吸，则按自己的频率和形式进行呼吸，其总的通气量＝患儿自主呼吸的通气量＋呼吸机正压通气量；患儿接受正压通气的频率＝呼吸机的预设频率。当应用较高频率 IMV 时，呼吸机可提供完全的通气支持。因此，当患儿无自主呼吸时，可应用较高频率的 IMV；随着自主呼吸的出现和增强，应相应减低 IMV 的频率，撤机前则可使 IMV 的频率降到 $5 \sim 10$ 次/分，减少呼吸机的正压通气，以增强患儿自主呼吸的能力，达到依靠自主呼吸能保证气体交换的目的。此方式由于呼吸机送气经常与患儿的呼气相冲突即人机不同步，故可导致小气道损伤、慢性肺疾病、脑室内出血和脑室周围白质软化等的发生。

（三）同步间歇指令通气

同步间歇指令通气（synchronized intermittent mandatory ventilation，SIMV）是指呼吸机通过识别患儿吸气初期气道压力或气体流速或腹部阻抗的变化，触发呼吸机以预设的频率进行机械通气，即与患儿吸气同步；当患儿呼吸暂停或无自主呼吸时，呼吸机则以设定的频率控制通气。患儿的吸气只有在呼吸机按预设频率送气前的较短时间内才能触发呼吸机的机械通气，因此，患儿接受正压通气的频率＝呼吸机的预设频率。SIMV 从根本上解决了人机不同步现象，从而避免了 IMV 的不良反应。

（四）辅助－控制通气

辅助－控制通气（assist/control ventilation，A/C）也称为同步间歇正压通气（synchronized intermittent positive pressure ventilation，SIPPV）。所谓辅助通气是指患儿的自主吸气触发机械通气，机械通气的频率由自主呼吸的频率所决定；所谓控制通气是指呼吸机按预设的频率进行机械通气。A/C 是将辅助通气与控制通气相结合的通气模式，当自主呼吸较强时，依靠自主吸气触发机械通气，提供与自主呼吸频率相同并且同步的机械通气；当呼吸微弱或无自主呼吸时，呼吸机则按预设的通气频率进行机械通气，以保证患儿需要的通气量。因此，应用 A/C 模式时，患儿接受机械通气的频率≥预设的频率。当患儿自主呼吸较强和较快时，由于患儿接受机械通气的频率大于预设频率，可产生过度通气，故应及时调低压力或降低触发敏感度（增大其负值），一般触发敏感度设置既要避免过度敏感，导致过多触发，也要避免触发敏感度过低，造成费力触发。

此外，有关压力支持通气（pressure support ventilation，PSV）、容量控制通气（volume-control ventilation，VCV）、压力调节容量控制通气（pressure regulated volume-control ventilation，PRVC）、适应性支持通气（adaptive support ventilation，ASV）、压力释放通气（pressure release ventilation，FRV）、双相气道正压通气（biphasic positive airway pressure，BIPAP）、指令分钟通气（mandatory minute ventilation，MMV）、容量支持通气（volume support ventilation，VSV）及成比率通气（proportional assisted ventilation，PAV）等通气模式，在新生儿不常用或不宜使用，故在此不一一赘述。

五、机械通气的临床应用

（一）机械通气指征

目前，国内外尚无统一标准，其参考标准为：①在 FiO_2 为 0.6 的情况下，$PaO_2 <$ 50 mmHg 或经皮血氧饱和度（transcutaneous oxygen saturation，$TcSO_2$）$< 85\%$（有发绀型先天性心脏病除外）。②$PaCO_2 > 60 \sim 70$ mmHg 伴 pH < 7.25。③严重或药物治疗无效的呼吸暂停。以上三项中有任意一项即可应用呼吸机治疗。

（二）呼吸机初始参数

初调参数应因人、因病而异，以达到患儿口唇、皮肤无发绀，双侧胸廓适度起伏，双肺呼吸音清晰为宜。动脉血气结果是判断呼吸机参数调定是否适宜的金标准。

（三）适宜动脉血气的维持

初调参数或参数变化后维持 15 ~ 30 min，应检测动脉血气，作为是否需要继续调节呼吸机参数的依据。血气结果如偏于表中的范围，应立即调整参数。如在表中范围内、病情稳定，可每 4 ~ 6 h 监测血气。临床上常用动脉化毛细血管血中 PCO_2 代表 $PaCO_2$，$TcSO_2$ 代表动脉血氧饱和度，但每天至少做一次动脉血气。末梢循环不良者应进行动脉血气检测。

（四）参数调节幅度

一般情况下，每次调节 1 个或 2 个参数。在血气结果偏差较大时，也可多参数一起调节。但在 PPHN 早期，参数调节幅度应适当减小，否则会导致 $TcSO_2$ 的再次下降。根据血气的变化调节呼吸机参数，各人经验及习惯不同，只要根据机械通气气体交换和各参数的作用综合考虑、适当调节均可取得良好的效果。原则是：在保证有效通气、换气功能的情况下，尽量使用较低的压力和 FiO_2，以减少气胸和氧中毒的发生。

（五）撤离呼吸机指征

当疾病处于恢复期，感染基本控制，一般情况良好，动脉血气结果正常时应逐渐降低呼吸机参数，锻炼和增强自主呼吸；当 PIP $\leqslant 18$、PEEP $= 2$ cmH_2O、频率 $\leqslant 10$ 次/分、$FiO_2 \leqslant$ 0.4 时，动脉血气结果正常，可转为 CPAP，维持原 PEEP 值，维持 1 ~ 4 h，复查血气结果正常，即可撤离呼吸机。由于低体重儿自主呼吸弱，气管导管细阻力较大，故可不经过 CPAP 而直接撤离呼吸机。

第四节 极低体重儿的随访

随着国内 NICU 工作的普遍开展，极低体重儿的存活率有了显著提高，有单位报道已达 90% 以上。由于极低体重儿各种器官的功能不成熟，在新生儿期常需要接受各种生命支持，因疾病本身或由于生命支持而致各脏器损害及后遗症的发生正随着其生存率的提高而越来越引起新生儿科医生的重视。对于新生儿监护中心出院的极低体重儿，正确的随访需要对不同疾病患儿的预后等概念有广泛的了解，其中包括生长发育的规律，如何按年龄对随访对象评估、处理以及一系列相关技术。随访中应考虑的情况包括：①特殊情况或类型的发生率。②健康问题对正常生活的影响。③神经、智能等问题。随访工作实际上是对极低体重儿的继续监护，通过随访可及时了解患儿存在的问题，进行必要的干预。在随访过程中也应关心影响患儿预后的家庭及社会问题，最终使患儿的生存质量改善。

一、随访计划的制订与实施

随访是对 NICU 出院患者健康状况的继续评估和支持，及时进行治疗干预，同时也为 NICU 工作提供反馈信息，以改进医疗服务。在出院时应确立详细的随访计划，良好的随访计划能使极低体重儿平稳地从医院过渡到家庭护理。通过随访使家长得到相关疾病的知识，对患儿的预后有较全面的认识。随访是一动态过程，评估内容包括生长、发育及患儿对所处环境的反应性。常通过家长的病史提供、参照正常的生长发育规律以及体格检查来确立患儿属异常或偏离正常。一旦确认，可考虑进行治疗干预。

（一）常规工作

即每次随访均应进行的工作，包括：询问喂养情况；一般的测量（头围、体重、身长、胸围等）；体格检查（包括中枢神经系统及语言）：最后做出评估并给以指导，包括喂养、运动、语言训练等方面的干预。常规工作 6 个月前每 2 个月 1 次，6 个月后每 3 个月 1 次；第二年每 6 个月一次；以后每年一次到 7 岁止。

（二）智能测定

IQ 和 DQ 的测定：极低体重儿 IQ 小于正常 2 个标准差者占 5% ~ 20%，在超低体重儿（ELBW）可达 14% ~ 40%。在较大的儿童，学习问题可高达 50%，而其中的 20% IQ 并不低，处于平均数。慢性肺疾病（chronic lung disease，CLD）、宫内生长迟缓，IQ 正常而学习困难的问题值得研究。DDST 仅作为初筛，但不能代替更好的方法，如贝莉婴儿发育量表（Bayley scale of infant development）适用于 2 ~ 30 月龄婴幼儿；Wechsler 学前及初小智能表适用于 4 ~ 6.5 岁儿童。Gesell 发育量表，适用于 4 周 ~ 3 岁婴幼儿，结果以发育商（DQ）表示。也可采用中国科学院心理研究所和中国儿童发展中心（children's developmental center of China，CDCC）共同编制的 CDCC 婴幼儿智能发育检查量表。

（三）处理早产儿后遗症

早产儿越小，后遗症越多，出院时患儿可伴有与 CLD、坏死性小肠结肠炎（NEC）和脑室内出血（IVH）相关的临床表现，这些表现大多在 2 年内消失，但在婴儿期需特别处理。鉴于上述情况可出现相关的并发症，患儿在 NICU 出院后如有急诊情况，均应密切监护和转运。对 NICU 出院者的治疗措施应与患儿在新生儿期的实际疾病情况相结合。

（四）随访计划的实施

随访频率应根据极低体重儿的具体情况而定。处理随访对象应具备：①对早产儿后遗症的临床处理技能。②具备神经、认知及相关的辅助检查的条件。③熟悉一般儿科问题在早产儿的反应。④能处理儿童复杂的医学、运动和认知问题。⑤有与社区计划结合的知识（能力）。应采用个体化的评价方法，根据情况确定随访频率与重点。

二、各个系统的随访

（一）神经系统

神经系统的随访是极低体重儿随访中最重要的部分，也是家长及医护人员最重视的问题。极低体重儿的生存质量如何与神经系统的发育关系密切。在多数情况下，极低体重儿神经系统的预后较难估计，对影响或促进神经系统恢复的因素只有少数已被确定。对于神经系统的评估，应考虑采用患者的校正年龄，即孕周龄来与相应的婴儿发育指标进行比较。如 28 周胎龄出生的极低体重儿在生后 3 个月时其校正年龄与足月刚出生儿相似。当生后 6 个月时，如其运动商只有 50（即只有正常的 50%）；如将年龄校正，运动商可能会达到 100。因此，在婴儿期采用校正年龄是非常重要的。在极低体重儿随访中，当考虑用校正年龄时，各系统的发育应进行分别评估，这是因为不同的系统对环境刺激的反应性是不同的；早期的官外环境暴露对语言发育较对运动的影响大；语言是认知的一部分，早期的宫外环境暴露与相同胎龄的足月出生新生儿相比，对语言发育有加速作用。神经系统问题是早产儿疾病的常见并发症。越早产越易并发脑室内出血（IVH）、脑室周白质软化（PVL）、脑白质损伤；严重窒息、严重宫内生长迟缓（IUGR）和 CLD 也易出现神经系统后遗症。严重的神经系统后遗症包括脑瘫、惊厥、脑积水、感觉障碍（视、听）、智商低下（IQ < 70）等。胎龄越低，残疾率越高。国外研究发现，体重 < 1 500g 中约 10% 有各种程度的残疾或功能障碍，其中部分病情不太严重，如肌张力的短期变化（增加或降低）、年长儿的精细运动和感觉问题等。

（二）眼科的随访

极低体重儿的视觉问题很常见，多数为眼肌不协调及折射误差所致。早产儿视网膜病（ROP）占的比重很大。因此，眼科的随访对极低体重儿，尤其是在 NICU 曾经接受氧疗者是十分必要的。常在生后 3 ~ 4 周（或孕周龄 32 ~ 34 周）第一次做眼底检查，采用暗室散瞳后做双目间接检眼镜检查，每 2 周复检 1 次；当发现早产儿视网膜病（ROP）时每周复检 1 次。出院后眼科随诊到 8 个月，对发现 ROP 者继续随访检查至 3 岁或更长时间。所有的视觉缺陷应尽早发现并适当治疗。对持续的眼球震颤、注视不能、持续斜视应行视觉检查。婴儿依赖视觉刺激使视觉得以正常发育。对于失明者，则需额外的听觉、触觉及体位刺激以发挥其潜能。

（三）听力的随访

极低体重儿出院时属于听力障碍的高危人群，有报道在 NICU 有 10% 患儿经 BAEP 筛查后可见不同程度的听力异常。其发生与多种因素有关，包括早产、呋塞米或氨基糖苷类药物应用、细菌性脑膜炎、高胆红素血症达需换血的水平、窒息及颅内病变、先天性感染（如巨细胞病毒感染)、颅面先天畸形、染色体疾病（如 Down's 综合征）、肺高压患者曾接受过度通气治疗者和有低碳酸血症史等。随访时应了解患儿是否有听力障碍早期体征，包括对较强的噪声无反应，对引起愉快的声音不反应或仅仅对某一、两种声音有反应。由于语言技能的延迟，随着小儿的生长，听力障碍显得更为明显。常用诊断方法有脑干听觉诱发电位（BAEP），而耳声发射（evoked otoacoustic emissions，EOAEs）为筛查方法，假阳性率相对较高。BAEP 常在出院时检查，如异常可在 1 个月后复查；对于所有 BAEP 异常者，在 3 月龄时应复查；对于在新生儿期有惊厥、围生期病毒感染或有神经发育迟缓者，不管出院时 BAEP 是否正常，在生后 6 个月~1 岁均应复查。

（四）呼吸系统的随访

呼吸问题包括 CLD、呼吸暂停、呼吸道阻塞、儿童后期的反复呼吸道感染等。极低体重儿由于肺的发育不成熟、先天感染及较长时间的机械通气和高氧应用，可出现慢性肺部疾病（CLD）。这些婴儿出院后呼吸道症状可持续数月，胸部凹陷及哮鸣音可持续 1 年左右。在此期间，再次住院率也很高。CLD 大多在生后 2 岁左右缓解，而此时的肺部 X 线片仍可见阴影存在。呼吸道的高反应性在极低体重儿高达 20%，为正常人群的 2 倍，对于这些患儿，有必要进行肺活量、气道阻力及顺应性的随访。极低体重儿的呼吸状态评估包括：①呼吸频率、呼吸费力程度和肺部啰音、哮鸣音及呼吸暂停等。②氧合情况，包括测定血红蛋白、血细胞比容、动脉血气等。③生长情况，包括对运动的耐受性等。发生支气管痉挛时，可用支气管扩张剂、限制液体、利尿、补充热量、胸部物理治疗（翻身、拍背等）。对于慢性氧依赖患儿应教会家长如何在家庭使用氧及掌握心肺复苏技术。

（五）体格生长

生长的追赶常在生后前 2 年发生，20% 在 3 岁时仍小于第 3 百分位。生长的追赶常先为头的生长，随后是体重的增加，最后为身高追赶。学龄儿童头围可赶上，但身高、体重小于第 50 百分位（但正常）；在 CLD、先天畸形和环境剥夺婴儿，尤其可出现生长迟缓。在随访时应将患儿的头围、身高和体重等指标与正常生长发育曲线对照，同时观察生后年龄及校正年龄。

（六）贫血及铁的缺乏

由于早产儿红细胞生成素分泌不足、生长相对较快等，血红蛋白降低的最低点的到达时间比足月儿早，生理性贫血较足月儿明显，常在血红蛋白降低至能刺激红细胞的产生增加的最低值前（早产儿为 70~90 g/L）已出现了临床症状，而需要进行输血或用红细胞生成素（EPO）等治疗。由于早产儿的储存铁较少，将很快被耗尽，在随访时应及时给以补充铁，直至生后 12~15 个月。

（七）佝偻病

极低体重儿由于摄入钙、磷和维生素 D 减少，发生佝偻病的风险增加，长期接受肠道外营养、利尿剂应用和脂肪吸收障碍所致的维生素 D 减少者发生佝偻病的风险最大。对于所有出院的极低体重儿，推荐补充维生素 D 800 U/d，连续 3 个月改为 400 U/d，以预防佝偻病的发生。

（八）预防接种

极低体重儿免疫功能差，他们与足月儿一样，应纳入计划免疫，按规定接受免疫接种。

预防接种应按生后年龄而不用校正年龄，极低体重儿或超低体重儿都按照正常婴儿接受接种的时间顺序进行，全量给予。

（九）其他

在随访时应关心的健康问题：极低体重儿常有再次住院的可能，其中约1/2属于早产儿的后遗症；患儿易发生呼吸道感染，其他如喂养困难、吃得慢、不能建立正常的睡眠形式、对刺激反应过敏、感知障碍等。上述情况常无特异性，应详细询问病史才能发现。处理常需特别的技能，包括心理、运动、家长配合等。

（十）情感、行为问题

极低体重儿神经系统损害除运动、感觉和智能外，一些高级皮层功能障碍越来越受到重视，包括语言、学习、精神运动障碍、注意力缺陷多动症（ADHD）及行为问题等。行为问题的发生率为10%～15%，可对家庭和社会产生影响。

第三章

新生儿危重症处理

第一节　新生儿窒息

新生儿窒息是指胎儿缺氧及娩出过程中发生了呼吸循环障碍，致使出生时无呼吸或存在呼吸抑制。另外，将出生时无窒息而数分钟后出现呼吸抑制的患儿也列为窒息。凡能影响母体和胎儿之间血液循环和气体交换的原因，或能使血氧浓度降低的任何因素均可引起窒息，其后果可导致严重的低氧血症、高碳酸血症，本病是围生儿发生死亡及致残的主要原因。新生儿窒息多见于分娩时脐带脱垂、打结、绕颈、绕体及各种难产，另外由于母亲产前患病、分娩前用药（如麻醉剂、镇静剂）和胎儿因素（胎粪吸入、早产）等引发窒息者也不少见。本病在我国的发病率约为 5%，病死率占活产新生儿的 3% 左右。

一、病因

新生儿窒息可由多种原因所致，包括产前、产时及产后，其中出生前因素占 20%，出生时因素占 70%，出生后仅占 10%。可以是几种病因同时存在，也可以是一种病因通过不同的途径而起作用。

1. 孕妇疾病。①缺氧：呼吸功能不全、严重贫血及 CO 中毒等。②胎盘循环功能障碍：心力衰竭、血管收缩（如妊娠高血压综合征）、低血压、心动过缓等。此外，年龄 ≥35 岁或 <16 岁及多胎妊娠等窒息发生率较高。

2. 胎盘异常。前置胎盘、胎盘早剥和胎盘老化等。

3. 脐带异常。脐带受压、脱垂、绕颈、打结、过短和牵拉等。

4. 胎儿因素。①早产儿、小于胎龄儿、巨大儿等。②某些畸形：如后鼻孔闭锁、肺膨胀不全、先天性心脏病等。③宫内感染：如神经系统受损。④呼吸道阻塞：如胎粪吸入等。

5. 分娩因素。难产，高位产钳，胎头吸引，臀位；产程中麻醉药、镇痛药及催产药使用不当等。

二、病史与查体

1. 出生史。有明确的可导致宫内缺氧的异常产科史以及宫内窘迫表现。

2. 发病情况与症状。胎儿缺氧（宫内窒息）早期有胎动增加，胎心率增快，≥160 次/分；晚期胎动减少甚至消失，使心率变慢或不规则，羊水被胎粪污染呈黄绿色或墨绿色。

窒息、缺氧缺血造成多器官性损伤，但发生的频率和程度常有差异。①心血管系统：轻症时有传导系统和心肌受损，严重者出现心源性休克和心衰。②呼吸系统：易发生羊水或胎粪吸入综合征，肺出血和持续肺动脉高压，低体重儿常见肺透明膜病、呼吸暂停等。③肾脏损害：较多见，急性肾衰时有尿少、蛋白尿、血尿素氮及肌酐增高，肾静脉栓塞时可见肉眼血尿。④中枢神经系统：主要是缺氧缺血性脑病和颅内出血。⑤代谢方面：常见低血糖，电解质紊乱如低钠血症和低钙血症等。⑥胃肠道：有应激性溃疡和坏死性小肠结肠炎等。缺氧还导致肝葡萄糖醛酸转移酶活力降低，酸中毒更可抑制胆红素与白蛋白结合而使黄疸加重。

3. 查体要点。

（1）皮肤青紫与苍白。

（2）心率小于 100 次/分。

（3）弹足底或插鼻管时无反应。

（4）呼吸慢而不规则。

（5）肌张力松弛或消失。

三、辅助检查

1. 常规检查。

（1）血常规检查。

（2）血气分析检查：估计缺氧的程度。头皮血 pH < 7.25 提示严重缺氧。

（3）血糖检测：常出现低血糖。

（4）胸片：有时可见部分肺不张或局灶性肺气肿。

（5）心电图：P-R 间期延长，ST 段下移，T 波抬高。

2. 其他检查。

（1）血电解质：可有低钙、低钠血症。

（2）肾功能检查：可有血尿素氮、肌酐轻度升高。

四、诊断

根据分娩窒息史、临床表现及 Apgar 评分进行诊断。Apgar 评分是一种简易的临床评价刚出生新生儿窒息程度的方法，内容包括心率、呼吸、对刺激的反应、肌张力和皮肤颜色五项，每项 0~2 分，总共 10 分，评分越高，表示窒息程度越轻。凡出生后 1 min 内 Apgar 评分 ≤7 分者为新生儿窒息。其中 4~7 分者为轻度窒息，0~3 分为重度窒息。如出生 1 min 内的 Apgar 评分为 8~10 分，5 min 后复评降到 7 分及以下也属窒息。

五、鉴别诊断

1. 颅内出血。患儿可有出生窒息史，但神经系统症状进展快，神经系统的症状呈波动式兴奋与抑制状态，头颅 B 超或 CT 可见出血病灶。

2. 新生儿呼吸窘迫综合征。早产儿多见，以出生后不久即出现进行性呼吸困难为其特点。死亡多发生在出生后 48 h 内，72 h 后随着肺的成熟度增加，多数患儿能逐渐恢复。X 线的特殊表现为毛玻璃样改变或出现"白肺"。羊水卵磷脂和鞘磷脂的比例（L/S）常小于 1.5。

六、治疗

1. 治疗原则。必须分秒必争地重建有效呼吸，复苏可按 A、B、C、D、E 顺序进行。前3 项最为重要，其中 A 是根本，通气是关键。

2. 窒息复苏基本方法。

（1）保持呼吸道畅通：在治疗过程中，除需保暖，吸取口、鼻腔中的分泌物外，还应进行气管插管以吸取羊水与胎粪，吸引力应控制在 9.81 kPa，否则可引起喉痉挛、呼吸暂停、心动过缓或心律不齐等并发症。

（2）增加通气，保证供氧。

（3）保证有足够的心排血量：在血气正常后出现低血容量表现时可使用全血或血浆，每次 10 mL/kg，静脉滴注。

（4）纠正酸中毒。

（5）注意保暖，减少氧耗。

（6）有呼吸机设备的单位，宜在缺氧和酸中毒对组织和器官产生损害前早期应用呼吸机，尚有自主呼吸的呼吸衰竭患儿可用持续正压呼吸（CPAP）。若无自主呼吸则用间歇正压呼吸（IPPV）。

（7）复苏后观察监护：监护主要内容为体温、呼吸、心率、血压、尿量、肤色和窒息所导致的神经系统症状；注意酸碱失衡、电解质紊乱、尿便异常、感染和喂养等问题。

七、预后

新生儿窒息的预后主要取决于窒息程度，轻度窒息预后较好，重度窒息则可留有不同程度的后遗症。因此，本病的抢救必须分秒必争，并应于早期即执行呼吸管理，同时进行保暖、吸氧、吸痰等治疗，然后再评价心率、呼吸，如评分低应及时应用纳洛酮、肾上腺素及多巴胺。为了预防新生儿窒息的发生，应注意加强对高危妊娠的管理，并于产程中加强监护。

窒息经复苏后须再评分 2~3 次，如果评分 >7 分，已重建自主呼吸、肌张力和神态正常、拥抱反射恢复、神经症状消失、无抽搐，则显示治疗效果良好。

重度窒息患儿发生智能异常者约为 4.1%，而轻度窒息者发生智能异常为 2.6%。窒息经抢救于 5~20 min 好转者有 5.7% 发生智能异常，而于 20 min 好转者则有 36.4% 发生智能异常。

八、预防

孕妇应定期做产前检查，发现高危妊娠应及时处理，避免早产和手术产；提高产科技术；对高危妊娠进行产时胎心监护，及早发现胎儿宫内窘迫并进行处理；产时，当胎头娩出后，立即挤净胎儿口、鼻黏液，出生后再次挤出或吸出口、鼻、咽部分泌物，并做好一切新生儿复苏的准备工作。

第二节　新生儿缺氧缺血性脑病

新生儿缺氧缺血性脑病（hypoxic ischemic encephalopathy，HIE）是指围生期窒息导致脑的缺氧缺血性损害，临床出现一系列神经系统异常的表现，是新生儿窒息后的严重并发症，严重病例的存活者可产生神经系统后遗症。围生期窒息是 HIE 最主要的原因，缺氧是脑损伤发生的基础。目前 HIE 国内发病率约为 3%，病死率约为 2%，由此引起的智力、行为障碍约占 1.3%，1 岁以下脑瘫儿中由于 HIE 所致者占 25%。新生儿窒息对脑细胞的影响主要并不在缺血时，而是在缺血再灌注后，在缺氧、缺血的低灌注阶段中会出现脑细胞损伤，因此再灌注损伤在缺氧缺血的发病中是重要因素。轻者预后较好，重者可引起智力障碍、脑瘫，25% 的患儿有不同程度的后遗症，甚至死亡。

一、病因

围生期窒息是引起 HIE 的最主要原因，凡能引起窒息的各种因素均可导致 HIE。此外，出生后因严重心肺疾病而导致的低氧血症也可引发 HIE。

二、病史与查体

1. 出生史。有明确的可导致胎儿宫内缺氧的异常产科病史（如母亲有高血压、妊娠高血压综合征）；以及有严重的胎儿宫内窘迫表现，如宫内胎动减少，胎心减慢 < 100 次/分，持续 5 min 以上，胎粪污染羊水呈Ⅲ度以上浑浊，或者在分娩过程中有明显窒息史。

出生时有新生儿窒息，尤其是重度窒息。如 Apgar 评分：1 min≤3 分，5 min≤6 分；经抢救 10 min 后始有自主呼吸；需用气管内插管正压呼吸 2 min 以上。

出生后 12 h 内有以下表现：

（1）意识障碍，如过度兴奋、嗜睡、昏睡甚至昏迷。

（2）肢体张力改变，如张力减弱、松软。

（3）病情较重者有惊厥。

（4）重症者有脑干症状，如呼吸节律不齐、呼吸减慢、呼吸暂停等中枢性呼吸衰竭。

（5）排除产伤性颅内出血、宫内感染性脑炎、中枢神经系统先天性畸形。

2. 发病情况与症状。HIE 主要因围生期发生窒息、缺氧所致，临床特征为出生后 12 h 内发生意识障碍（如过度兴奋、嗜睡、昏迷等），部分患儿可出现脑干损伤症状、中枢性呼吸衰竭、低氧血症和酸中毒，惊厥、脑水肿、颅内高压等神经系统症状。出生后不久出现神经系统症状并持续至 24 h 以上，如意识改变（过度兴奋、嗜睡、昏迷），肌张力改变（增高或减弱），原始反射异常（吸吮、拥抱反射减弱或消失），病重时可有惊厥，脑干症状和前囟张力增高。排除电解质紊乱、颅内出血和产伤等原因引起的抽搐，以及宫内感染、遗传代谢性疾病和其他先天性疾病所引起的脑损伤。

3. 查体要点。

（1）呼吸节律改变，瞳孔缩小或扩大，对光反射迟钝或消失，可有眼球震颤。

（2）原始反射异常，如拥抱反射亢进、减弱或消失，吸吮反射减弱或消失。

（3）肢体颤抖，睁眼时间长，凝视等。

（4）囟门张力增高。

三、辅助检查

1. 常规检查。

（1）头颅 B 超：显示病变主要为缺血性脑水肿所引起的改变。显示脑室变窄或消失，脑室周围尤以侧脑室外角后方有高回声区，此征象是白质软化、水肿所致。

（2）CT 检查分度诊断：正常足月儿脑白质 CT 值 >20 Hu，如≤18 Hu 为低密度。

1）轻度：散在、局灶低密度影分布于两个脑叶。

2）中度：低密度影超过 2 个脑叶，白质与灰质的对比模糊。

3）重度：大脑半球弥散性低密度影，灰白质界限消失，侧脑室变窄。

中度、重度 HIE 常伴有蛛网膜下隙出血、脑室内出血或脑实质出血。

（3）脑电图检查：脑电图异常在中、重度 HIE 患儿较常见。

2. 其他检查。

（1）血清磷酸肌酸酶脑型同工酶（CK-BB）增高。

（2）血 β 内啡肽（β-EP）增高。

（3）MRI 能清晰显示颅后窝及脑干等 B 超和 CT 不易探及部位的病变。

四、诊断

根据 2005 年中华儿科学会新生儿学组的讨论，确定新生儿缺氧缺血性脑病的诊断标准如下：

1. 有明确的可导致胎儿宫内窘迫的异常产科病史。

2. 出生时有新生儿窒息。

3. 出生后不久出现神经系统症状。

4. 排除电解质紊乱、颅内出血、遗传代谢等其他因素所致的脑损伤。

符合以上 4 项可诊断为新生儿缺氧缺血性脑病。

诊断为 HIE 后需进一步进行临床分度（表 3-1）。

表 3-1　新生儿缺氧缺血性脑病临床分度

项目	轻度（Ⅰ）	中度（Ⅱ）	重度（Ⅲ）
意识	过度兴奋	嗜睡、迟钝	昏迷
肌张力	正常	减弱	松软
拥抱反射	稍活跃	减弱	消失
吸吮反射	正常	减弱	消失
惊厥	无	通常伴有	多见或持续
中枢性呼吸困难	无	无或轻度	常有
瞳孔改变	无	缩小	不对称，扩大或对光反射消失

项目	轻度（Ⅰ）	中度（Ⅱ）	重度（Ⅲ）
前囟张力	正常	正常，稍饱满	饱满，紧张
病程及预后	症状持续 24 h 左右，预后好	大多数 1 周后症状消失，不消失者如存活，可能有后遗症	病死率高，多在 1 周内死亡，存活者症状持续数周，多有后遗症

五、鉴别诊断

1. 颅内出血。可有宫内窘迫史和产伤史，神经系统出现兴奋与抑制波动，头颅 B 超和 CT 显示有出血灶。

2. 宫内感染并发颅内病变。新生儿巨细胞病毒或弓形虫感染可出现惊厥、病理性黄疸、肝脾肿大，实验室检查血巨细胞和弓形虫 IgM 抗体阳性，头颅 B 超和 CT 显示有出血灶。以巨细胞病毒（CMV）病为例，本病为先天性感染巨细胞病毒，母体原发感染所致的新生儿感染，临床表现较重。如有神经系统 CMV 感染应发生在孕早期，可致胎儿流产、死胎，成活者出生时体格、脑发育迟缓、脑坏死、钙化，多半为小样儿。会出现小头畸形、视网膜病变、脑积水、智力低下和脑瘫或肝脾肿大及黄疸等全身性感染症状。尿和脑脊液中有巨细胞病毒。

3. 低血钙。新生儿因低血钙出现惊厥，不一定有宫内窘迫史和出生时窒息史，生化检查提示血钙降低，经使用钙剂后惊厥停止。

4. 大脑发育不良性脑损害。以先天性大脑、脑血管发育不良为例：一般见于无生前及围产缺氧病史的足月新生儿，其家族中也无遗传、代谢及畸形病史。出生前、围生期均无缺氧病史，足月顺产出生后无窒息。出生后反应较差，肌张力略低，无颅内高压症，脑电图无异常，头颅 CT 扫描可异常。

5. 早产儿低血糖脑损害。早产儿低血糖经常与围生期其他导致脑损伤的因素同时发生，如出生重度窒息时，更关注缺氧缺血造成的脑损害而忽略了低血糖性的脑损伤。后者与缺血缺氧性脑病的发病机制相似，但在代谢特点、脑组织影像学、脑电图和组织病理学上有其特点。脑损伤取决于低血糖的严重程度和持续时间。低血糖性脑损伤更容易影响大脑皮质表面，枕后皮质区域较前额的皮质更易受累，脑干和齿状核也可以受影响，颞叶受影响最小。

此外，胆红素脑病、氨基酸代谢障碍等疾病根据各自的特点与 HIE 进行鉴别。

六、治疗

目前国内仍强调综合治疗、早期治疗与足量治疗，神经细胞缺氧损伤后从充血、水肿到死亡有一个过程，早期治疗可减少神经元的死亡，重症患儿应采取加强新生儿期后的治疗，减少后遗症的发生。

1. 供氧。根据病情选用各种供氧方法，如鼻导管、头罩、通气治疗，保持血 PaO_2 在 50 ~ 70 mmHg 以上。

2. 控制脑水肿。虽然国内外对于使用甘露醇有不同意见，但少量的甘露醇确能迅速纠正脑水肿，其降低颅内高压的效果明显，每次用 20% 甘露醇 0.25 ~ 0.5 g/kg，静脉推注，每

4~6 h 一次。地塞米松为一种有效、作用时间较长的脱水剂，与甘露醇合用可起到相辅相成的作用，剂量为每次地塞米松 0.5 mg/kg，每日 2~3 次静脉推注。因脑损伤可使抗利尿激素增多而致少尿，可酌情应用呋塞米。

3. 维持正常血压。治疗中应注意避免血压发生过大波动，以保证脑血流灌注的稳定。血压低时可用多巴胺每分钟 3~10 μg/kg，静脉滴注，或用多巴酚丁胺每分钟 3~10 μg/kg，静脉滴注，并监测血压。

4. 抗惊厥治疗。如惊厥频发或呈持续状态，可用负荷量苯巴比妥，首剂 15~20 mg/kg，静脉注射，维持量为每日 5 mg/kg。频发惊厥可间歇加用地西泮或水合氯醛。

5. 环境。维持内环境稳定。

6. 改善脑代谢药物的应用。

（1）胞磷胆碱：可增加脑血流量，改善脑代谢，促进大脑功能恢复及改善意识状态。用 0.1 g 加入 5% 葡萄糖注射液 50 mL 中，静脉滴注，连续用 7~10 d，在颅内出血的急性期应慎用。

（2）脑活素：1 mL 加入 5% 葡萄糖注射液 50 mL 中缓慢静脉滴注，每日 1 次，10 d 为一疗程，但在高未结合胆红素血症、肝肾功能障碍及过敏体质时慎用。

（3）脑复康（吡拉西坦，吡烷酮醋胺）：0.1 g，每日 2 次，共用 3 个月。其他如丽珠赛乐亦可使用。

7. 清除自由基药物的应用。最近有人认为，脑缺血重新灌注后脑组织内自由基的产生会增多，造成脑细胞膜脂质过氧化损伤，最终导致细胞功能和结构的改变，此时可用能清除各种自由基的药物，如维生素 C、维生素 E、辅酶 A、辅酶 Q_m 等。

8. 神经营养因子。神经营养因子能促进神经细胞分化、增殖和发育，促进受损神经细胞功能的恢复，对缺氧缺血性脑损伤有一定作用。

9. 兴奋性氨基酸递质拮抗剂。兴奋性氨基酸在神经细胞缺氧缺血损伤中起重要作用，其拮抗剂可减少神经细胞的损伤。

七、预后

本病预后与病情严重程度，抢救是否正确、及时关系密切。凡自主呼吸出现过迟、频繁惊厥不能控制、神经症状持续 1 周仍未减轻或消失、脑电图异常、血清 CK-BB 持续增高者预后均不良。幸存者常留有脑瘫、共济失调、智力障碍和癫痫等神经系统后遗症。

多数病例经治疗后病情逐渐恢复，一般来说，观察意识与肌张力变化最为重要，若意识逐渐转为清醒、肌张力正常，提示病情好转。如患儿一直处于昏迷状态，肌张力松软或强直，则提示病情严重，可能有两方面的原因：①病情危重，脑损伤严重且范围广泛，脑干功能受损。②治疗方法不当，未能很好地维持各脏器功能及内环境的稳定，若属于这种情况应采取积极的治疗措施，以促进恢复。

轻度患儿一般无死亡，后遗症的发生率低；中度患儿病死率约为 5%，后遗症发生率约为 10%；重度患儿病死率高达 30%，成活者中 50%~57% 发生后遗症。

HIE 总的后遗症发生率为 25%~35%，常见的后遗症有智力低下、癫痫、脑瘫，其次为听力与视力降低或丧失。出生 2 周后脑白质 CT 值 <8~10 Hu（严重低密度）者预后差。

第三节　新生儿呼吸窘迫综合征

新生儿呼吸窘迫综合征（neonatal respiratory distress syndrome，NRDS）又称为新生儿肺透明膜病（hyaline membrane disease，HMD），是由于肺表面活性物质不足（PS）而引起的新生儿疾病，在我国其发病率约为 1%，较欧美国家低。本病多发生在胎龄小于 35 周的早产儿，尤以胎龄小于 32 周、出生体重低于 1 500 g 者为多见，病死率可达 25%。胎龄越小发病率越高。近年来由于诊断技术的进步、表面活性物质替代物质的应用，病死率已逐年下降。

一、病因与发病机制

早产儿胎龄愈小，功能肺泡愈少，气体交换功能愈差；呼吸膜愈厚，气体弥散功能愈差；气管软骨少，气道阻力大；胸廓支撑力差，肺泡不易张开。因此，对于肺解剖结构尚未完成的早产儿，其胎龄愈小，PS 的量也愈低，肺泡表面张力增加，呼气末功能残气量（FRC）降低，肺泡趋于萎陷。故其肺功能异常主要表现为肺顺应性下降，气道阻力增加，通气/血流降低，气体弥散功能障碍及呼吸功增加，从而导致缺氧和因其所致的代谢性酸中毒及通气功能障碍所致的呼吸性酸中毒；由于缺氧及酸中毒使肺毛细血管通透性增高，液体漏出，使肺间质水肿和纤维蛋白沉着于肺泡表面形成嗜伊红透明膜，进一步加重气体弥散功能障碍，加重缺氧和酸中毒，并抑制 PS 合成，形成恶性循环。此外，严重缺氧及混合性酸中毒也可导致新生儿持续性肺动脉高压（PPHN）的发生。

糖尿病母亲所生婴儿（infant of diabetic mother，IDM）也易发生此病，是由于其血中高浓度胰岛素能拮抗肾上腺皮质激素对 PS 合成的促进作用，故 IDM 的 NRDS 发生率比正常增加 5~6 倍。PS 的合成还受体液 pH、体温和肺血流量的影响，因此，围生期窒息，低体温，前置胎盘、胎盘早剥和母亲低血压等所致的胎儿血容量减少，均可诱发 NRDS。此外，剖宫产儿、双胎的第二婴和男婴，NRDS 的发生率也较高。

二、病史与查体

1. 出生史。肺表面活性物质在胎龄 20~24 周时初现，35 周后始迅速增加，故本病多见于早产儿，出生时胎龄越小，发病率越高。在围生期窒息，急性产科出血如前置胎盘、胎盘早剥、双胎第二婴和母亲低血压时，肺透明膜病的发生率均显著增高。糖尿病母亲所生婴儿由于胰岛素拮抗肾上腺皮质激素对卵磷脂的合成作用，肺成熟延迟，其肺透明膜病的发生率可增加 5~6 倍。剖宫产婴儿因减除了正常分娩时子宫收缩使肾上腺皮质激素分泌增加而促进肺成熟的作用，故肺透明膜病的发生率也明显高于正常产者。

2. 发病情况与症状。NRDS 患儿出生时或生后不久（6 h 内）即出现呼吸急促（呼吸频率 >60 次/分）、呼气呻吟声、鼻扇和吸气性三凹征等典型体征。由于低氧血症，表现为发绀，严重时面色青灰，并常伴有四肢松弛。心音由强转弱，有时在胸骨左缘可听到收缩期杂音；肝可增大；肺部听诊早期多无阳性发现，以后可闻及细湿啰音。

3. 查体要点。

（1）出生时哭声正常，约 6 h 后出现呼吸频率增快（>60 次/分）、呼气性呻吟、吸气性三凹征、鼻翼扇动、青紫及呼吸不规则，并呈进行性加重。两肺呼吸音减低，四肢肌张力降低。

（2）常伴有四肢松弛。

（3）心音由强转弱，有时在胸骨左缘可听到收缩期杂音。

（4）肺部听诊早期多无阳性发现，以后可闻及细湿啰音。

（5）肝脏可增大。

三、辅助检查

1. 常规检查。

（1）血常规检查。

（2）血气分析：PaO_2 下降，$PaCO_2$ 升高，酸中毒时碱剩余（BE）减少。

（3）X 线检查：两侧肺野普遍透光度下降，呈毛玻璃状（称为"白肺"），有支气管充气征。

2. 其他检查。胃液振荡试验：患儿检查结果为阴性，提示肺表面活性物质缺乏。

四、诊断

根据生后 24 h 胸片特点即可诊断，必要时可做胃液振荡试验。还应注意可能有肺部感染同时存在。出生后 12 h 开始出现呼吸困难者一般不考虑本病；但轻症患儿也可较晚起病，有迟至 24～48 h 发病者。

具有下述第 1、第 2、第 3、第 4 项，伴或不伴第 5 项，可诊断为新生儿呼吸窘迫综合征。

1. 多见于早产儿、剖宫产儿、窒息新生儿、低体重儿或母亲为糖尿病的新生儿。

2. 出生时正常，约 6 h 后出现呼吸频率增快（＞60 次/分），出现呼气性呻吟、吸气性三凹征、鼻翼扇动、青紫及呼吸不规则，并呈进行性加重；两肺呼吸音减低，四肢肌张力降低。

3. 血气分析 PaO_2 下降，$PaCO_2$ 升高，酸中毒时碱剩余（BE）减少。胃液振荡试验阴性。

4. X 线检查两侧肺野普遍透光度下降，呈毛玻璃状，有支气管充气征。

5. 排除其他原因或疾病引起的新生儿呼吸增快或不规则，如新生儿湿肺、肺炎等。

五、鉴别诊断

1. 湿肺。多见于足月儿或剖宫产儿，其症状轻、病程短、预后好，胃液振荡试验阳性，胸片无肺透明膜病的表现，肺瘀血和叶间积液较常见。

2. 颅内出血。缺氧引起者多见于早产儿，产伤引起者多见于足月儿，表现为呼吸抑制或不规则，神经系统症状抑制或兴奋。头颅 CT 检查可确诊。

3. B 族 β 溶血性链球菌感染。本病极似呼吸窘迫综合征，但本病患儿有胎膜早破或产程延长史，或妊娠后期母亲有感染史，母亲宫颈拭子培养示 B 族 β 溶血性链球菌阳性。只要及时做血培养、患儿胃液或气管分泌物镜检或培养，可发现链状排列的革兰阳性球菌。

4. 胎粪吸入性肺炎。多见于足月儿和过期产儿，有窒息史和胎粪吸入史，胃液振荡试验阳性，胸片有不规则的斑片状阴影，肺气肿明显。

六、治疗

应及早治疗，进行呼吸支持以纠正低氧血症，同时纠正酸碱平衡紊乱，保证营养的供给，使用肺泡表面活性物质，保证患儿安全度过 72 h 危险阶段。

1. 一般治疗。注意保暖与能量供应，应行静脉营养。

2. 基本治疗。

（1）呼吸支持：患儿在出生后不久出现呼吸困难与呼吸性呻吟，常可发展为呼吸衰竭，为此须进行呼吸支持。

1）持续气道正压呼吸（CPAP）给氧：一旦发生呼吸性呻吟应给予 CPAP，CPAP 可使肺泡在呼气末保持一定的压力，以增加功能残气量，防止肺泡萎缩，增加肺泡气体交换面积，减少肺内分流，从而改善缺氧状态。

2）机械通气：对反复性呼吸暂停、自主呼吸较表浅、CPAP 压力超过 7 cmH$_2$O 仍无效或 PaCO$_2$ 仍升高者，应及时使用机械通气。

（2）表面活性物质（PS）替代治疗：表面活性物质一般每次用 100 ~ 200 mg/kg，早期给药是治疗成功的关键，约需使用 2 次，间隔时间为 10 ~ 12 h。将表面活性物质经气管插管注入肺内，分仰卧位、左侧卧位和右侧卧位等不同体位均等注入。

（3）抗生素治疗：若与肺部 B 族 β 溶血性链球菌感染不易鉴别时可加用青霉素治疗。

（4）保持内环境稳定：由于本病均存在严重缺氧、高碳酸血症等因素，可引起水、电解质紊乱和酸碱平衡失调，应及时纠正，纠正代谢性酸中毒可给予 5% 碳酸氢钠溶液，所需量（mL）= BE（负值）× 体重（kg）× 0.5。

（5）并发症的治疗。

1）动脉导管未闭：可用吲哚美辛（消炎痛），首剂 0.2 mg/kg，第 2 剂和第 3 剂则改为 0.1 mg/kg，每剂间隔 12 h，静脉滴注或栓剂塞肛。

2）持续肺动脉高压：可用酚妥拉明、妥拉唑林、前列环素及吸入氧化亚氮（NO）等治疗。

3）低血压、少尿：可静脉滴注多巴胺每分钟 3 ~ 5 μg/kg，或多巴酚丁胺每分钟 8 ~ 10 μg/kg 维持。

七、预后

新生儿呼吸窘迫综合征的病情重，病死率较高。近年来由于机械通气技术的改善，加上 PS、NO 吸入以及体外膜式氧合（ECMO）等技术的应用，发达国家新生儿呼吸窘迫综合征的病死率已明显下降，一般为 20% ~ 30%，国内病死率较前也有所下降，但仍达 50% ~ 60%。如机械通气技术使用得当，使患儿能度过呼吸衰竭关，则病死率可明显下降。X 线胸片提示病变为 Ⅰ ~ Ⅱ 级即给予积极治疗，则预后较好，如果已发生严重的呼吸衰竭，且 X 线胸片提示为"白肺"方开始治疗，则病死率很高。

第四节 新生儿感染性肺炎

一、病因

感染性肺炎是新生儿的常见病，也是引起新生儿死亡的重要原因，可发生在宫内、分娩过程中或出生后，由细菌、病毒或原虫引起。宫内感染性肺炎（先天性肺炎）是一种严重疾病，通过羊水或血行传播发病，其病理变化广泛，临床表现与出生后肺炎不同，常与产科因素密切相关。

二、病史与查体

1. 起病情况。①宫内感染性肺炎有羊膜早破及孕母在妊娠后期感染的病史。胎儿在宫内吸入污染的羊水，或在分娩过程中吸入污染的分泌物而发生肺炎（有时病原体再从肺部进入血循环而成败血症）。羊膜早破 12 h 羊水即可能被污染，如超过 24～72 h，则污染的发生率高达 50%～80%。孕母在妊娠后期发生显性或隐性病毒或原虫感染，病原体可通过胎盘经血行传给胎儿，使胎儿发生脑、肝、脾及肺等多脏器的全身性感染，肺炎是全身感染的一部分。②生后感染性肺炎可有与上感患者接触史，或新生儿原有脐炎、皮肤感染或败血症病史，或有医用器械消毒不严的情况。引起肺炎的病原体有细菌、病毒、原虫及衣原体等。

2. 临床表现。宫内感染多于生后 3 d 内出现症状，婴儿出生时常有窒息史，复苏后呼吸快，常伴呻吟、体温不稳、无咳嗽、憋气、呼吸暂停、黄疸等；而生后感染多于出生 3 d 后出现症状，常先出现体温不升或发热、反应低下、拒奶等一般感染症状，随后出现咳嗽、喘息、口吐白沫、呛奶等，患儿口唇青紫，呼吸困难，出现三凹征，有时伴呼吸暂停，两肺可闻及细湿啰音或哮鸣音。

3. 体格检查要点

症状不典型者，仅表现口吐泡沫，体温正常或不升，可无咳嗽，肺部体征阴性。生后感染性肺炎也可先有鼻塞、吮乳困难及烦躁不安等情况，3 d 后才出现肺炎体征。病程中若出现呼吸 >60 次/分或呼吸减慢、呼吸节律不整甚至呼吸暂停，发绀加重，精神萎靡，肢凉等情况，提示并发呼吸衰竭。严重患儿尚可出现神经系统症状及体征如肌张力低下，甚或抽搐。此外，心力衰竭也为常见的并发症。

三、辅助检查

1. 胸部 X 线检查。出生后第一天胸部 X 线检查多无改变，逐渐出现病灶。
（1）以间质性肺炎为主。
（2）双肺满布小片状或线状模糊影，从肺门向周围呈扇形扩展。
（3）支气管壁增厚。
（4）有时呈颗粒影伴支气管充气影及肺气肿，肋间肺膨出。
2. 病原学检查。取气管分泌物及血培养进行病原学检测。
3. 血生化检。查血 IgM >300 mg/L 或特异性 IgM 升高提示宫内感染。
4. 血气分析。了解缺氧情况，便于决定供氧方式。

5. 其他检查。白细胞计数及分类、血沉、C 反应蛋白检查对感染的诊断有帮助。

四、诊断

有产前、产时或产后感染的致病因素。患儿一般情况差、反应低下，拒奶、呛奶及口吐白沫，体温不升或有发热，口周、肢端发绀或苍白，点头呼吸或三凹征，双肺呼吸音粗糙、有湿啰音或捻发音，心率增快，肝脾肿大，严重腹胀。

胸片检查，双肺纹理增粗，肺门周围散布点片状浸润阴影，代偿性肺气肿时肺野外侧带透亮度增强。

五、不同病原体所致的新生儿感染性肺炎鉴别诊断

1. 金黄色葡萄球菌肺炎。新生儿室中常有发生，并可引起流行。临床中毒症状重，体温不稳，神萎，面色苍灰，气促、呼吸困难且不规则甚至呼吸暂停，拒乳，反应差，半数肺部可有啰音，有时呼吸音减低或有管型呼吸音，黄疸，肝大 >2 cm，硬肿等。常并发休克、化脓性脑膜炎、脓胸、肺脓肿、肺大疱、骨髓炎等。X 线表现与支气管炎相似，肺脓肿时两侧肺野可有大小不等之播散病灶和云絮影。血常规白细胞可增多、减少或正常。血液、脓液、气管吸取液、脑脊液、肺穿刺液等培养阳性有助于确诊。

2. B 组链球菌肺炎。感染多发生在宫内，也可发生在分娩过程或出生后，发病多在生后 3 d 内。出生时常有窒息、青紫、吸气性三凹征等，两肺呼吸音减低，有时可有啰音。由于缺氧、高碳酸血症和酸中毒，脑和心肌受累，患儿反应差，四肢松弛，体温不升等似肺透明膜病；早产儿可能感染与肺透明膜病同时存在。X 线表现与肺透明膜病不易鉴别，后期呈大片毛玻璃影。血液、脑脊液、气管分泌物培养及对流免疫电泳、乳胶凝集试验可助快速诊断。生后 1 h 内胃液及生后 8 h 气管分泌物培养及涂片阳性，可以确诊。本病 60% 并发 NRDS，存活者30% ~50% 留有神经系统后遗症。

3. 大肠埃希菌肺炎。可由母亲垂直传播给婴儿，也可由医护人员水平传播。临床中毒症状重，神萎，不吃、不哭，低体温，呼吸窘迫，黄疸与贫血。脓胸之脓液黏稠有臭味，可有肺大疱及肺脓肿。

4. 条件致病菌肺炎。

（1）表皮葡萄球菌肺炎：近年来有增多趋势。病情比金黄色葡萄球菌肺炎轻，常有发热或低体温、咳嗽等，病程迁延。本病病原体常是院内感染的重要病原菌，且常耐药。

（2）克雷伯菌肺炎：近年来发病率增加，毒力强，且耐药，可引起流行，新生儿特别是早产儿使用污染的呼吸器、雾化器等可导致感染而发病，急性者似支气管肺炎，慢性者病程长，肺组织坏死，形成脓胸和空洞，易发生脓胸、心包炎、支气管肺发育不良及肺纤维化。X 线表现呈大叶实变、小叶浸润和脓肿及空洞形成。

（3）铜绿假单胞菌肺炎：是院内感染的一种严重肺炎，近年来有上升趋势，病死率高。由于长期应用抗生素、激素、免疫抑制剂，使用雾化器、暖箱等消毒不严，早产儿免疫功能低下等易于感染，尤其是有气管插管的患儿。分泌物绿色，皮肤溃疡坏死为本病特征。临床表现和一般细菌性肺炎相似。并发败血症时常有口腔、眼睑溃疡，皮肤有坏死灶。病原诊断依靠鼻咽部拭子、气管分泌物培养。

5. 呼吸道合胞病毒肺炎。由呼吸道合胞病毒引起的肺间质和毛细支气管炎，多发生在

住房拥挤、早产儿、低出生体重儿。院内继发合胞病毒感染高达 30% ~ 50% ，可引起新生儿室流行，必须隔离患儿。临床表现：病情较严重，常有呼吸暂停、喘憋、咳嗽、无热，肺部听诊有哮鸣音，有时有湿啰音，可发生支气管肺发育不良。X 线表现为散在小斑片影和两肺过度膨胀和条索影，肺气肿。气管分泌物及鼻咽部洗液可分离到合胞病毒，酶联免疫吸附试验、血清查特异性 IgM 抗体，可以作为敏感、特异的快速诊断。

6. 巨细胞病毒肺炎。孕母 CMV 感染后经胎盘或污染羊水感染胎儿，出生后也可由输血感染，约 1/3 发生肺炎，常侵犯多脏器。临床上除肺炎症状外常有黄疸、皮疹、肝脾肿大等。尿沉渣涂片、鼻咽分泌物或肺吸取液作病毒分离可找到核内或胞质内含有包涵体的巨大细胞，荧光抗体间接染色法、酶联免疫吸附试验、放射免疫法可测得本病的特异性 IgM 抗体，也可用 PP65 抗原血症检测法、DNA 杂交检测等作病原学诊断。

7. 腺病毒肺炎。多在出生后发病，也可由宫内或产程中经胎盘或产道上行感染所致。临床表现为低热、轻咳、咽结合膜炎、口唇发绀。新生儿重症常有喘憋，中毒症状重，体温不稳，常并发多脏器功能衰竭，病死率高。鼻咽部洗液及气管分泌物可分离到腺病毒，酶联免疫吸附试验和血清查特异性 IgM 抗体有助于早期诊断。

8. 解脲支原体肺炎。解脲支原体是泌尿生殖道中常见的支原体之一，先天性肺炎常由解脲支原体绒毛膜羊膜炎所致。患儿生后常有严重窒息，复苏后呼吸窘迫，呼吸暂停，发绀，反应差，体温低下，肺部呼吸音降低，偶有啰音，常并发持续肺动脉高压，早产儿可发生支气管肺发育不良。X 线表现似间质性肺炎。诊断：特异 IgM 抗体，聚合酶链反应（PCR），分泌物、羊水、胎盘、羊膜送培养，或免疫荧光、电镜检测到解脲支原体可确诊。

9. 衣原体肺炎。属产时或宫内沙眼或肺炎衣原体感染。孕妇感染后未治疗者常早期破水，低出生体重儿有较高的发生率。患儿生后 5 ~ 14 d 少数可发生衣原体结膜炎，多数在生后 3 ~ 12 周发病，起病缓慢，先有上呼吸道感染症状，气促，呼吸窘迫，喘憋，断续地咳嗽，无热或低热；肺部有哮鸣音及湿啰音，病程可达数周到 1 个月以上。X 线表现两肺呈过度膨胀与弥漫性间质浸润；有时有肺膨胀不全及网状影。嗜伊红细胞增多，血清 IgM 及 IgG 增高。诊断：取鼻咽部或气管吸取物标本作 Mc Coy 细胞培养，直接荧光抗体法（DFA）、酶联免疫试验（EIA）检测 CT 抗原；血清检查特异性 IgM 常大于 1:64；IgG 特异性抗体对诊断价值不大。聚合酶链反应快速、简便、高度敏感和特异。

六、治疗

1. 治疗原则。加强护理和监护，供氧及呼吸管理，抗病原体治疗，物理和对症治疗。

2. 加强护理及重症监护。

（1）注意保暖，保持适宜的温度和湿度，以室温在 23 ~ 25℃ 、湿度在 50% 左右为宜。早产儿和体温不升者应置暖箱或放置于远红外线辐射保暖床上，使患儿皮肤温度保持在 36.5 ~ 37℃ 为宜。

（2）注意翻身、拍背和体位引流，及时吸痰。若呼吸道分泌物较多，血气 $PaCO_2$ > 8.0 kPa 时可考虑行气管内冲洗。

（3）供给足够的营养和液体：喂奶以少量多次为宜，以免发生呕吐和误吸。不能进食者或供应热量不足可静脉补液，总量不宜过多过快，以免增加心脏负担。维持液量每日 60 ~ 120 mL/kg,并要严格掌握输液速度，每小时不超过 4 mL/kg，酌情补充血浆、氨基酸或高营养液。在通气功能改善后纠正代谢性酸中毒，可根据血气 BE 值按公式计算出所需的补碱量，一般用 5% NaHCO₃ 稀释成等张液后静脉滴注。

3. 加强呼吸管理。使 PaO_2 维持在 6.65 ~ 10.7 kPa（50 ~ 80 mmHg），不高于 13.3 kPa（100 mmHg），以防氧中毒。根据病情选择不同的给氧方法，当肺炎伴 Ⅰ 型呼吸衰竭时用持续正压呼吸（CPAP），Ⅱ 型呼吸衰竭或严重情况下作气管插管和机械呼吸，初调值吸气峰压（PIP）20 cmH₂O，呼气末正压（PEEP）3 ~ 4 cmH₂O，通气频率（R）40 ~ 50 次/分，吸入氧浓度（FiO₂）0.6 ~ 0.8，吸/呼时间比（I∶E）＝1∶（1 ~ 1.2），以后根据临床及血气分析结果调整。应注意使用呼吸机时所发生的并发症，适时停机，对难于纠正的低氧血症可采用高频通气、体外膜肺等。

4. 胸部物理治疗。包括体位引流，胸部叩击/震动。

5. 抗病原体治疗。细菌性肺炎以早用抗生素为宜，静脉给药疗效较佳。病原明确者根据药敏及临床情况选择抗生素；病原未确定时，根据经验选择可能敏感的抗生素；对病原不明而病情危重者应联合应用抗生素。对院内感染性肺炎，可选用第三代或第四代头孢菌素或万古霉素，对支原体或衣原体则用大环内酯类抗生素等。病毒性肺炎可采用利巴韦林雾化吸入或 α₁ 干扰素，轻症 20 万 U/d，肌内注射，疗程 5 ~ 7 d。单纯疱疹病毒可采用阿糖胞苷（Ara-A）、阿昔洛韦及免疫增强剂。极低出生体重儿及严重肺炎可用静脉丙种球蛋白 400 mg/（kg·d），3 ~ 5 d。如有继发细菌感染，可根据病情和病原菌种类选用合适的抗生素。

6. 对症治疗。

（1）心功能不全：酌情应用洋地黄、多巴胺、多巴酚丁胺、呋塞米等。

（2）支持治疗：如输血或血浆，必要时也可试行部分换血。

七、预后评估

多数患儿经治疗后痊愈，少数病变发展快、病情凶险，预后差。

第五节　新生儿持续肺动脉高压

出生后胎儿心血管系统必须很快适应宫外生活的新需求，其循环的转换障碍在新生儿肺动脉高压的发生中起重要作用。如果不能顺利实现出生后肺血管阻力（pulmonary vascular resistance，PVR）的持续下降，可引起持续肺动脉高压（persistent pulmonary hypertension of the newborn，PPHN）。PPHN 指生后肺血管阻力持续性增高，肺动脉压超过体循环动脉压，使由胎儿型循环过渡至正常成年人型循环发生障碍，而引起的心房和（或）动脉导管水平血液的右向左分流，临床出现严重低氧血症等症状。PPHN 多见于足月儿、近足月或过期产儿，但是早产儿也可出现肺血管阻力的异常增高。该病已成为新生儿监护室（NICU）的重要临床问题，可出现多种并发症，包括死亡、神经发育损伤和其他问题。

一、生后循环转换的生理

生后循环转换指生后数分钟至数小时的循环调整，也是生后生理变化最明显的时期。当肺血管阻力由胎儿时期的高水平降至生后的低水平时，肺血流可增加 8 ~ 10 倍，以利于肺气体交换。相关促进生后肺阻力降低的事件包括以下几个方面。

1. 肺的通气扩张。

2. 氧的作用。生后血氧分压的增加可进一步降低肺血管阻力。

3. 脐带的结扎。脐带结扎使新生儿脱离了低血管阻力的胎盘，使体循环阻力增加。

二、病因

1. 宫内慢性缺氧或围生期窒息。是最常见的相关发病因素，慢性缺氧可致肺小动脉的重塑和异常机化，生后急性缺氧可致缩血管介质的释放以对抗生后肺血管的扩张。

2. 肺实质性疾病。常见有呼吸窘迫综合征（RDS）、胎粪吸入综合征（MAS）和肺炎等，它们可因低氧而出现肺血管收缩、肺动脉高压。

3. 肺发育不良。包括肺实质及肺血管发育不良，如肺泡毛细血管发育不良、肺实质发育低下和先天性膈疝。

4. 心功能不全。病因包括围生期窒息、代谢紊乱、宫内动脉导管关闭等；母亲在产前接受非类固醇类抗感染药物如布洛芬、吲哚美辛和阿司匹林等，使宫内动脉导管过早关闭，致外周肺动脉的结构重塑，肺动脉机化，肺血管阻力增高。

5. 肺炎或败血症。由于细菌或病毒、内毒素等引起的心脏收缩功能抑制、内源性 NO 的抑制、血栓素和白细胞三烯的释放、肺微血管血栓，血液黏滞度增高、肺血管痉挛等。

6. 其他。遗传因素，母亲在孕期使用选择性 5-羟色胺再摄取抑制药，孕妇甲状腺功能亢进等。

三、病理

1. 肺血管适应不良。指肺血管阻力在生后不能迅速下降，而其肺小动脉数量及肌层的解剖结构正常。肺血管阻力的异常增加是由于肺实质性疾病如胎粪吸入综合征（MAS），RDS，围生期应激如酸中毒、低温、低氧、高碳酸血症等引起。这些患者占 PPHN 的大多数，其改变是可逆的，对药物治疗常有反应。

2. 肺血管发育不良。慢性宫内缺氧可引起肺血管重塑和中层肌肥厚，宫内胎儿动脉导管早期关闭（如母亲应用阿司匹林、吲哚美辛等）可继发肺血管增生，对于这些患者，治疗效果较差。

3. 肺血管发育不全。指呼吸道、肺泡及相关的动脉数减少，血管面积减小，使肺血管阻力增加。该型 PPHN 的病理改变可见于先天性膈疝、肺发育不良等，其治疗效果最差。

四、临床表现

患者多为足月儿或过期产儿，可有羊水被胎粪污染、围生期窒息、胎粪吸入等病史。生后除短期内有窒迫外，在生后 24 h 内可发现有发绀，如有肺部原发性疾病，患儿可出现气急、三凹征或呻吟，动脉血气显示严重低氧，二氧化碳分压相对正常。应强调在适当通气情况下，任何新生儿早期表现为严重的低氧血症与肺实质疾病的严重程度或胸部 X 线表现不成比例，并除外气胸及先天性心脏病时均应考虑 PPHN 的可能。

PPHN 患儿常表现为明显发绀，一般吸氧不能缓解；通过心脏听诊可在左或右下胸骨缘闻及三尖瓣反流所致的收缩期杂音。因肺动脉压力增高而出现第二心音增强。

当新生儿在人工呼吸机应用时，呼吸机参数未变而血氧分压不稳定应考虑有 PPHN可能。

五、诊断试验与辅助检查

1. 诊断试验。

（1）高氧试验：新生儿发绀可由多种原因引起。高氧吸入试验的目的是将 PPHN 或发绀型先天性心脏病与肺部疾病所致的发绀进行鉴别。肺部疾病所引起的发绀在高氧浓度（如100%）吸入后可出现血氧分压的显著上升。如缺氧无改善提示存在 PPHN 或发绀型心脏病所致的右向左血液分流。如血氧分压大于 150 mmHg，则可排除大多数发绀型先天性心脏病。

（2）高氧高通气试验：PPHN 或发绀型先天型心脏病在一般吸氧后血氧分压常无明显改善。在 PPHN，如能使肺血管阻力暂时下降则右向左分流可显著减少，血氧改善；而在发绀性先天性心脏病，血氧分压不会改善。高氧高通气试验的具体方法是：对高氧试验后仍发绀者在气管插管或面罩下行皮囊通气，频率为 100 ~ 150 次/分，持续 5 ~ 10 min，使血二氧化碳分压下降至"临界点"（30 ~ 20 mmHg），此时血氧分压可显著上升，可大于 100 mmHg，而发绀型心脏病患者血氧分压增加不明显。

2. 辅助检查。

（1）动脉导管开口前后血氧分压差：PPHN 患者的右向左分流可出现在心房卵圆孔水平或动脉导管水平，或两者均有。当存在动脉导管水平的右向左分流，动脉导管开口前的血氧分压高于开口后的血氧分压（图3-1）。可同时检查动脉导管开口前（常取右桡动脉）及动脉导管开口后的动脉（常为左桡动脉、脐动脉或下肢动脉）血氧分压，当两者差值大于 15 ~ 20 mmHg 或两处的经皮血氧饱和度差 >5% ~ 10%，又同时能排除先天性心脏病时，提示存在动脉导管水平的右向左分流。当只存在心房水平的右向左分流时，上述试验的血氧差别可不出现，但此时也不能排除 PPHN 可能。

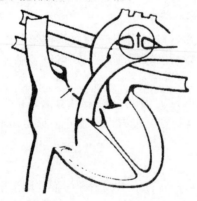

图 3-1 PPHN 心房和动脉导管水平的分流

（2）胸部 X 线片：常为正常或与肺部原发疾病有关。心胸比例可稍增大，肺血流减少或正常。

（3）心电图：可见右心室占优势，也可出现心肌缺血表现。

（4）超声多普勒检查：该项检查已作为 PPHN 诊断和评估的主要手段。可排除先天性心脏病的存在；证实心房或动脉导管水平右向左分流；提供肺动脉高压程度的定性和定量证据。

常利用肺动脉高压患者的三尖瓣反流，以连续多普勒测定反流速度，以简化柏努利方程，计算肺动脉压：肺动脉收缩压 = 4 × 反流血流速度^2 + CVP（假设 CVP 为 5 mmHg）。当肺动脉收缩压≥75% 体循环收缩压时，可诊断为肺动脉高压。

六、治疗

1. 一般治疗。包括治疗原发病，给予镇静，必要时使用肌松药等。

2. 人工呼吸机治疗。气管插管、人工呼吸机进行高通气以降低肺动脉压力一直是治疗 PPHN 的主要方法之一。通过机械通气使血氧分压维持正常或偏高，同时使血二氧化碳分压降低，以利于肺血管扩张和肺动脉压的下降。

高通气治疗：将 PaO_2 维持在大于 80 mmHg，$PaCO_2$ 30 ~ 35 mmHg。但近年来也有采用较温和的通气治疗方式，将 PaO_2 维持在正常范围，将 $PaCO_2$ 维持在 35 ~ 45 mmHg。当有肺实质性疾病时，可试用高频震荡人工呼吸机。

3. 纠正酸中毒及碱化血液。可通过高通气，改善外周循环及使用碳酸氢钠方法，使血 pH 增高达 7.45 ~ 7.55。但近年来也有采用较温和的方式，将 pH 维持在 7.35 ~ 7.45。

4. 维持体循环压力。当有容量丢失或因血管扩张药应用后血压降低时，可用 5% 的白蛋白、血浆、输血或生理盐水补充容量；也可使用正性肌力药物，如多巴胺 2 ~ 10 μg/（kg·min），或多巴酚丁胺 2 ~ 10 μg/（kg·min）。

5. 扩血管药物。除吸入一氧化氮外，至今尚无十分理想的选择性扩张肺血管的药物。近年来磷酸二酯酶抑制药西地那非被试用于新生儿 PPHN，且显示出能较选择性地降低肺血动脉压力。西地那非口服参考剂量为 0.3 ~ 1 mg/kg，每 6 ~ 12 h 1 次。其他药物如前列腺素 E_1、前列环素等也有试用于 PPHN。

6. 一氧化氮吸入（iNO）。一氧化氮是目前唯一的高度选择性的肺血管扩张药。一氧化氮通过激活鸟苷酸环化酶，使 cGMP 产生增加，后者可能通过抑制细胞内钙激活的机制，使血管平滑肌舒张。

常用治疗 PPHN 的 iNO 剂量开始用 20 ppm 浓度，可在 4 h 后降为 5 ~ 6 ppm 维持；一般持续 24 h，也可以用数天或更长。

第六节　新生儿颅内出血

颅内出血是新生儿期常见的临床问题，出血部位包括硬膜下出血、蛛网膜下隙出血、脑室周围－脑室内出血、小脑出血和脑实质出血。近年由于产科技术的进步，产伤所致的硬膜下出血明显减少，而早产儿缺氧所致的脑室周围－脑室内出血已成为新生儿颅内出血最常见的类型。

一、病因与发病机制

新生儿颅内出血的病因比较多，但主要有以下 3 方面，各种病因可以相互作用。

1. 产伤。多见于足月儿。产前、产时及产后各种损伤因素可致颅内出血，如胎儿头过大、头盆不称、急产、臀位产、高位产钳、吸引助产等，使胎儿头部受挤压，或局部压力不均匀，导致颅内出血。产伤性颅内出血主要部位是硬膜下出血、蛛网膜下隙出血、小脑出血。

硬膜下出血主要由小脑幕或大脑镰撕裂所致，多数为小脑幕轻度撕裂所致的幕上或幕下出血，出血也可发生在小脑幕的游离缘，特别是小脑幕和大脑镰的连接处，并向前进一步伸展到蛛网膜下隙或脑室系统。臀位产患儿，可因枕骨分离伴小脑幕和枕窦撕裂而引起颅后窝大量出血和小脑撕裂。大脑表面的桥静脉破裂也可引起新生儿大脑表面的硬膜下血肿。

2. 早产和缺氧。早产儿脑室周围室管膜下生发基质富含血管，这些血管在解剖学上为不成熟的毛细血管网，仅由一层内皮细胞组成，缺乏肌层和结缔组织支持，该区域对缺氧和高碳酸血症极为敏感，当缺氧致脑血流自我调节功能受损时，惊厥、气管吸引、扩容、静脉滴注高渗溶液或一些不恰当的护理等均可致血压波动而促发血管破裂出血。此外，生发基质的毛细血管网在引流入静脉系统时的血流方向呈独特的"U"字形，当胎头娩出困难、颅骨过度受压时可使该处发生出血。在 36 周时生发基质几乎完全退化，因此主要发生在胎龄小于 33 周的早产儿。在生发基质出血的病例中，80% 的患儿血液可进入侧脑室，血凝块也可阻塞大脑导水管和蛛网膜绒毛而引起出血后脑积水和脑室周围出血性梗死。

3. 其他。快速输液、输注高渗液体、高血糖、机械通气、过多搬动、频繁吸引、气胸等可使血压急剧升高、脑血流突然变化，导致颅内出血。新生儿凝血因子不足、母亲患血小板减少性紫癜、母亲孕期用药（如苯妥英钠、利福平）等也可引起新生儿颅内出血。

二、临床表现

颅内出血的临床表现与出血部位、出血量、胎龄和出生体重有关，足月儿颅内出血临床表现比较典型，早产儿临床表现非常不典型。

1. 硬膜下出血。

（1）小脑幕撕裂伴颅后窝硬膜下出血：常见于难产性臀位牵引，临床表现可有 3 个阶段。①出生数小时内可无任何症状。②随着血肿逐渐增大，颅内压增高，颅后窝脑脊液循环通路受阻，出现前囟饱满、激惹或嗜睡等症状。③随着病情进展，出现脑干受压的体征，如呼吸节律异常、眼动异常、斜视、面瘫和惊厥，严重者导致死亡。

（2）小脑幕撕裂伴大量幕下出血：出生时即可出现中脑及脑桥上部受压的症状，如木僵、斜视、瞳孔不等大和光反应迟钝、颈项强直和角弓反张等。如血块增大，可在数分钟至数小时出现脑干下部受压的体征，从木僵进入昏迷、瞳孔固定和散大、心动过缓和呼吸不规则，最终呼吸停止而死亡。

（3）大脑镰撕裂伴硬膜下出血：出生时即可出现双侧弥漫性脑损伤症状，如兴奋、激惹等，如血块伸展到小脑幕下时症状类似于小脑幕撕裂。

（4）大脑表面硬膜下出血：轻度出血可无明显的临床症状，或仅表现兴奋、激惹。局灶性脑定位体征常开始于生后第 2 天或第 3 天，表现为局灶性惊厥、偏瘫、眼向对侧偏斜，发生小脑幕切迹疝时可有瞳孔散大、对光反射减弱或消失等第 3 对脑神经受压的表现。

2. 脑室周围—脑室内出血（periventricular intraventricular hemorrhage，PIVH）。是早产儿最常见的缺氧性颅内出血类型，近年随着新生儿医疗护理水平的改善，极低出生体重儿成活率的提高，PIVH 已成为 NICU 早产儿的重要问题。PIVH 主要见于围生期窒息和需机械通气的早产儿，50%的患儿出血开始于生后第 1 天，30%的出血发生在第 2 天，到生后 72 h 头颅超声可发现 90%的 PIVH。

临床表现可有三种类型：急剧恶化型、断续进展型和临床寂静型。以寂静型最为常见，占 PIVH 病例的 50%，无临床症状或体征，仅在超声或 CT 检查时发现。断续进展型其次，症状在数小时至数天内断续进展，神志异常或呆滞或激惹，肌张力低下，动作减少，呼吸不规则。急剧恶化型最为少见，但临床症状也最严重，患儿可在数分钟至数小时内迅速恶化，出现意识障碍，呼吸困难或暂停，抽搐，瞳孔对光反射消失，四肢肌张力低下，前囟紧张，伴失血性贫血、血压下降、心动过缓。

3. 蛛网膜下隙出血。多见于早产儿，也可见于足月儿，前者主要与缺氧有关，后者则多由产伤所致。新生儿蛛网膜下隙出血起源于软脑膜丛的小静脉或蛛网膜下隙的桥静脉。轻度蛛网膜下隙出血可无症状或症状轻微；中度出血可引起惊厥，常开始于生后第 2 天，惊厥发作期间患儿情况良好；大量蛛网膜下隙出血可致患儿迅速恶化和死亡。

4. 小脑出血。原发性小脑出血在新生儿并不少见，在胎龄 <32 周和体重 <1 500 g 的早产儿中发生率为 15%～25%，在足月儿也可发生。小脑出血可表现为呼吸暂停、心动过缓和贫血，病情常急骤恶化。患儿通常有臀位难产史，临床症状大多开始于生后 2 d 之内，以后很快出现脑干受压症状，如木僵、昏迷、脑神经异常、呼吸暂停、心动过缓或角弓反张等。

三、诊断

新生儿颅内出血的诊断主要依靠病史、临床表现及影像学检查。早产儿颅内出血的临床症状和体征较少，单凭临床表现很难诊断，影像学检查是主要诊断手段，要根据具体情况选择头颅超声或 CT 检查。

1. 头颅超声检查。是诊断脑室周围—脑室内出血、脑实质出血的首选方法。床旁连续头颅超声对早产儿 PIVH 的开始时间、出血部位及严重程度可提供可靠的信息，而且价廉方便，无放射线。极低出生体重儿是易发生 PIVH 的高危人群，应常规进行头颅超声的筛查。在生后 3 天、1 周、2 周、1 个月时各查 1 次。

头颅超声可将 PIVH 分为 4 级。Ⅰ级：出血限于室管膜下，不伴脑室内出血。Ⅱ级：不伴脑室扩张的 PIVH。Ⅲ级：PIVH（>50% 脑室区域）伴脑室扩大。Ⅳ级：脑室内出血并发脑实质出血或脑室周围出血性梗死。

2. CT 检查。对硬膜下出血、颅后窝出血、蛛网膜下隙出血和某些脑实质的损害，CT 的诊断价值优于超声。CT 检查可确定出血的部位和程度，但 CT 不能床旁进行，还有使患儿暴露于放射线的缺点。

3. 磁共振（MR）检查。对颅后窝硬膜下出血和小脑出血，MR 的诊断价值优于 CT。

4. 脑脊液检查。脑室出血的脑脊液表现为出血早期脑脊液红细胞数量和蛋白含量增高，部分病例白细胞增高，然后脑脊液黄变和葡萄糖降低。但是有些病例脑脊液不呈血性，因此不能将腰穿作为脑室出血的确诊手段。

血性脑脊液是提示蛛网膜下隙或脑室内出血的一个线索，但需与腰穿损伤鉴别。颅内出血的脑脊液特征为脑脊液黄变、红细胞数量增多和蛋白含量增高，脑脊液糖含量常常降低（<30 mg/dL），甚至低达 10 mg/dL，并可持续数周甚至数月。

四、治疗

1. 止血。可用维生素 K_1、酚磺乙胺、氨甲苯酸等。

2. 降低颅内压。如颅内压很高，瞳孔不等大、呼吸不规则，发生脑疝，可适当使用 20% 甘露醇，每次 $0.25 \sim 0.5$ g/kg 体重，每天 $2 \sim 3$ 次，静脉注射。

3. 抗惊厥。出现惊厥者应及时止惊，可用地西泮或苯巴比妥。

4. 支持疗法。维持正常的通气，维持水、电解质和酸碱平衡，维持体温和正常代谢等。

5. 外科治疗。急诊手术指征取决于出血病灶的大小、颅内压增高的体征和是否存在脑疝。大脑表面硬膜下出血伴中线移位，特别是临床症状恶化伴小脑幕切迹疝时，均是急诊硬膜下穿刺或切开引流的指征。位于颅后窝的大量硬膜下出血也可外科手术。对于无明显症状的硬膜下出血患儿，外科手术并不能改善其远期预后。

6. 出血后脑积水的处理。急性期过后，应随访颅脑超声检查评估脑室大小，根据超声检查脑室扩张的进展速率和严重程度，可进行脑室穿刺引流、脑积水分流术等相应处理。

五、预后

新生儿颅内出血的预后较难确定，与出血的原因、出血类型、严重程度及部位有关，如出血仅限于生发基质或伴少量脑室出血者预后较好，很少发生脑室扩张。中度出血者，病死率略为增高，存活者中 20% ~30% 发生脑积水。严重出血病例病死率 20% ~30%，存活者常发生脑积水。重度脑室出血伴脑室周围出血性梗死者，病死率和脑积水发生率均较高，分别为 40% 和 70%。

六、预防

1. 预防早产，预防宫内窘迫。

2. 出生时要预防产伤，正确进行窒息复苏。

3. 避免使脑血流发生较大波动，避免快速过多补液，避免使用高渗液体。

第七节　新生儿败血症

新生儿败血症是指新生儿期致病细菌侵入血循环并繁殖、产生毒素引起全身症状，可导致全身炎症反应、感染性休克及多脏器功能不全综合征（MODS）。近年其他学科将败血症的名称改为脓毒症，但新生儿专业还习惯称为败血症。仅血细菌培养阳性，无临床症状者则为菌血症。

一、病因及发病机制

新生儿较易患败血症，主要与免疫功能不完善及围生期环境特点有关。

1. 新生儿免疫功能不完善。

（1）屏障功能差：如皮肤角化层和真皮层薄嫩，易损伤，通透性高，呼吸道、消化道的黏膜通透性高，分泌型 IgA 缺乏。

（2）多形核白细胞功能差：趋化性差，黏附、趋化能力弱，杀伤力弱。重症感染时易致中性白细胞减少。

（3）补体含量低：经典补体途径及替代补体途径部分成分含量低，使新生儿对细菌抗原的调理作用弱。

（4）免疫球蛋白水平低：IgG 主要在孕最后 3 个月自母体经胎盘入胎儿，早产儿 IgG 水平较低，并且 IgG 半衰期短，生后水平迅速下降。IgM、IgA 不能通过胎盘屏障。

（5）T 细胞免疫功能较差：其介导的细胞因子产生水平、对 B 细胞的辅助功能均较低下，对特异性抗原反应较成年人差。自然杀伤细胞（NK）较少，且干扰素对其激活后作用较弱。

2. 围生期的环境。新生儿败血症感染可以发生在宫内、产时或出生后。病原菌进入胎儿或新生儿的方式有 4 种。

（1）血流：某些细菌（如李斯特菌）可由母体血流，通过胎盘入侵胎儿。

（2）宫颈或阴道：细菌在临分娩前通过羊膜（不论是否破膜），引起羊膜炎或胎儿肺炎，早发型 B 族溶血性链球菌感染可经此方式感染。

（3）娩出时：经产道娩出时细菌定植于口腔、咽部、消化道等。大部分大肠埃希菌感染、晚发型 B 族溶血性链球菌感染与此有关。

（4）出生后环境：医院或家中若有衣着用具、医疗器械或护理人员等污染病原菌，可经皮肤黏膜、脐部、呼吸道及消化道引起发病。

3. 病原菌。引起新生儿败血症的主要病原菌随不同地区、不同年代而有不同。在我国大部分地区大肠埃希菌和葡萄球菌为主要致病菌，但克雷伯杆菌、铜绿假单胞菌、不动杆菌、变形杆菌也占重要地位。B 族溶血性链球菌是西方国家新生儿的重要病原菌，我国报道并不多。李斯特菌败血症在某些国家发病率较高，我国仅零星报道。厌氧菌、真菌也能致新生儿败血症。

二、临床表现

新生儿败血症临床表现不典型，部分患儿尤其是早产儿可无明显临床表现，一旦发现临床表现病情往往已非常危重。多数患儿表现为反应差，精神较萎靡，吃奶减少或不吃奶，皮肤颜色发灰，体温异常（体温过低或体温波动）。随着病情加重，常出现病理性黄疸，腹胀（并发坏死性小肠结肠炎），呼吸异常（急促、暂停、呻吟）。早产儿 B 族链球菌败血症有时主要表现为呼吸窘迫，酷似肺透明膜病。

若病情未有效控制可发展为感染性休克和多脏器功能不全，出现低血压、脑水肿、呼吸衰竭、肾功能不全、肝功能损害、骨髓抑制、凝血机制紊乱、皮肤花纹等，也有少数患儿起病即表现全身情况急骤恶化，出现循环衰竭、重度酸中毒、弥散性血管内凝血、坏死性肠炎、硬肿症等。少数患儿则表现为重症黄疸并可致胆红素脑病。起病急骤、病情严重者大多为革兰阴性杆菌（大肠埃希菌、克雷伯杆菌、铜绿假单胞菌等）所致。

新生儿败血症较易并发化脓性脑膜炎，国外有报道败血症并发细菌性脑膜炎可达 25%~50%，其他并发症有肺炎、骨髓炎、肝脓肿等。

三、实验室检查

1. 血培养。对怀疑败血症的患儿，应做细菌学检查，抽血培养时，要严格无菌操作，最好同时做厌氧菌培养，尤其是母亲胎膜早破，伴羊膜炎，羊水有臭味或患儿有消化道穿孔者，若有其他病灶也应做相应的培养（如尿液、脓液）。影响血培养阳性率的因素较多，需注意避免。

2. 病原菌抗原检测。利用抗原抗体免疫反应，用已知抗体检测体液中相应病原菌抗原，主要用于流感杆菌、肺炎双球菌、B 族溶血性链球菌、大肠埃希菌感染的诊断，但敏感性与特异性并不高。

3. 细菌 DNA 检测。用细菌 16S rRNA 高度保守区引物，PCR 检测有较高的敏感性与特异性，且 6 h 内即可出结果，但这只能说明是细菌感染，要明确细菌种类则需特异的引物。

4. 直接涂片找细菌。取血离心吸取白细胞层涂片找细菌，阳性者表明感染严重。

5. 外周血白细胞计数。新生儿败血症时外周血白细胞计数可以正常或升高，也可以减少，白细胞减少或未成熟白细胞（杆状核白细胞）与中性白细胞之比（I/T）≥0.2 提示存在感染，对诊断有参考价值。白细胞计数减少常表明病情严重且多见于革兰阴性杆菌感染。

6. C 反应蛋白（CRP）。一般在感染后 24 h 升高，2 ~ 3 d 达峰值，但围生期窒息、脑室内出血等非感染性疾病也可升高。

7. 前降钙素原（PCT）。是降钙素的前肽，正常人 PCT 水平极低（＜0.1 ng/mL），细菌全身感染时 PCT 明显升高。细菌引起局部感染时 PCT 水平并不增加或轻度增加，而全身性感染 PCT 增高的程度与感染的严重程度有关，PCT 是细菌感染引起全身炎症反应比较敏感的标志物。

四、治疗

新生儿败血症的治疗措施视病情而异，应强调综合措施。基本治疗包括以下几种。

1. 抗生素治疗。对疑似新生儿败血症的患儿在抽血做培养等项检查后应即开始抗菌治疗，在细菌学结果未报告前，根据病史和临床特点，先开始经验治疗。考虑革兰阳性细菌感染，主要选用青霉素类和头孢第一、第二代抗生素，对 B 族溶血性链球菌和肺炎球菌感染，可选用青霉素，但耐药率在上升，也可选用头孢唑林；对表皮葡萄球菌感染首选头孢唑林；对金黄色葡萄球菌可选用苯唑西林；对耐甲氧西林的金黄色葡萄球菌（MRSA）和耐药肺炎球菌的严重感染，则宜用万古霉素，对早产儿和肾功能不好者要慎重，需监测血药浓度。考虑革兰阴性细菌感染，主要抗生素有哌拉西林、阿莫西林、头孢第三代等，对铜绿假单胞菌感染选用头孢他啶。

近年由于抗生素的不合理使用，细菌耐药率增加，尤其是医院内感染，新生儿 ICU 获得的感染，细菌耐药率比较高，如克雷伯杆菌、大肠埃希菌、铜绿假单胞菌、不动杆菌、变形杆菌等革兰阴性细菌感染，可产生超广谱 β 内酰胺酶（ESBLs），对青霉素类和头孢类抗生素的耐药率非常高，可选用碳青霉烯类，如亚胺培南、美洛培南、帕尼培南等。

一旦血培养得到阳性结果，根据药物敏感试验及已有的治疗效果，决定是否调整抗生素。根据临床疗效及有无并发症决定抗菌药物的疗程：①若血培养阴性，其他实验室检查也不提示感染，入院后症状很快消失则可停用抗菌药物。②血培养虽然阴性，但有感染的临床症状或其他实验室检查提示感染，抗菌治疗 7 ~ 10 d。③血培养阳性并有其他感染灶或临床好转慢，抗菌治疗不应少于 14 d，并发革兰阴性杆菌脑膜炎疗程应在 3 周以上。

2. 生物免疫治疗。对一些重症感染患儿，尤其是早产儿严重感染，除使用抗感染药物外，还可以使用免疫辅助治疗，以增强机体抗感染能力。可用人血静脉丙种球蛋白（IVIG），每天 400 mg/kg，静脉滴注，用 3 d。一些严重革兰阴性杆菌感染患儿，中性粒细胞减少（<1 500/mm³），可使用粒细胞集落刺激因子（G-CSF），每天 5~10 μg/kg，皮下注射，每天 1 次，用 2~3 d。

3. 保持循环稳定。维持正常血压，病情严重者往往需要抗休克治疗。

4. 保持机体酸碱、水、电解质平衡。

5. 对症治疗。呼吸困难者给予呼吸支持，严重黄疸需光照疗法甚至换血，发生坏死性小肠结肠炎者给予相应治疗。

第八节 新生儿溶血病

新生儿溶血病又称母子血型不合溶血病，是母亲对胎儿红细胞发生同种免疫反应引起的溶血性疾病，Rh 血型和 ABO 血型不符都能引起这种疾病，但前者引起的比较严重，是新生儿病理性黄疸最常见的原因，也是引起新生儿胆红素异常的最重要疾病。目前已发现 26 个血型系统，160 种血型抗原，在我国以 ABO 血型不合溶血病发生率最高，Rh 血型不合溶血病发生较少，但 Rh 溶血临床表现比 ABO 血型不合溶血病重。MN 溶血最为罕见。

一、病因及发病机制

（一）发病原因

母亲的血型与胎儿（或婴儿）的血型不合。

1. ABO 血型不合。最多见的是母亲为 O 型，胎儿（或婴儿）为 A 型或 B 型。

第一胎即可发病，分娩次数越多，发病率越高，症状越严重。

胎儿（或婴儿）为 O 型者，可排除本病。

2. Rh 血型不合。通常是母亲为 Rh 阴性，胎儿为 Rh 阳性而血型不合，并引起溶血。

一般第一胎不发病，从第二胎起发病。但如 Rh 阴性的母亲在生第一胎前曾接受过 Rh 阳性的输血，则第一胎也可发病。

（二）发病机制

胎儿血因某种原因进入母体，由父亲方面遗传来的显性抗原导致母体产生相应的 IgM 抗体。当胎儿血再次进入母体，母体发生次发免疫反应，产生大量 IgG 抗体，通过胎盘进入胎儿，使胎儿、新生儿发生溶血。

1. ABO 血型不合溶血病。A 型或 B 型血母亲的天然抗 A 或抗 B 抗体主要为不能通过胎盘的 IgM 抗体，而存在于 O 型血母亲中的同种抗体以 IgG 为主，因此 ABO 溶血病主要见于 O 型血母亲、A 型血或 B 型血胎儿。

食物、革兰阴性细菌、肠道寄生虫、疫苗等具有 A 或 B 血型物质，持续的免疫刺激使此病可发生在第一胎。

抗 A 或抗 B 抗体大部分被其他组织和血浆中的可溶性 A 和 B 血型物质中和吸收，发病者仅占少数。

2. Rh 血型不合溶血病。多数是母亲为 Rh 阴性，但 Rh 阳性母亲的婴儿同样也可以发病。

初次免疫反应产生 IgM 抗体需要 2~6 个月，且较弱不能通过胎盘进入胎儿体内，而胎儿红细胞进入母体多数发生在妊娠末期或临产时，故第一胎常处于初次免疫反应的潜伏阶段。

再次妊娠第二次发生免疫反应时，仅需数天就可出现，主要为 IgG 能通过胎盘的抗体，并能迅速增多，故往往第二胎才发病。

Rh 系统的抗体只能由人类红细胞引起，若母亲有过输血史，且 Rh 血型又不合，或外祖母为 Rh 阳性，母亲出生前已被致敏，则第一胎也可发病。

二、临床表现

新生儿溶血病的临床表现取决于抗原性的强弱、个体的免疫反应、胎儿的代偿能力和产前的干预措施等因素。

Rh 溶血病临床表现较为严重，进展快，一般不发生在第一胎。ABO 溶血病临床表现多数较轻，可发生在第一胎。

1. 胎儿水肿。主要见于 Rh 溶血病。

原因：胎儿期有大量红细胞破坏，与严重贫血所致的心力衰竭、肝功能障碍所致的低蛋白血症和继发于组织缺氧的毛细血管通透性增高等因素有关。

症状：全身水肿、苍白，皮肤瘀斑，有胸腔积液、腹腔积液，心音低、心率快，呼吸困难，肝脾肿大。胎盘明显水肿，严重者可发生死胎。

2. 胆红素脑病。早产儿胆红素超过 15 mg/dL，足月儿胆红素超过 18 mg/dL 时须注意。

症状：初期神萎，吸吮反射和拥抱反射减弱，肌张力低下，历时半天到 1 d。

严重时出现发热、两眼凝视、肌张力增高、抽搐、角弓反张等，可因呼吸衰竭或肺出血死亡。

3. 黄疸。一般在生后 24 h 内出现黄疸，并很快发展，血清胆红素以未结合胆红素为主。少数在病程恢复期结合胆红素明显升高，出现胆汁黏稠综合征。

4. 贫血。以 Rh 溶血病较为明显。血型抗体持续存在可导致溶血继续发生。晚期贫血：在生后 3~5 周发生明显贫血（Hb < 80 g/L）。多见于未换血者和已接受换血的早产儿。

5. 肝脾肿大。原因：严重贫血，需髓外造血。

三、实验室与辅助检查

1. 血型检查。注意事项：母婴 Rh 血型不合时用马血清来鉴定 ABO 血型会出现错定 ABO 血型的可能。因此，发现有不可解释的疑问时应想到本病可能而改用人血清来鉴定 ABO 血型。

2. 特异性抗体检查。

（1）抗人球蛋白试验：直接试验阳性表明婴儿已被血型抗体致敏，间接试验阳性表明有血型抗体存在。

ABO 溶血：直接试验阳性或弱阳性，间接试验常阳性。

Rh 溶血：直接试验常强阳性。

（2）抗体试验：释放试验阳性：致敏红细胞通过加热将抗体释放出来。

游离试验阳性：血清中发现有不配合的抗体，然而尚未致敏红细胞。

（3）抗体效价检验：怀疑患本病的孕妇，在妊娠 6 个月内每月检验抗体效价一次，7 ~ 8 月每半月检验一次，8 个月以后每周检验一次或根据需要决定。

抗体效价起伏大：病情不稳定，有加重可能。

效价维持不变：病情稳定或母婴血型相合，该抗体仅属以前遗留所致。

3. 血清胆红素。主要为未结合胆红素升高。患儿生后黄疸逐渐加深，胆红素水平呈动态变化，需每天随访 2 ~ 3 次。

4. 血液生化检查。患儿红细胞减少，血红蛋白降低，网织红细胞显著增加，涂片中可见有核红细胞。因连同有核红细胞一起算，白细胞计数可有较大增高。

5. X 线检查。可见胎头颅骨外软组织晕轮形成透明带。胎儿体形变胖，手足不能屈曲或有胎盘阴影增大。

6. 羊水检查。测定羊水胆红素水平，估计胎儿溶血程度。羊水中胆红素的增加，特别是结合超声证实肝脾肿大或水肿，提示预后危重。

7. 超声检查。诊断胎儿重度水肿并发腹腔积液。胎儿水肿：皮肤厚度超过 5 mm。也可见肝脾肿大和周围水肿。

四、诊断

1. 病史。有原因不明的死胎、流产、输血史、新生儿重症黄疸史的孕妇或生后早期出现进行性黄疸加深，即应作特异性抗体检查。

2. 特异性抗体检查。包括母、婴、父血型，抗体效价，抗人球蛋白试验（产前做间接法、生后做直接法），释放试验和游离试验，这是诊断本病的主要依据。

（1）送检标本要求：①试管应清洁干燥。②产前血型抗体检查：送产妇和其丈夫的血样。新生儿血型抗体检查：送新生儿血样为主，父、母血样为辅。③新生儿抽血 3 mL（不抗凝），产妇抽血 5 mL（不抗凝），丈夫抽血 2 mL（抗凝，使用一般抗凝剂）。④当地不能检验的，可将产妇血清分离后及另外 2 mL 抗凝血寄至附近检验单位。天气炎热时将血样瓶放入有冰块的大口瓶中，航空邮寄。

（2）血型。孕期由羊水测定胎儿 ABO 血型。新生儿 O 型血者不能排除其他血型系统的溶血病。

取胎儿血测定 Rh 血型。

（3）抗人球蛋白试验：直接试验阳性表明婴儿已被血型抗体致敏，间接试验阳性表明有血型抗体存在。

ABO 溶血：直接试验阳性或弱阳性，间接试验常阳性。

Rh 溶血：直接试验常强阳性。

（4）抗体试验。释放试验阳性：致敏红细胞通过加热将抗体释放出来。游离试验阳性：血清中发现有不配合的抗体，然而尚未致敏红细胞。

3. 羊水检查胆红素含量。对估计病情和考虑终止妊娠时间有指导意义。正常羊水透明无色，重症溶血病时羊水呈黄色。

4. 影像检查。X 线摄片：可见软组织增宽的透明带，四肢弯曲度较差。B 超检查：症状更为清晰，并可见肝脾肿大，胸腹腔积液。

五、并发病

1. 高胆红素血症。血液胆红素浓度增高，使巩膜、黏膜、皮肤以及其他组织和体液发生黄染。

2. 黄疸。血清中胆红素升高致使出现皮肤、黏膜和巩膜发黄的症状和体征。

3. 胆红素脑病。高非结合胆红素血症时，游离胆红素通过血脑屏障，沉积于基底神经核脊髓等神经系统部位，抑制脑组织对氧的利用，导致脑损伤。

4. 胆汁黏稠综合征。

5. 溶血性贫血。红细胞破坏加速，而骨髓造血功能代偿不足，导致贫血。

6. 其他。呼吸循环衰竭等。

六、治疗

（一）胎儿治疗

1. 西药综合治疗。在妊娠早、中、晚期各治疗 10 d。维生素 K 2 mg，每天 1 次。维生素 C 500 mg 加 25% 葡萄糖注射液 40 mL 每天静脉注射 1 次。氧气吸入每天 2 次，每次 20 min。维生素 E 30 mg 每天 3 次。

2. 药物治疗。方法：预产期前 1~2 周，口服苯巴比妥（10~30 mg，每日 3 次）。作用：减少 RDS 和增加胎儿肝细胞酶的活力，减轻生后黄疸。

3. 孕期转换血浆治疗。目的：换出抗体，降低效价，减少溶血，提高胎儿存活率。方法：胎龄 20 周后每周换一次或视病情而定，每次换 100 mL 左右。不良反应：可能出现皮肤瘙痒及蛋白过敏，经对症处理后即可恢复正常。

4. 宫内输血。适应证：羊水光密度检查提示有胎儿死亡可能的重症病例。方法：怀孕 1 周起将血液注入胎儿腹腔，隔周再输，以后每 3~4 周一次。输血量按胎龄减 20 乘 10 计算。不良反应：进血量过多、腹压超过脐静脉压力可致循环停止，胎儿死亡。有引起感染、出血、早产可能。刺激胎盘可导致更多胎儿血液流入母体，加重病情，因此一般不用。

（二）临产时的处理

尽可能准备好献血员、器械和接生人员。需防范出生时出现窒息。胎儿娩出即应钳住脐带，以免脐血流入儿体过多，加重病情。断脐时残端留 5~6 cm，远端结扎，裹以无菌纱布，涂上 1:5 000 呋喃西林液，保持湿润，以备换血。胎盘端的脐带揩清表面母血后，任脐带血自动流入消毒试管 3~5 mL 送特异性抗体及血清胆红素测定，同时作血常规、血型、有核红细胞计数。胎盘需清理后送病理检验。

（三）新生儿治疗

防治贫血和心衰。

1. 对症治疗。贫血、全身水肿、腹腔积液、心衰在抽腹腔积液、脐静脉放血 30~50 mL 后立即换浓缩血。

2. 黄疸和高胆红素血症。

（1）光疗法。通过光照使皮肤 2 mm 深度的胆红素氧化为无毒水溶性产物从胆汁及尿中排出。

（2）药物疗法。①肝酶诱导剂。苯巴比妥。用法：出生后 24 h 后口服，每日 5 mg/kg 体重，分 2 ~ 3 次，共 4 ~ 5 d。特点：作用慢，黄疸发生后应用，效果较差。②输注白蛋白或血浆。作用：提高血中白蛋白浓度，增加白蛋白与胆红素的结合，降低血清中游离胆红素的含量，减少核黄疸的发生。用法：静滴白蛋白 1 g/（kg·次）或静滴血浆 20 ~ 30 mL/次。③静脉输注丙种球蛋白。特点：早期使用效果较好。用法：按 1 g/kg 体重给予，于 6 ~ 8 h 内静脉滴注。④纠正缺氧和酸中毒。用法：5% 碳酸氢钠 3 ~ 5 mL/（kg·次）稀释后静滴。

（3）换血。优点：效果比光疗、药物好。缺点：人力、物力花费较大，并有血栓和空气栓塞、心脏停搏等危险和感染的可能。

七、预防

1. 胎儿期。

（1）提前分娩。适应证：Rh 阴性孕妇抗体阳性，Rh 抗体效价升至 1:32 或 1:64 以上，羊水胆红素值增高，且羊水磷脂酰胆碱/鞘磷脂比值 >2。

（2）宫内输血。适应证：胎儿水肿，或胎儿 Hb <80 g/L 而肺尚未成熟者。方法：直接将与孕妇血清不凝集的浓缩红细胞在 B 超监护下注入脐血管。

（3）反复血浆置换。适应证：重症 Rh 溶血病孕妇产前监测血 Rh 抗体滴定不断增高者。作用：换出抗体，减轻胎儿溶血。

（4）药物。妊娠 4 个月：可开始口服中药益母草、当归、白芍、广木香，每天 1 剂，直至分娩。预产期前 1 ~ 2 周：口服苯巴比妥 90 mg/d，诱导胎儿产生葡萄糖醛酸转移酶。对 ABO 血型不合的溶血病孕妇可用茵陈等中药预防。

（5）终止妊娠：必要时应终止妊娠。

2. 出生后。Rh 阴性妇女：娩出 Rh 阳性婴儿 72 h 内，尽早肌内注射抗 RhD IgG 300 μg，以避免被致敏。下次妊娠 29 周时再肌内注射 300 μg。

Rh 阴性妇女的流产者：产前出血、羊膜穿刺后或宫外孕输过 Rh 阳性血时，注抗 RhD IgG 300 μg。

第九节　新生儿低钙血症

新生儿低钙血症指血清总钙 < 1.75 mmol/L（7 mg/dL），血清游离钙 < 1 mmol/L（4 mg/dL），是新生儿惊厥的常见原因之一。

一、病因和发病机制

胎盘能主动向胎儿转运钙，妊娠晚期母血甲状旁腺激素（PTH）水平高，分娩时脐血总钙和游离钙均高于母血水平，使新生儿甲状旁腺功能暂时受到抑制。出生后因母亲来源的钙供应停止，外源性钙供应不足，而新生儿 PTH 水平较低，骨钙不能入血，导致低钙血症。

1. 早期低血钙。发生于生后 72 h 内，常见于早产儿、小样儿、糖尿病及妊娠高血压综合征母亲所生婴儿。有难产、窒息、感染及产伤史者也易发生低钙血症，可能是由于细胞破坏，其中的磷与血钙结合所致。

2. 晚期低血钙。指出生 72 h 后发生的低血钙，常发生于牛奶喂养的足月儿，主要是因为牛奶中磷含量高（900～1 000 mg/L，母乳 150 mg/L），钙/磷比不适宜（1.35:1，母乳 2.25:1）导致钙吸收差，同时新生儿肾小球滤过率低，肾小管对磷再吸收能力强，导致血磷过高，血钙沉积于骨，发生低钙血症。

3. 其他。因碳酸氢钠等碱性药物可使血中游离钙变为结合钙，换血时血液抗凝剂枸橼酸钠可结合血中游离钙，故二者均可使血中游离钙降低。若低血钙持续时间长或反复出现，应注意有无下述疾病。

（1）孕母甲状旁腺功能亢进：多见于母亲甲状旁腺瘤。由于孕母血 PTH 水平持续增高，孕妇和胎儿高血钙，使胎儿甲状旁腺被严重抑制，从而生后发生顽固而持久的低钙血症。可伴发低镁血症，血磷一般高于 2.6 mmol/L，（8.0 mg/dL），应用钙剂可使抽搐缓解，疗程常需持续数周之久。

（2）暂时性先天性特发性甲状旁腺功能不全：是良性自限性疾病，孕母甲状旁腺功能正常，除用钙剂治疗外，还须用适量的维生素 D 治疗数月。

（3）先天性永久性甲状旁腺功能不全：是由于新生儿甲状旁腺先天缺如或发育不全所致，为 X 连锁隐性遗传，有持久的甲状旁腺功能低下和高磷酸血症。如并发胸腺缺如、免疫缺陷、小颌畸形和主动脉弓异常则为 DiGeorge 综合征。

二、临床表现

症状多出现于生后第 5～第 10 天。低钙血症使细胞膜兴奋性增加，主要表现为呼吸暂停，烦躁不安，肌肉抽动及震颤，惊跳及惊厥等，手足搐搦和喉痉挛在新生儿少见。抽搐发作时常伴有呼吸暂停和发绀；发作间期一般情况良好，但肌张力稍高，腱反射增强，踝阵挛可呈阳性。早产儿生后 3 d 内易出现血钙降低，其降低程度一般与胎龄成反比，通常无明显症状及体征，可能与其发育不完善、血浆蛋白低和酸中毒时血清游离钙相对较高等有关。

三、辅助检查

血清总钙 <1.75 mmol/L（7 mg/dL），血清游离钙 <0.9 mmol/L（3.5 mg/dL），血清磷常 >2.6 mmol/L（8 mg/dL），碱性磷酸酶多正常。必要时还应检测母亲血钙、血磷和 PTH 水平。心电图 QT 间期延长（早产儿 >0.2 s，足月儿 >0.19 s）提示低钙血症。胸片上看不到胸腺影可能提示 DiGeorge 综合征。

四、治疗

1. 补充钙剂。伴有惊厥发作时应立即静脉缓慢推注（10～15 min）10% 葡萄糖酸钙溶液 1～2 mL/kg，必要时间隔 10 min 再给药 1 次。若惊厥仍不能缓解，应加用镇静剂。注意静脉内快速推注钙剂可使血钙浓度迅速升高而抑制窦房结引起的心动过缓，甚至心脏停搏，故静脉推注时应密切监测心率变化。同时应防止钙剂外溢至血管外造成严重的组织坏死和皮下钙化。惊厥停止后可口服补充元素钙 50～60 mg/（kg·d），病程长者可持续 2～4 周，以维持血钙在 2～2.3 mmol/L（8.0～9.0 mg/dL）为宜。不伴惊厥但血清游离钙 <1 mmol/L（4 mg/dL）时应该静脉持续补充元素钙 40～50 mg/（kg·d）（10% 葡萄糖酸钙溶液含元素钙 9 mg/mL），以维持游离钙水平在 1.2～1.5 mmol/L。

2. 补充镁剂。若使用钙剂后惊厥仍不能控制，应检查血镁。若血镁 <0.6 mmol/L

（1.4 mg/dL），可肌内注射 25% 硫酸镁每次 0.4 mL/kg。

3. 调整饮食。停喂含磷过高的牛奶，改用母乳或钙磷比例适当的配方奶。

4. 甲状旁腺功能不全者长期口服钙剂。同时还应给予维生素 D_2 10 000 ~ 25 000 IU/d 或二氢速变固醇 0.05 ~ 0.1 mg/d 或 1,25 $(OH)_2D_3$ 0.25 ~ 0.5 μg/d。治疗过程中应定期监测血钙水平，调整维生素 D 的剂量。

第十节　新生儿代谢紊乱

一、新生儿高血糖症

各种原因引起新生儿全血血糖值 > 7.0 mmol/L（125 mg/dL），可诊断为高血糖症。病因为：①应激性高血糖症，发生于窒息缺氧、颅内出血、休克或低血压、重症感染及寒冷损伤综合征的新生儿。②医源性高血糖症，发生于静脉输注葡萄糖注射液浓度过高、速度过快或不耐受的早产儿（特别是接受胃肠外营养的低出生体重儿和早产儿）。③药物性高血糖症，母亲分娩前或新生儿应用糖皮质激素、肾上腺素、氨茶碱、苯巴比妥、咖啡因使新生儿血糖升高。④先天性糖尿病，新生儿期罕见。新生儿肾糖阈值低，当血糖 > 6.7 mmol/L（120 mg/dL）时，尿糖阳性。血糖每增加 1 mmol/L（18 mg/dL），可提高血浆渗透压 1 mmol/L，当血浆渗透压 > 300 mmol/L 时产生利尿；血糖达 25 ~ 40 mmol/L（450 ~ 720 mg/dL）时可致颅内出血。

（一）病因

1. 医源性高血糖症。较其他病因发生率为高。常见于早产儿，多由于输注葡萄糖注射液的速度过快或不能耐受所致。引起高血糖的静脉用糖剂量个体差异很大，与新生儿出生体重、胎龄及应激状态有关。医源性引起血糖增高的因素较多，主要如下。

（1）血糖调节功能不成熟：对糖耐受差的新生儿，尤其是早产儿和小于胎龄儿（SGA），缺乏成人所具有的 Staub-Traugott 效应（即重复输糖后血糖水平递降和葡萄糖的消失率加快），此与胰岛 β 细胞功能不完善、对输入葡萄糖反应不灵敏和胰岛素活性较差有关。胎龄小、体重低和日龄越小则越明显。生后第 1 天对糖的耐受力最低。体重 < 1 000 g 者甚至不能耐受 5 ~ 6 mg/（kg·min）的葡萄糖注射液输注速度。某些新生儿在持续的外源性葡萄糖注射液输入时，尽管胰岛素水平提高，但内源性肝糖异生并未受到抑制，提示体内胰岛素相对不足，静脉输入脂类可导致新生儿高血糖。需要限制液体治疗的婴儿，脂肪乳剂的使用增加了婴儿的营养，但脂类的输入使脂肪酸氧化增加，通过糖异生作用使血糖升高。

（2）疾病影响：在应激状态下，如处于窒息、感染或寒冷的新生儿易发生高血糖。如硬肿症低体温组新生儿与正常体温组和恢复期组的新生儿比较，前者葡萄糖的清除率更为低下，糖耐量下降，组织葡萄糖的利用减少。此与胰岛反应差、胰岛素分泌减少或受体对胰岛素的敏感性下降有关，也可能与儿茶酚胺分泌增加使糖原分解加快，或与血中高血糖素、皮质醇类物质水平增高使糖原异生的作用增强有关。有报道患严重低体温、感染、硬肿症的新生儿血浆中的皮质醇水平显著增高，易并发新生儿高血糖症。

（3）其他：补液时输糖量过多、速度过快，母亲分娩前短时间用过葡萄糖和糖皮质激素，婴儿在产房复苏时应用过高渗葡萄糖、肾上腺素及长期应用糖皮质激素等药，对血糖水平均有影响。甲基黄嘌呤类药物（氨茶碱）广泛应用于早产儿呼吸暂停，但会使小儿血糖升高。其作用机制可能与抑制磷酸二酯酶有关，使坏磷酸腺苷（cAMP）升高，抑制糖原合成，促进糖原分解。

2. 新生儿暂时性糖尿病。又称新生儿假性糖尿病。其病因和发病机制尚不十分清楚，可能与胰岛 β 细胞功能暂时性低下有关。有报道暂时性糖尿病时血中胰岛素水平低下，恢复后则上升。约 1/3 患儿中有糖尿病家族史。多数在生后 6 周内发病，病程呈暂时性，血糖常高于 14 mmol/L（250 mg/dL），出现消瘦、脱水和尿糖阳性。尿糖一般 2 周内消失，很少超过 18 个月，尿酮体常为阴性或弱阳性，很少有酮症酸中毒。大多数只需口服补液，无需静脉补液，对胰岛素反应良好，小剂量间隔使用胰岛素（1~2 U/kg）皮下注射，症状消失后不再复发。有暂时性糖尿病发展成永久性糖尿病的报道，因此新生儿暂时性糖尿病需长期随访。本病病因可能与胰岛 β 细胞发育不够成熟有关，也有认为与染色体异常有关。

3. 真性糖尿病。新生儿少见。

（二）临床表现

轻者无症状，重者临床表现为烦渴、多尿、脱水面容、眼闭不全、体重不增或下降。患儿有窒息、缺氧、寒冷或感染的原发病体征。颅内出血时出现惊厥、呼吸暂停。

（三）辅助检查

1. 常规检查。

（1）全血血糖 >7.0 mmol/L 或血浆血糖 >8.12 mmol/L。

（2）尿糖阳性，尿酮体阴性或弱阳性。

2. 其他检查。严重者头颅 CT 可有颅内出血表现。

（四）鉴别诊断

1. 新生儿暂时性糖尿病。又称新生儿假性糖尿病，可能与胰岛 β 细胞暂时性功能低下有关。多见于小于胎龄儿，约 1/3 患儿有糖尿病家族史，血糖升高明显，达 13.3~127.7 mmol/L（240~2 300 mg/dL），可伴酸中毒、酮尿，血胰岛素降低。

2. 真性糖尿病。新生儿罕见，临床与暂时性糖尿病相同，但治疗后也不会完全缓解。

3. 尿糖阳性的疾病，如 Fanconi 综合征、肾小管疾病、肾性糖尿等，均具备各自的特点，多无高血糖。

（五）治疗

治疗原则：减慢葡萄糖注射液输入速度，去除病因，控制感染，纠正缺氧。

1. 一般治疗。

（1）加强护理、保暖，定期监测血糖和尿糖。

（2）病因治疗：去除病因，控制感染，纠正缺氧，抗休克，恢复体温，停用糖皮质激素等引起高血糖的药物。

2. 药物治疗。

（1）调整葡萄糖注射液输注速度和浓度：减慢葡萄糖注射液输入速度至每分钟 4~6 mg/kg，但葡萄糖注射液浓度不要低于 5%，并监测血糖加以调整。全肠道外营养者开始应以葡萄糖基础量为准进行补充，每日 <（0.4~0.5）g/kg，逐步增加，同时加用氨基酸和脂肪乳，以减少葡萄糖注射液用量。

（2）纠正高渗血症或脱水：重症高血糖症伴明显脱水表现，应及时补液，纠正水、电解质紊乱和酮症酸中毒。

（3）胰岛素：虽经上述处理，空腹血糖仍 > 14 mmol/L（250 mg/dL）时可试用胰岛素每小时 0.05 ~ 0.1 U/kg 静脉滴注，也可皮下注射胰岛素 0.1 ~ 0.2 U/kg，6 h 一次，每小时测血糖及尿糖，正常后停用。同时监测血钾。用药过程中血糖下降的速度个体差异较大，应严密监测血糖，血糖降至 8.4 mmol/L 以下应及时停药，并适当上调输液、输注葡萄糖注射液速度，避免低血糖发生。

二、新生儿低血糖症

新生儿低血糖症是指由于各种原因导致全血血糖 < 2.2 mmol/L 的新生儿疾病，不论胎龄和出生体重。根据病因与低血糖持续时间，本病分为两类：①暂时性低血糖症，较常见，多发生于糖原储存不足（早产儿、小于胎龄儿、双胎之小者）、新生儿窒息、缺氧、感染、寒冷损伤综合征、饥饿、静脉输注葡萄糖注射液突然中止者、胎儿高胰岛素血症（糖尿病母亲所生婴儿、巨大儿、Rh 溶血病）、胎儿应激状态、有核红细胞增多症、先天性心脏病等。②持续性低血糖症，见于内分泌疾病、先天性代谢缺陷病如垂体发育不良、胰岛细胞瘤、甲状腺功能减低症、半乳糖血症、糖原累积病、枫糖尿症、肉卡尼汀代谢缺陷、Beckwith 综合征等。

（一）病因

新生儿低血糖症的病因是多方面的，主要包括以下几方面。

1. 糖原和脂肪贮存不足。胎儿肝糖原的贮备主要发生在胎龄最后的 4 ~ 8 周，胎儿棕色脂肪的分化从胎龄 26 ~ 30 周开始，一直延续至生后 2 ~ 3 周。一方面，低出生体重儿（包括早产儿和 SCG 儿）的糖原和脂肪贮存量少；另一方面，生后代谢所需的能量相对又高，因而易发生低血糖症。有资料证实 SGA 儿的糖原合成酶活性较低，因而糖原合成较少，且糖异生的限速酶（磷酸烯醇丙酮酸羧激酶）发育延迟，摄取糖异生所需的特殊氨基酸的能力低下，导致糖异生障碍而引发低血糖，而一些重要器官组织代谢的需糖量却相对较大。SGA 儿的脑对葡萄糖需要量和利用率明显增高，其脑重与肝重之比由正常的 3:1 增大至 7:1，脑对糖的利用为肝脏的 2 倍。尤其要指出的是，双胎儿多同时具备早产、低出生体重、低于胎龄等高危因素，因此发生低血糖的危险性特别高，有报道高达 40%。

2. 糖耗过多。新生儿患严重疾病（如窒息、RDS、硬肿症等）均容易发生血糖低下。这些应激状态常伴有代谢率增加、缺氧、体温和摄入减少。缺氧可促使低血糖症发生。缺氧对足月儿和早产儿糖代谢的影响不同，在 Apgar 评分 1 ~ 3 分的新生儿中发生低血糖症的都是足月儿，因为应激状态下足月儿利用葡萄糖迅速，而早产儿利用葡萄糖的能力差。国内学者证实处于寒冷或低体温状态下的新生儿低血糖发生率高，与低体温儿的产热能力不能满足体温调节的需要有关。新生儿感染时糖代谢率增加，平均葡萄糖消耗率比正常儿增加 3 倍左右。新生儿糖原异生酶活性低，而感染则加重了糖原异生功能的不足，氨基酸不易转化成葡萄糖。新生儿糖原异生主要靠棕色脂肪释出甘油进行，感染严重时，棕色脂肪耗竭，糖原异生的来源中断，从而使血糖低下。此外，感染时患者的摄入减少，消化吸收功能减弱，也容易导致低血糖症。

3. 高胰岛素血症。暂时性高胰岛素血症常见于母亲患糖尿病的婴儿。因孕妇血糖高，胎儿血糖也随之增高，胎儿胰岛 β 细胞代偿性增生；出生后来自母亲的葡萄糖中断而发生低血糖。新生儿低血糖主要见于妊娠期血糖控制不理想的患者，这些产妇即使产程中血糖维持在正常范围内，新生儿的低血糖发生率仍较高，可能与胎儿在孕期高血糖的刺激下胰岛 β 细胞已发生增生，出生后胎儿体内高胰岛素血症导致低血糖有关。产程中血糖的波动与妊娠期糖尿病的病情及妊娠期的血糖控制有关，妊娠期仅需饮食控制就能使血糖维持正常水平的产妇，临产后一般也不需要胰岛素，而病情较重、妊娠期胰岛素用量较大的患者，产程中血糖波动较大、变化快，胰岛素用量不易控制，所以，即使孕期血糖控制良好，但分娩期血糖波动较大也易导致新生儿低血糖症。严重溶血病的胎儿由于红细胞破坏，红细胞内谷胱甘肽游离在血浆中可对抗胰岛素的作用，也可使胎儿的胰岛 β 细胞代偿性增生而发生高胰岛素血症。红细胞增多症患儿经用枸橼酸葡萄糖作保养液的血换血后可出现低血糖，因保养液中葡萄糖浓度较高，刺激胰岛素分泌，换血后短时间血中胰岛素水平仍较高。持续性的高胰岛素血症包括胰岛细胞腺瘤、胰岛细胞增殖症和 Beckwith 综合征（特征是体重大、舌大、脐疝和某些畸形伴高胰岛素血症）。

4. 内分泌和代谢性疾病。患半乳糖血症的新生儿因血中半乳糖增加，葡萄糖相应减少。糖原累积病的患儿糖原分解减少，致血中葡萄糖量低。患亮氨酸过敏症的新生儿，母乳中的亮氨酸可使其胰岛素分泌增加。其他如脑垂体、甲状腺或肾上腺等先天性功能不全也可影响血糖含量。

（二）临床表现

1. 新生儿低血糖常为无症状型。

2. 出现症状的患儿早期多发生在生后 6～12 h，晚期发生在出生后 2～3 d。症状表现为神萎、嗜睡、多汗、苍白、反应差、喂养困难，也可表现为烦躁、震颤、惊厥、呼吸暂停和阵发性发绀。

3. 查体注意有无反应差、易激惹、面色青紫或苍白、多汗、屏气或呼吸暂停、肌张力下降等体征。注意是否为巨大儿、巨舌、脐膨出及其他畸形，心前区有无杂音等。

（三）辅助检查

1. 常规检查。

（1）全血血糖 <2.2 mmol/L，应每 4～6 h 测一次微量血糖，直至血糖稳定。

（2）经皮测血氧饱和度（$TcSO_2$）：因低血糖常可致呼吸暂停和发绀，故应每 4～6 h 测一次 $TcSO_2$。

（3）心肌酶、肝功能、肾功能：低血糖持续时间长可导致心肌酶异常。

2. 其他检查。

（1）血气分析：有时呈低氧血症及代谢性酸中毒，血氧饱和度（SaO_2）可能下降。

（2）甲状腺功能：吃奶少，反应差时需与先天性甲状腺功能减低鉴别，后者 FT_3、FT_4 降低，TSH 升高。

（3）血酮体、血胰岛素、胰高糖素、生长激素和皮质醇：如低血糖持续存在，可能为胰岛细胞瘤、Beckwith 综合征，应做上述检查。必要时查血、尿氨基酸和作有机酸测定，以明确病因。

（四）鉴别诊断

1. 新生儿低钙血症。低出生体重儿、感染、缺氧时易发生低钙血症，同时可伴低血糖。

表现惊跳、惊厥、喉痉挛、阵发性青紫，或呼吸暂停、肌张力增强。血清钙<1.8 mmol/L，血清游离钙<0.9 mmol/L。

2. 新生儿缺氧缺血性脑病。有围生期缺氧缺血史，出生后72 h内出现意识障碍，原始反射减弱、易激惹、惊厥，重者昏迷。头颅超声波示回声增强，头颅CT有低密度影。

3. 新生儿化脓性脑膜炎。常有胎膜早破、产程延长、吸入综合征或脐炎病史，多为败血症的并发症，表现为惊厥、前囟紧张饱满。脑脊液压力增高，细胞数及蛋白均增高，涂片、培养可呈阳性。

（五）治疗

治疗原则：尽快使血糖恢复正常，治疗原发病。

1. 一般治疗。

（1）凡易发生低血糖的新生儿，条件许可应尽早开奶。不能进食者可静脉滴注葡萄糖注射液，剂量4~6 mg/（kg·min），以预防低血糖的发生，保持中性温度，减少热能消耗。

（2）对症治疗：积极治疗各种原发病，如抗感染、供氧、纠酸等。

2. 药物治疗。

（1）不论有无症状，凡是血糖低于2.2 mmol/L（40 mg/dL）均应治疗。无症状者滴注10%葡萄糖注射液6~8 mg/（kg·min），无效可增至8~10 mg/（kg·min）。有症状者可静脉推注10%葡萄糖注射液2 mL/kg，继之以6~8 mg/（kg·min）[3~5 mL/（kg·h）]维持。若低血糖不能纠正，可增加葡萄糖注射液滴注剂量，每次增加2 mg/（kg·min），直至12~16 mg/（kg·min）（周围静脉滴注葡萄糖注射液浓度不宜>13%，高浓度葡萄糖注射液应从中心静脉供给）。每4~6 h根据血糖进行调整，24 h后可逐渐减慢静脉滴注速度。葡萄糖注射液输注不应骤停以防再现低血糖。

（2）升血糖激素：经上述治疗仍不能维持血糖水平，可加用氢化可的松静脉滴注，每日5~10 mg/kg，或泼尼松口服，每日1~2 mg/kg至症状消失，血糖恢复后1~2 d停止。顽固低血糖症也可试用胰高糖素，每次0.1~0.3 mg/kg，肌内或皮下注射，12 h后可重复。

（3）高胰岛素血症患儿：可试用二氮嗪，10~25 mg/（kg·d），分3次口服。胰岛细胞增生或胰岛腺瘤患者须作胰腺次全切除或腺瘤摘除术。

（六）预防

1. 预防比治疗更重要，对可能发生低血糖的高危患儿应从出生后1 h即开始喂（或鼻饲）10%葡萄糖注射液，每次5~10 mL/kg，每小时一次，连续3~4次。出生后2~3 h提早喂奶，24 h内每2 h喂一次。

2. 体重低于2 000 g或窒息复苏困难或延长时，尽快静脉输注5%~10%葡萄糖注射液2~6 mL/kg。

3. 注意保暖，减少热量消耗。

第十一节　新生儿呕吐

呕吐通常是指由于某种原因，胃内容物甚至部分肠内容物在消化道内逆行而上，自口腔排出的反射性动作，是消化道功能障碍的一种表现。新生儿由于宫内外环境的巨大变化、器官发育不完全成熟、对外界抵抗力差以及可能存在的各种畸形，更加容易发生呕吐症状。

一、病因

新生儿比儿童更容易发生呕吐，主要与新生儿的特点有关，其常见原因如下。

1. 新生儿食管较松弛，胃容量小，呈水平位，幽门括约肌发育较好而贲门括约肌发育差，肠道蠕动的神经调节功能较差，腹腔压力较高等，均为新生儿容易发生呕吐的解剖生理原因。

2. 胚胎时期各脏器分化和发育异常，尤其是前、中、后肠的异常，容易造成消化道畸形，使摄入的食物或消化道分泌物不能顺利通过肠道，逆行从口腔排出，形成呕吐。

3. 胎儿出生时的刺激，如吞咽了大量的羊水、血液，以及出生后内外环境的急剧变化，也容易诱发新生儿呕吐。

4. 新生儿呕吐中枢发育不完善，容易受全身炎症或代谢障碍产生的毒素刺激而引起呕吐。

二、临床表现

1. 窒息与猝死。新生儿呕吐会使呕吐物进入呼吸道，发生窒息，如呕吐物多、没有及时发现可导致猝死。

2. 吸入综合征。呕吐物进入气道可发生吸入性肺炎，出现咳嗽、呼吸困难，长时间反复吸入可使吸入性肺炎迁延不愈。

3. 呼吸暂停。早产儿呕吐可发生呼吸暂停。

4. 出血。剧烈呕吐可导致胃黏膜损伤，发生出血，呕吐物呈血性。

5. 水、电解质紊乱。呕吐较频繁者，因丧失大量水分和电解质，导致水、电解质平衡紊乱，患儿出现脱水、酸中毒、低钠血症等。

三、诊断

新生儿呕吐的诊断主要是病因诊断，确定有无急需手术治疗的消化道畸形。根据呕吐的频率、性状、呕吐量的多少、发病时间、发展趋势、伴随症状以及有无并发症等，结合 X 线摄片，消化道造影等辅助检查做出诊断。

1. 症状。呕吐发作的频率较低，呕吐量较少且以胃内容为主，不含胆汁或粪样物，无明显的营养不良和发育障碍，不伴有腹胀以及便秘等，随着时间推移和内科治疗逐渐好转的多为内科原因所致，常见的原因有生理性胃食管反流、喂养不当、胃黏膜受刺激、胃肠道功能失调、肠道内外感染性疾病、中枢神经系统疾病等。发作频繁、呕吐物量多影响营养状态和生长发育，胆汁性、咖啡样或粪样呕吐，伴有腹胀、便秘、腹痛，经内科和体位治疗并正确喂养仍不见好转者，多为消化道畸形所致，常见原因有先天性食管闭锁、膈疝、幽门肥厚性狭窄、幽门瓣膜或闭锁、环状胰腺、肠旋转不良、肠闭锁或狭窄、先天性巨结肠、肛门直肠畸形等，少见的还有新生儿坏死性小肠结肠炎、胎粪性腹膜炎、胃肌层发育不良性胃破裂等。

2. 辅助检查。以 X 线摄片和消化道造影为主。X 线摄片提示肠梗阻或消化道结构异常并经消化道造影证实梗阻存在的位置可以做出相应诊断。

四、鉴别诊断

1. 溢乳。溢乳在出生后不久即可出现，主要表现为喂奶后即有 1～2 口乳水反流入口腔或吐出，喂奶后改变体位也容易引起溢乳。溢出的成分主要为白色奶水，如果奶水在胃内停留时间较长，可以含有乳凝块。溢乳不影响新生儿的生长发育，随着年龄的增长逐渐减少，出生后 6 个月左右消失。

2. 吞咽动作不协调。主要见于早产儿，或见于有颅脑和脑神经病变的患儿，是咽部神经肌肉功能障碍，吞咽动作不协调所致，表现为经常有分泌物在咽部潴留，吞咽时部分乳汁进入食管，部分从鼻腔和口腔流出，部分流入呼吸道，引起新生儿肺炎。早产儿数周或数月后功能逐渐成熟，可以自行恢复，神经系统损伤引起者的预后，取决于神经系统本身的恢复。

3. 喂养不当。约占新生儿呕吐的 1/4。喂奶次数过频、喂奶量过多；乳头孔过大或过小、乳头下陷，致使吸入大量空气；乳头放入口腔过多，刺激了咽部；牛奶太热或太凉，奶粉配方变更和浓度不合适；喂奶后剧烈哭闹，喂奶后过多过早地翻动小儿等，都容易引起新生儿呕吐。呕吐可以时轻时重，并非每次奶后都吐。呕吐物为奶水或奶块，不含胆汁。改进喂养方法则可防止呕吐。

4. 咽下综合征。约占新生儿呕吐的 1/6。正常情况下，胎龄 4 个月时消化道已经完全形成，胎儿吞咽羊水到胃肠道，对胎儿胃黏膜没有明显的刺激。在分娩过程中，如有过期产、难产、宫内窘迫或窒息，胎儿吞入过多的羊水、污染的羊水、产道中的分泌物或血液，可以刺激胃黏膜引起呕吐。呕吐可以表现为生后即吐，喂奶后呕吐加重，为非喷射性呕吐。呕吐物为泡沫黏液样，含血液者则为咖啡色液体。多发生于出生后 1～2 d，将吞入的羊水及产道内容物吐尽后，呕吐即消失。如无其他并发症，小儿一般情况正常，不伴有发绀和呛咳，轻者不需特殊处理，重者用 1% 碳酸氢钠洗胃 1～2 次即可痊愈。

5. 胃内出血。新生儿出血症、应激性消化道溃疡、弥散性血管内凝血等引起的胃肠道出血，血液刺激胃黏膜可以引起新生儿呕吐。呕吐时往往伴有原发病的症状和体征，选择适当的实验室检查，可以做出明确诊断。

6. 药物作用。苦味药物可以刺激胃黏膜引起新生儿呕吐，如某些中药制剂。有些药物如红霉素、氯霉素、两性霉素 B、吐根糖浆、氯化钙等本身就可以引起呕吐，一般停用后呕吐可自然缓解。孕妇或乳母应用洋地黄、依米丁等时，药物可以通过胎盘血行或乳汁进入新生儿体内，引起新生儿呕吐。

7. 感染。感染引起的呕吐是新生儿内科最常遇到的情况，感染可以来自胃肠道内或胃肠道外，以胃肠道内感染多见。胃肠道内的几乎所有感染都可以引起新生儿肠炎，呕吐为新生儿肠炎的早期症状，呕吐物为胃内容物，少数含有胆汁。随后出现腹泻，容易并发水、电解质紊乱。经治疗后呕吐多先消失。胃肠道外感染引起的呕吐也很常见，凡上呼吸道感染、支气管炎、肺炎、脐炎、皮肤、黏膜、软组织感染、心肌炎、脑膜炎、泌尿系统感染和败血症等都可以引起呕吐。呕吐轻重不等，呕吐物为胃内容物，一般无胆汁，感染被控制后呕吐即消失。

8. 新生儿坏死性小肠结肠炎。目前认为感染在本病发病过程中起主要作用。多见于早产儿和低出生体重儿，以腹胀、腹泻、呕吐和便血为主要表现，感染中毒症状严重，重者常并发败血症、休克、腹膜炎、肠穿孔等。X 线平片检查可见肠道普遍胀气、肠管外形僵硬、肠壁囊样积气、门静脉积气等特征征象。近年认为超声检查对门静脉积气、肝内血管积气、腹腔积液、气腹等都比 X 线敏感，已经成为本病的重要诊断手段。

9. 胃食管反流。很多新生儿都出现过胃食管反流现象，但有明显征象的占 1/（300 ~ 1 000），其原因可能与食管神经肌肉发育不全有关，有时和食管裂孔疝并存。90% 以上的患儿出生后第 1 周内即可出现呕吐，常在平卧时发生，呕吐物为乳汁，不含胆汁，呕吐物内可混有血液。长期胃食管反流，可以引起反流性食管炎和食管溃疡。如果没有解剖结构的异常，出生后数月可以自愈。

10. 幽门痉挛。为幽门的暂时性功能失调所致。多在生后 1 周内发病，呈间歇性喷射状呕吐，并非每次喂奶后都吐。呕吐物为奶水，可有奶块，不含胆汁。对全身营养影响较小。查体较少见到胃型和蠕动液，触诊摸不到增大的幽门括约肌。用阿托品治疗有效。

11. 胎粪性便秘。正常新生儿98% 在生后 24 h 内开始排胎粪，约 48 h 后排尽，如出生后数日内不排便或排便很少，就会引起烦躁不安、腹胀、拒奶和呕吐，呕吐物含有胆汁。全腹膨隆，有时可见肠型，可触及干硬的粪块，肠鸣音活跃。腹部 X 线片全腹肠管扩张，可见液平和颗粒状胎粪影。肛查时可触及干结的胎粪，生理盐水灌肠使大量黏稠的胎粪排出后，症状即可缓解。

12. 新生儿便秘。多为肠道蠕动功能不良所致。少数新生儿3 ~ 5 d 才排便 1 次，以牛奶喂养儿多见。便秘时间延长，则出现腹胀和呕吐，呕吐特点与胎粪性便秘相似，通便后症状解除，不久后又出现，大多数于满月后自然缓解。

13. 颅内压升高。新生儿较多见，新生儿颅内出血，颅内血肿，缺氧缺血性脑病，各种感染引起的脑膜炎、脑炎等，均可以引起颅内压增高。颅内压增高时的呕吐呈喷射状，呕吐物为乳汁或乳块，一般不含胆汁，有时带咖啡色血样物。患儿往往伴有烦躁不安或嗜睡、昏迷、尖叫、前囟饱满、颅缝开裂等神经系统症状和体征。给予脱水、降颅压治疗后呕吐减轻。

14. 遗传代谢病。大多数有家族史。

（1）氨基酸代谢障碍：包括许多疾病，如苯丙酮酸尿症、胱氨酸血症、先天性赖氨酸不耐受症、甘氨酸血症、缬氨酸血症等均有呕吐现象，另外还有各种疾病特有的症状，如皮肤毛发颜色淡、尿有特殊霉味、生长不良、昏迷、酸中毒、眼球震颤等，做血液检查可以确诊。

（2）糖代谢障碍：如半乳糖血症、枫糖血症等，出生时正常，进食后不久出现呕吐、腹泻等，以后出现黄疸、肝大、白内障等。

（3）先天性肾上腺皮质增生症：有很多种类型，如21-羟化酶缺乏，11β-羟化酶缺乏，18-羟化酶缺乏，18-氧化酶缺乏，3β-羟脱氢酶缺乏，17α-羟化酶缺乏，17、20 裂解酶缺乏等。其中以21-羟化酶缺乏最为典型。出生后不久出现嗜睡、呕吐、脱水、电解质紊乱、酸中毒等。外生殖器性别不清，男性阴茎大或尿道下裂、隐睾，女婴出现阴蒂肥大，大阴唇部分融合似男婴尿道下裂或隐睾的阴囊等。检查血浆皮质激素及其前体类固醇，如皮质醇、17-羟黄体酮、脱氢异雄酮、雄烯二酮可以协助诊断。

15. 过敏性疾病。小儿对药物、牛奶蛋白、豆类蛋白过敏时可以出现呕吐，新生儿比较常见的是对牛奶蛋白过敏，常在生后 2 ~ 6 周发病，主要表现为喂给牛奶后 24 ~ 48 h 出现呕吐、腹胀、腹泻，大便中含有大量奶块和少量黏液，可以出现脱水、营养不良等。停用牛奶后呕吐消失。

16. 食管闭锁及食管气管瘘。由于胎儿食管闭锁，不能吞咽羊水，母亲孕期常有羊水过多，患儿常有呛咳、青紫及吸入性肺炎，甚至发生窒息。下鼻胃管时受阻或由口腔内折回，X 线检查可以清楚观察到鼻胃管受阻情况，同时可以了解盲端位置。进一步检查可经导管注入 1～2 mL 碘油造影，可以更清楚地显示闭锁部位，同时观察有无瘘管。

17. 膈疝。临床分为后外侧膈疝、胸骨后疝和食管裂孔疝。后外侧膈疝又称胸腹裂孔疝，占所有膈疝的 70%～90%，多发生在左侧。出生后出现阵发性呼吸急促和发绀，如伴有肠旋转不良或进入胸腔的肠曲发生嵌顿，表现为剧烈呕吐，重者全身状况迅速恶化，病死率很高。查体上腹部凹陷呈舟状，可见到反常呼吸。X 线检查可以确诊，胸腔内见到充气的肠曲和胃泡影、肺不张、纵隔向对侧移位，腹部充气影减少或缺如。

18. 食管裂孔疝。是一种先天性膈肌发育缺陷，使部分胃通过食管裂孔进入胸腔。食管裂孔疝分为食管裂孔滑动疝、食管旁疝和混合型疝。85% 患儿出生后第 1 周内出现呕吐，10% 在出生后 6 周内发病。立位时不吐，卧位时呕吐明显，可呈喷射状呕吐，呕吐物为乳汁，可含有棕色或咖啡色血液。有的患儿可引起继发性幽门痉挛，临床极似幽门肥厚性狭窄。1/3 婴儿可以出现吸入性肺炎。食管旁疝可发生胃溃疡，偶尔可以出现胃坏死，需要急诊手术处理。呕吐可持续 12～18 个月，多数患儿身体直立时可以消失。诊断主要依靠 X 线检查，钡剂发现膈上胃泡影或胃黏膜影可以诊断。

19. 肥厚性幽门狭窄。男婴发病率高，男女之比为 4:1，多见于足月儿。呕吐始于生后第 2 周左右，呕吐呈持续性、进行性，逐渐发展为喷射状呕吐。呕吐物为奶水和奶块，量多，有酸臭味。每次喂奶后不久或喂奶过程中呕吐，患儿食欲好。饥饿感强，反复呕吐后，患儿体重不增，大小便减少。腹部检查可见到明显的胃型和顺、逆两个方向的胃蠕动波。在右肋缘下腹直肌外侧可触及橄榄大小的坚硬肿物，为肥厚的幽门括约肌。钡剂检查可见胃扩大、胃排空时间延长、幽门部呈典型的鸟嘴样改变及狭窄而延长的幽门管。超声检查可以直接看到肥厚的幽门括约肌，诊断的标准为幽门肌厚度超过 4 mm 或幽门管的长度超过 14 mm。

20. 幽门前瓣膜致闭锁或狭窄。为较少的先天发育异常，多数瓣膜中央有孔。无孔瓣膜生后即出现上消化道完全梗阻的症状，瓣膜孔较小时在新生儿期就可发病，表现为进食后呕吐，常呈喷射状，呕吐性状和内容物类似肥厚性幽门狭窄，但腹部触诊摸不到肿物。钡剂检查见不到幽门管延长、弯曲及十二指肠球压迹等肥厚性幽门狭窄的特点，可以在幽门前 1～2 cm 处见到狭窄处的缺损。本病需手术切除隔膜。

21. 胃扭转。胃扭转分为两型：器官轴型扭转和系膜轴型扭转，以器官轴型多见，约占 85%。新生儿因胃的韧带松弛，胃呈水平位，故容易发生胃扭转。多于出生后即有吐奶或溢奶史，也可以在生后数周内开始呕吐，呕吐轻重不一，呈喷射状呕吐或非喷射状呕吐，多在喂奶后呕吐，喂奶后移动患儿时更为明显，呕吐物不含胆汁。钡剂造影可以确诊。

22. 先天性肠闭锁和肠狭窄。闭锁可发生于肠管的任何部位，以回肠最多，占 50%，十二指肠占 25%，空肠较少，结肠罕见。发生在十二指肠和空肠上段的称为高位肠闭锁。高位时常常有羊水过多史，闭锁部位越高，呕吐出现得越早，十二指肠闭锁时生后第 1 次喂奶即发生呕吐，呕吐物为胃内容物及十二指肠分泌液，除少数闭锁发生在壶腹部近端者外，大多数呕吐物内均含有胆汁，随着喂奶次数的增多，患儿呕吐逐渐加重，呈持续性反复呕吐。可有少量的胎便排出，腹不胀或轻度膨隆。发生于空肠下段、回肠和结肠时称为低位肠闭锁。低位肠闭锁主要表现为腹胀，常在出生后 1～2 d 开始呕吐，呕吐物呈粪便样，带臭味，无胎粪或仅有黏液样胎粪。高位肠闭锁时，腹部立位 X 线透视或摄片可见 2～3 个液平面，称为二泡征或三泡征，低位肠闭锁时可见多个扩大的肠袢和液平面，闭锁下端肠道不充气，钡灌肠可见胎儿型结肠。

23. 肠旋转不良。一般在出生后 3～5 d 开始呕吐，呕吐可为间歇性，时轻时重，呕吐物为乳汁，含有胆汁，生后有胎便排出。如发生胃肠道出血，提示肠坏死，继之可出现肠穿孔和腹膜炎，腹膜刺激征阳性，中毒性休克等。X 线立位片可见胃和十二指肠扩张，有双泡征，空肠、回肠内少气或无气，钡灌肠显示大部分结肠位于左腹部，盲肠位于左上腹或中腹即可确诊。

24. 胎粪性腹膜炎。胎儿时期肠道穿孔导致胎粪流入腹腔，引起腹膜无菌性、化学性炎症，称为胎粪性腹膜炎。临床表现因肠穿孔发生的时间不同而异，结合 X 线特点，通常分为 3 型：①肠梗阻型，出生后即可见到梗阻症状，如呕吐、拒奶、腹胀、便秘等，X 线立位片可见肠曲扩大，伴有多个液平面，可见明显的钙化斑片影。②腹膜炎型，由于肠穿孔到出生时仍然开放，出生后迅速引起化脓性腹膜炎或气腹，根据气腹的类型又可分为两种，一种是游离气腹，肠穿孔为开放性，患儿一般状况差，可伴有呼吸困难和发绀，腹胀显著，腹壁发红、发亮，腹壁静脉曲张，有时腹腔积液可引流到阴囊，引起阴囊红肿。腹部叩诊呈鼓音和移动性浊音。肠鸣音减少或消失。腹部 X 线片可见钙化影，有时阴囊内也见钙化点。另一种是局限性气腹，肠穿孔被纤维素粘连包裹，形成假面具性囊肿，囊内含有积液和气体，假性囊肿的壁上或腹腔内其他部位可见钙化点。此型可以发展为弥漫性腹膜炎或局限性腹腔脓肿。③潜伏性肠梗阻型，出生时肠穿孔已经闭合，但腹腔内存在肠粘连，表现为出生后反复发作的肠梗阻，腹部 X 线片可见钙化影。轻症经禁食、胃肠减压、灌肠等处理，可以缓解。如果已经有气腹或肠梗阻症状不能缓解，应尽早手术治疗。

25. 先天性巨结肠。是一种常见的消化道畸形，是由于结肠末端肠壁肌间神经丛发育不全，无神经节细胞，受累肠段经常处于痉挛状态而狭窄，近端结肠粪便堆积继发肠壁扩张、增厚，造成巨大结肠。本病主要症状包括胎粪排出延迟、便秘，约 90% 病例生后 24 h 内无胎便排出。逐渐加重的低位肠梗阻症状，出现呕吐，次数逐渐增多，呕吐物含胆汁或粪便样物质，腹部膨隆，皮肤发亮，静脉怒张，可见肠型及蠕动波，肠鸣音亢进。肛门指检直肠壶腹部空虚，并能感到一缩窄环，拔指后有大量粪便和气体爆破式排出，腹胀症状随之缓解。此后便秘、呕吐、腹胀反复出现。晚期可并发小肠结肠炎、肠穿孔等。X 线立位腹部检查可见肠腔普遍胀气，直肠不充气。钡灌肠是主要的诊断方法，可见到直肠、乙状结肠远端细窄，乙状结肠近端和降结肠明显扩张，蠕动减弱。24 h 后复查，结肠内常有钡剂存留。直肠测压检查显示直肠肛管抑制反射阴性。直肠活检和肌电图检查也有助于临床诊断，但在新生儿使用较少。

26. 肛门及直肠畸形。主要指肛门及直肠的闭锁或狭窄，是新生儿期发生率最高的消化道畸形。临床可分为：①肛门狭窄。②肛门闭锁。③直肠闭锁。肛门直肠闭锁者生后无胎便排出，以后逐渐出现低位肠梗阻的症状，如腹胀、呕吐、呕吐物含胆汁和粪便样物质，症状逐渐加重。大多数患儿通过仔细查体都可以发现无肛门或肛门异常，临床可疑病例可以在出生 24 h 以后，将患儿进行倒立位侧位摄片检查，可以确定闭锁的类型和闭锁位置的高低，超声检查也可以准确测出直肠盲端与肛门皮肤的距离。

五、治疗

新生儿呕吐的诊断和治疗过程是相互交叉的，其治疗原则主要包括防止并发症和病因治疗两个方面，包括防止误吸，改善喂养习惯，控制感染，手术纠正消化道畸形等。

第十二节　新生儿流行性腹泻

新生儿流行性腹泻是指在产科婴儿室或医院新生儿病房中暴发流行的腹泻。由于新生儿免疫功能不完善及环境因素，易发生感染。病原以细菌、病毒、真菌、寄生虫较为常见，主要通过孕母产道，被污染的乳品、水、乳头、食具，成人带菌者等传播。

一、病因及流行病学

1. 细菌。以大肠埃希菌较为常见，致病性大肠埃希杆菌（EPEC）、产毒性大肠埃希菌（ETEC）和出血性大肠埃希菌（EHEC）都曾引起过新生儿流行性腹泻，尤以 EPEC 是常见的病因，流行性强，有时可引起整个病区婴儿腹泻的流行，甚至传至院外，引起整个地区婴儿的流行。流行开始的第一例，多来自孕母分娩前后的腹泻，或宫颈存在大肠埃希杆菌，新生儿在分娩过程中被感染。也可能在分娩后从母亲处被感染，于生后 1~6 d 发病，先传给婴儿室中附近的新生儿，范围逐渐扩大成为流行。另一种传播方式是曾与流行性腹泻的新生儿有过直接或间接接触，或从工作人员的手或带菌者间接感染到疾病，但尚在潜伏期，作为正常婴儿出院，回家后不久发生腹泻，被送至另一医院的新生儿病室，引起该病室的腹泻流行。

鼠伤寒沙门菌也是流行性腹泻的重要病原，鼠伤寒沙门菌分布广泛，对人和某些动物都可引起疾病，病愈后带菌率又高，因此细菌来源多，发病率高。腹泻的流行常来自孕妇或工作人员的带菌者或患者。有报道工作人员的鼻腔也可带菌，经手的媒介传给新生儿，因此在鼠伤寒发病率高的地方要特别注意新生儿腹泻的流行。新生儿感染沙门菌后带菌率比儿童或成人要高，因此新生儿患者腹泻控制后要多次做大便培养，至少连续 3 次阴性后方可出院。

其他一些细菌，如空肠弯曲菌、耶尔森菌、产气单胞菌、铜绿假单胞菌、金黄色葡萄球菌、志贺菌、产气杆菌、嗜盐菌等也可引起新生儿腹泻。

2. 病毒。轮状病毒是引起新生儿流行性腹泻的最常见病原之一，主要经粪—口途径传播，健康成人可作为带毒者，已感染的新生儿也是重要感染源。轮状病毒在环境中较稳定，不易自然灭活，可通过护理人员传播。也有报道轮状病毒可经过呼吸道、胎盘传播。但大便中找到轮状病毒，不可认为是腹泻的病原，因正常大便中也可找到该病毒。在流行中，如大部分患儿大便中轮状病毒的核苷酸或基因构型相同，方可认为是流行的病因。柯萨奇病毒、埃可病毒、肠道腺病毒等也可引起新生儿流行性腹泻。

3. 真菌。长时间使用抗生素可继发真菌感染，以白假丝酵母菌较多见。

4. 寄生虫。滴虫、梨形鞭毛虫、隐形孢子虫等也可引起新生儿流行性腹泻。

二、临床表现

1. 消化道症状。腹泻每天数次或十多次，大便性状与病原有关，可呈稀水样便、黏液便、血样便，患儿常有食欲缺乏、腹胀、呕吐。

2. 全身症状。常有发热、精神萎靡、哭吵不安，严重者出现嗜睡、面色苍白、唇周发绀。

3. 水、电解质平衡紊乱。新生儿腹泻常在短时间内发生脱水、酸中毒、低钠血症、低钾血症等并发症，严重者面色发灰、皮肤花纹、四肢发凉、尿少，出现休克。

4. 其他。有些患儿同时伴有其他部位感染，如肺炎、中耳炎、尿路感染、鹅口疮、败血症等。

不同病原所致的新生儿流行性腹泻各有一定特点：

（1）大肠埃希菌肠炎。致病性大肠埃希菌肠炎的大便为水样、蛋花汤样，有腥臭味；产毒性大肠埃希菌肠炎的大便为稀水样；侵袭性大肠埃希菌肠炎的大便呈黏液脓血样，有腥臭味，大便量不多。

（2）鼠伤寒沙门菌肠炎。大便性状多变，可呈水样、黏冻样，黑绿色或灰白色，有明显的腥臭味。

（3）轮状病毒肠炎。起病急，常发热，大便稀水样，量多，腥臭味可不明显。

（4）金黄色葡萄球菌肠炎。大便多为黄绿色、黯绿色，水样，有腥臭味。

（5）真菌性肠炎。大便呈黄绿色稀水样，或豆腐渣样，泡沫多。

三、诊断

1. 病史及流行情况。要详细询问病史，了解流行病学情况，有助于诊断。

2. 临床表现。要详细观察大便性状。同时要密切观察病情发展，新生儿脱水程度较难估计，尤其对早产儿，皮下脂肪少，用皮肤弹性估计脱水并不准确，最好根据连续的体重记录、尿量测量。

3. 病原学检查。要及时留取标本做细菌培养。如怀疑轮状病毒感染，要同时查病毒抗原。如怀疑真菌感染，大便镜检可见真菌孢子和菌丝。

4. 血气分析和电解质检查。新生儿腹泻易发生酸中毒和电解质紊乱，应及时做血气分析和电解质检查，做到及时治疗。

四、治疗

1. 控制感染。根据病原及药敏结果，选用抗生素，对革兰阴性杆菌，可选用头孢第三代抗生素或安美汀。病毒性腹泻不必使用抗生素。真菌性肠炎应停用抗生素，用制霉菌素口服。

2. 纠正水、电解质紊乱。对新生儿腹泻要随时观察是否有脱水、酸中毒和电解质紊乱，及时予以纠正。

（1）补液量。新生儿个体差异较大，不同出生体重，不同日龄，需要量均不同，要个体化，对轻中度脱水补液量不宜过多。对重度脱水，有循环衰竭者，先给 2：1 等张液 20 mL/kg，静脉滴注。

（2）补液性质。等渗脱水补 1/2 张，低渗脱水补 2/3 张，高渗脱水补 1/3 张。

（3）补液速度。输液总量的 1/2，以 8～10 mL/（kg·h）速度静脉滴注，约需 8 h，另 1/2 以 5～6 mL/（kg·h）速度静脉滴注。早产儿补液速度应 <7 mL/（kg·h）。

（4）纠正酸中毒。用碳酸氢钠，根据血气分析 BE 值计算，5% 碳酸氢钠（mL）= −Be × 体重（kg）×0.5，先用计算量的 1/2，用 5% 葡萄糖注射液等量稀释静脉滴注。纠正酸中毒的目标是使 pH 不低于 7.25。

（5）纠正电解质紊乱。新生儿腹泻易发生低钠血症和低钾血症。补钾不宜操之过急，如血钾 <3.5 mmol/L，可给氯化钾 1.5～3 mmol/（kg·d），用 10% 氯化钾 1～2 mL/（kg·d），稀释成 0.15%～0.2%，持续静脉滴注。

3. 其他治疗。可用十六角蒙脱石，每次 0.5 g，每天 2～3 次。腹泻时间较长者需用微生态调节剂，如丽珠肠乐口服。

五、预防

新生儿流行性腹泻的预防主要是消毒隔离和治疗患者，以切断感染源。一旦发现新生儿腹泻就应立即隔离患儿和其父母，并积极治疗患者。如发现流行已难避免，立即将直接或间接接触过的婴儿集中在一个病房，每天做大便培养，严密观察腹泻的发生。对大便培养阳性者再另行集中隔离。

有学者认为，凡大便培养阳性者，不论有无腹泻都给予抗生素预防，疗程 5 d。但也有反对药物预防，因为药物预防后带菌率更高，症状可能推迟出现，有时还可能使症状反复发作，延长流行时间。

腹泻流行的婴儿室都应检疫，不收新婴儿或新患者，将已康复的婴儿集中在一起，大便培养阴性 3 次后出院，未发生腹泻的新生儿也另外集中在一间，经过潜伏期 1～6 d 后大便培养阴性 3 次后方可出院。任何患儿出院后，原床位上的用品（如被褥、被单、枕头）及病床都应消毒。

婴儿室和病室在流行期间应每天消毒，地板湿拖，家具湿擦，不让灰尘飞扬，定时作空气、地板、墙壁和家具拭子培养。

工作人员应特别注意手的刷洗，每接触一患儿后应再洗手，方可接触另一婴儿，定时作手拭子、鼻腔拭子和大便培养，阳性者暂脱离病室或婴儿室。喂奶前需戴消毒手套，然后装奶头。对有粪便污染的尿布和床单需集中在一起，消毒后才可送出病室。

第十三节　新生儿病毒感染

一、巨细胞病毒感染

巨细胞病毒感染是人巨细胞病毒（human cytomegalo virus，HCMV）引起的一种全身性感染综合征。因受染细胞的典型改变是细胞变大，核内和胞质内出现包涵体，故本病又名巨细胞包涵体病（cytomegalic inclusion disease，CID）。由于人对此病毒普遍易感，HCMV 的感染非常普遍，近年来在世界范围内的感染和发病率有增加的趋势，也是引起先天性畸形的重要原因之一。

（一）临床流行病学

1. 发病率。人是 HCMV 的唯一传染源和宿主。本病属非流行性传染，无明显季节性，感染率与社会经济条件明显相关。欧美 20 世纪 80 年代孕妇的感染率（血清抗 HCMV-IgG）为 40%～80%，日本为 95%，一些发展中国家及地区的感染率甚至可达 100%。巨细胞病毒感染在我国广泛流行，2009 年数据显示孕妇血清抗 HCMV-IgG 阳性率高达 94.6%。孕妇的原发或重复感染均可引起胎儿的宫内感染、围生期感染或产后水平感染，武汉观察组的总感染率达 85%。产妇与新生儿的抗 HCMV-IgM 检出情况与感染密切相关，胎儿可从抗 HCMV-IgM 阳性的母亲获得感染。

2. 病原学。HCMV 属疱疹病毒科乙组疱疹亚科，系线状双链 DNA（dsDNA）病毒。本病毒对宿主或组织培养有明显的种属特性，复制周期为 48～72 h，产生感染细胞病变需要 6～7 d。在感染急性期，HCMV 的 B 基因表达产物可诱发机体免疫反应与 HCMV-IgM 起抗原—抗体反应；研究证实，HCMV 150kD 磷蛋白是 HCMV 蛋白结构中抗原性最强的蛋白，与其他疱疹病毒无同源性，能被 HCMV 感染患者血清中抗 HCMV-IgG 特异性抗体识别。HCMV 目前暂定为 1 个血清型，又分为 3 个亚型，即 1、2、3 亚型。HCMV 具有潜伏活动的生物学特性，侵入宿主后 4 h 开始合成宿主特异性 DNA，继而合成特异型病毒 DNA；它可引起体液免疫反应和细胞免疫反应，前者以抗体反应为主，可用各种血清学方法测定。抗体形成较容易，即使在严重免疫抑制者中也可产生，但它不能防止再感染和发病。在防御感染中起重要作用的是细胞免疫，主要是 NK 细胞和 CTL 细胞。

3. 传染源与传播途径。由于 HCMV 感染多呈亚临床型或隐性发病及潜伏感染，故 HCMV 携带者是最广泛的传染源。病毒存在于宿主咽部、唾液腺、子宫颈、阴道分泌物、尿液、精液、乳汁及血液中。先天性感染、围生期感染以及出生后早期感染的婴儿持续排放病毒，迁延可达数年，但在第一年中排毒量最多。美国每年新生儿的先天性 HCMV 感染率为 1%。我国一项研究发现，HCMV 感染率随年龄增大而升高，新生儿及 3 月、6 月和 12 月龄婴儿的 HCMV 排毒率分别为 1.41%、14.0%、37.7% 和 35.3%。在传播途径中，围生期母婴传播的意义最大，包括经胎盘感染、经宫颈逆行感染、经产道感染和产后水平感染，最后一项主要是经哺乳而感染，通过母乳感染巨细胞病毒（CMV）的婴儿可达 58%～76%。患儿从口腔、呼吸道及尿液中排放病毒是造成本病在婴儿中间进行水平传播的重要方式，人群对于 HCMV 的易感性是普遍的，而且可以重复感染。

（二）发病机制与病理生理

HCMV 具有潜伏活动的生物学特性，侵入人体后主要引起两种变化：①进行病毒复制产生典型的巨细胞包涵体，称为产毒性感染。②没有子代病毒复制，不引起细胞病变称为非产毒性感染或潜伏感染。内源性潜伏病毒在一定条件下可被激活引起再发感染。受 HCMV 感染的细胞明显增大，直径可达 20 μm 以上，细胞核也增大，常偏于细胞一侧，包涵体偏于核内一侧，当中有不染色的晕环将其与核膜隔开，使细胞呈典型的"猫头鹰眼"样改变。在巨细胞附近常有浆细胞、淋巴细胞浸润。孕妇感染 HCMV 后，HCMV 潜伏于胎盘绒毛膜组织中，引起胎盘形态学改变，使胎儿生长发育的环境和条件恶化，造成胎儿反复感染。HCMV 还会影响绒毛膜促性腺激素、胎盘生乳素等的分泌，造成胎儿宫内发育迟缓、死胎、早产和死产等。孕早期感染可导致胚胎正常发育受影响、胎儿畸形、死胎等。HCMV 感染引起的病变是多系统、多脏器的。有资料显示，脑部是典型的受侵犯部位，表现为脑积水、脑室周围钙化、局部软化及出血、星状细胞增生、血管周围炎性浸润以及硬脑膜结节化。肾脏受累时主要累及肾小管近端，常有间质细胞浸润；肺泡和支气管上皮也可见巨细胞，并有单核细胞浸润。在新生儿病例中，可发现有髓外血细胞生成和圆形细胞浸润或也可见巨细胞；肝脏病理改变可见肝细胞水肿和类似慢性肝炎样改变，又可引起重型肝炎改变。包涵体累及肝内胆管上皮细胞，引起胆管炎、胆汁淤积和黄疸。

（三）临床表现

本病的临床表现依患者的感染方式、年龄、免疫状态以及并发症不同而各异。

1. 先天性感染。受感染的胎儿除流产、死产外，活婴中约有 5% 表现为典型全身 CID，即多系统、多脏器受累。另有 5% 表现为非典型的临床表现，其余 90% 均呈亚临床型。新生儿 CID 的特征是单核、巨噬细胞系统和中枢神经系统受侵犯，如小于胎龄儿，表现小头畸形、黄疸、肝脾肿大、皮肤瘀斑、脑积水、脑组织钙化等。据 Boppana 等（1992）106 例的分析，本病的主要体征及症状为紫癜（76%）、黄疸（67%）、肝脾肿大（60%）、小头畸形（53%）、体重过轻（50%）、早产（34%）以及脉络膜视网膜炎、脑积水、脑组织钙化和低钙惊厥等，严重者多在生后数天或数周内死亡；幸存者 90% 留有后遗症，如生长迟缓、智力障碍、运动障碍、癫痫、视力减退（视神经萎缩）、听力障碍（神经性耳聋）等。

2. 围生期感染。主要通过分娩时的产道感染或经宫颈逆行感染及产后喂乳感染等，出生时多无感染症状，2~4 个月后发病，多为亚临床型，以呼吸道和消化道系统症状为主，如刺激样咳嗽（呈百日咳样）、气促、发绀、间质性肺炎表现、黄疸、肝脾肿大、血小板减少性紫癜。本病的病死率可达 30%，肺炎并发呼吸衰竭为主要的直接死因。有研究发现孕早期 HCMV 原发感染对胎儿神经系统的损害较孕中期和孕晚期再发性感染及继发性感染者重。

（四）诊断

本病的诊断标准包括临床与实验室两个方面的依据。

1. 临床诊断依据。能证实宿主体内有 HCMV 侵入，无论有无症状或病变均称为巨细胞病毒（CMV）感染。

（1）根据获得感染的方式分类。

1）先天性感染：由 HCMV 感染的母亲所生育的子女于出生 14 d 内（含 14 d）证实有 HCMV 感染，为宫内感染所致。

2）围生期感染：由 HCMV 感染的母亲所生育的子女于出生 14 d 内没有 HCMV 感染，而于生后第 3~第 12 周内证实有 HCMV 感染；为婴儿于出生过程或吸吮母乳感染。

3）生后感染或获得性感染：由产后水平感染，主要是经哺乳而感染和由患儿造成的水平传播感染。

在新生儿中以前两种方式多见。

（2）根据临床征象分类。

1）症状性感染：出现 HCMV 感染相关的症状体征，损害宿主 2 个或 2 个以上器官或系统时称全身性感染，多见于先天性感染；主要集中于宿主的某一器官或系统如肝脏或肺部时，则称为巨细胞病毒（CMV）肝炎或巨细胞病毒（CMV）肺炎。

2）亚临床型感染：无任何临床症状与体征，在新生儿中为非主要类型。

2. 实验室诊断依据（具有下列任何 1 项即可诊断）。

（1）从受检材料（尿、血、唾液、乳汁等组织）中分离出 HCMV。

（2）在受检组织细胞中见到典型的巨细胞包涵体（除外其他病毒感染）。

（3）血清特异抗体检测。

1）血清抗 CMV IgG：从阴性转为阳性表明原发性感染。

2）血清抗 CMV IgM：阳性结果表明 HCMV 感染；如同时有抗体 CMV-IgG 阴性，表明原发性感染；但新生儿产生 IgM 能力差，因此，即使感染了 HCMV 仍可出现假阴性。

（4）用特异的单克隆抗体从受检组织或细胞中检测到 CMV 抗原表示 HCMV 活动，从周围血细胞中查得 CMV 抗原又称为 CMV 抗原血症。

（5）用分子杂交或聚合酶链反应法从受检材料中检出 CMV-DNA 特异片段，表明 CMV 感染（潜伏感染或活动性感染均可）。

（五）治疗

对本病目前尚无特效治疗，以对症处理、支持治疗为主。目前，更昔洛韦、缬更昔洛韦、膦甲酸、西多福韦等抗病毒药得到上市许可，用于治疗 HCMV。有证据表明更昔洛韦在治疗新生儿有症状性先天性 CMV 感染中有一定的效果，特别对防治听力损伤有一定的效果。重症感染者用 7.5 ~ 10 mg/（kg·d），分 2 ~ 3 次静滴，14 d 后继以 5 mg/（kg·d）维持治疗 1 ~ 2 个月，对先天性感染又可用 12 mg/（kg·d）连续治疗 6 周疗法。不良反应有白细胞及血小板下降、肝功能异常，但停药后可迅速恢复正常，偶可致不可逆性无精症。

大量的多中心试验正在对缬更昔洛韦（更昔洛韦前体）糖浆治疗有症状的先天性 CMV 患儿的安全性及有效性进行评估。口服成分虽可避免静脉给药的缺点，但血清学和重新激活的毒性仍存在，这些缺点限制了其使用。而膦甲酸、西多福韦应用于先天性 CMV 感染新生儿的经验则非常有限。

（六）预防

治疗即使有效，也难免留下后遗症，所以预防特别重要。鉴于传染源广泛而且多为隐性，传播途径复杂而不易控制，加之易感性普遍存在，预防措施的重点在于开发疫苗。

二、弓形虫感染

弓形虫病是由刚地弓形虫引起的人畜共患寄生虫病。先天性感染多可致胎儿畸形、早产、死产等。

（一）临床流行病学

1. 发病率。本病呈世界性分布，具有广泛的自然疫源性。各国感染率高低不一，为 0.6% ~ 94%，平均在 25% ~ 50%，我国人群感染率为 0.1% ~ 47.3%，多数报道在 10% 左右。2008 年，李伟等报道我国孕妇弓形虫 IgM 抗体阳性率达 3.6%，随着获得性免疫缺陷综合征的感染率增加和宠物的饲养，此感染率近年有增长趋势。

2. 传染源与传播途径。凡体内带有弓形虫的哺乳类、鸟类等动物均可为传染源，其中受感染的猫及猫科动物为主要传染源。猪和羊肉中含有弓形虫包囊，食肉动物可经口感染。初次感染弓形虫的孕妇可经胎盘传染给胎儿，是先天性致畸的重要传染源。

3. 易感性。人群对弓形虫普遍易感。胎儿及婴儿比成人易感。

4. 病原学。刚地弓形虫是一种双宿主（终末宿主和中间宿主）生活史周期、双相发育的球虫。弓形虫是严格的细胞内寄生虫。猫及猫科动物是其唯一的终宿主，也是中间宿主，弓形虫在其体内完成无性生殖和有性生殖过程；人是其中间宿主，弓形虫在人体内只能完成无性生殖过程。弓形虫的生活史分为 2 个相：在猫科动物的小肠黏膜上皮内进行裂体增殖和有性生殖阶段的孢子球虫相；在人等中间宿主和终宿主体内有核细胞进行无性生殖的弓形虫期。

（二）发病机制

人食入弓形虫卵囊或包囊后，弓形虫先侵入小肠上皮细胞，再经血液或淋巴系统播散至全身各器官，侵入除红细胞外的任何有核细胞内繁殖直至细胞破裂，弓形虫逸出后再侵入新的细胞，如此反复循环，引起全身组织及细胞的广泛损害。病变以坏死和炎症为主，也可见血管栓塞和肉芽肿。当人体特异性免疫形成后，血中的虫体被清除，组织中的滋养体发育受到抑制形成包囊而形成隐性感染，一旦人体免疫功能降低时，包囊内虫体活化、逸出造成复发。

（三）临床表现

弓形虫可侵犯全身各器官，但以中枢神经系统、眼、淋巴结、心肺、肝脾和骨骼肌为主，新生儿的显性感染多为先天性获得。初次感染弓形虫的孕妇约 1/2 滋养体可通过胎盘感染胎儿。先天性感染病情的轻重与感染时的孕周呈负相关。妊娠 3 个月内引起先天性感染症状较重，常出现流产及死胎。妊娠中晚期感染的胎儿出生后症状较轻，可表现为隐性感染。出生时有显性感染的常见有脑和眼受损表现，脑部症状有小头畸形、脑积水、脑钙化、脑膜脑炎、精神障碍、惊厥、肢体强直、脑神经麻痹等。眼部表现最常见脉络膜视网膜炎，其次为眼肌麻痹、虹膜睫状体炎、白内障、视神经萎缩等。此外，尚有发热、肝脾肿大、淋巴结肿大、皮疹、黄疸等。出生后发病愈晚，其病变愈轻。出生后因体内包囊活动化而不断损伤组织细胞，可出现智力低下、癫痫发作、视力减退、斜视、失明等症状。

（四）实验室检查

1. 病原学检查。取患者的血液、脑脊液、尿液、痰液、羊水、肿大淋巴结及尸体的脏器组织等检查滋养体和假包囊。

（1）直接涂片检查：取上述材料直接涂片在高倍镜下找滋养体；或用吉姆萨染色或瑞特染色后在油镜下找滋养体和假包囊，此法阳性率较低。

（2）分离弓形虫：取待检材料接种于小鼠腹腔、鸡胚卵黄囊或猴肾细胞分离弓形虫。

（3）DNA 杂交及 PCR 技术：两者均有较高的敏感性和特异性。

2. 免疫学检查。

（1）血清抗体检查：检测患儿血清中的弓形虫 IgM 和 IgG 抗体，抗体效价高或病程中有 4 倍以上升高或 IgM 抗体阳性均提示近期感染，新生儿血清中 IgM 阳性提示为先天性感染。检测方法如染色试验、补体结合试验、间接凝血试验、间接免疫荧光试验、酶联免疫吸附试验和间接乳胶凝集试验。

（2）循环抗体检查：检测弓形虫循环抗体可以作为早期特异性诊断方法，此法灵敏度和特异性高，可作为早期及急性期的诊断。

（3）近几年，国外弓形虫 IgG 亲和力测定正在兴起，患者出现症状后 5 个月内亲和力低（通常 <25%），高亲和力（>30%）被认为是慢性感染，其是已发现的慢性感染的最有用指标之一，可排除急性感染。

（五）诊断

本病临床表现复杂，诊断较难。临床上若出生后呈现小头畸形、小眼症等，在新生儿或婴儿期出现黄疸持续不退、肝脾肿大、视网膜脉络膜炎等，再结合流行病学资料，如母有流产、早产、死产史，与猫密切接触史或进食未熟的肉类、蛋类、奶类史，临床要考虑本病，确诊须靠实验室检查。

（六）治疗

对确诊为先天性弓形虫病，不管有无症状，获得性感染有症状者均应给予治疗。目前首选乙胺嘧啶和磺胺嘧啶联合用药。乙胺嘧啶是二氢叶酸还原酶抑制剂，磺胺嘧啶能竞争二氢叶酸合成酶使二氢叶酸合成减少，两药均使虫体核酸合成障碍而抑制其生长，故两药联用具有协同作用。①乙胺嘧啶第 1 天剂量 0.5 mg/kg，分 2 次口服，第 2 天起剂量减半，1 次口服。②磺胺嘧啶 100 mg/(kg·d)，分 4 次口服，以上两药联用疗程最短 1 个月，超过 4 个月疗效较佳。乙胺嘧啶有骨髓抑制作用，故应同时加服叶酸每次 5 mg，每天 3 次口服。③阿奇霉素与干扰素联合治疗弓形虫病安全有效，近年来临床应用治疗脑、视网膜等部位弓形虫感染的疗效受到肯定。阿奇霉素 7~10 mg/(kg·d)，饭后 2 h 顿服，服药 10 d 停 10 d 为 1 个疗程。干扰素 3 岁以上 100 万 U 肌内注射 1 次为 1 个疗程；3 岁以下 10 万 U 肌内注射，每日 1 次，每疗程连用 4 次。两种药物均用 6 个疗程。④克林霉素可渗入眼组织中，浓度较高，治疗眼弓形虫病疗效较好，10~25 mg/(kg·d)，分 3~4 次口服，疗程 4~6 周，可间隔 2 周后再重复 1 个疗程。

（七）预防

对孕妇应常规作弓形虫血清学检查，若妊娠早期发现感染应终止妊娠，妊娠中晚期应积极治疗。

三、风疹病毒感染

风疹是由风疹病毒引起的急性出疹性呼吸道传染病，孕早期感染风疹病毒易导致胎儿的先天性畸形。

（一）临床流行病学

1. 发病率。母亲在妊娠早期若感染风疹病毒可导致婴儿患先天性风疹综合征（congenital rubella syndrome，CRS）。CRS 患儿多有严重缺陷，估计全球每年平均有 10 万名 CRS。风疹病毒抗体（RV-IgG）阴性及抗体低水平（<15 U/mL）的育龄妇女是生育 CRS 患儿的高危人群。根据国内 6 个省的 10 412 名孕妇血清标本报道，妊娠早期血清风疹 IgM 阳性率为 0.46%，按此计算我国每年至少有 4 万名因风疹宫内感染引起的先天缺陷儿。

2. 病原学。风疹病毒（rubella virus，RV）属披盖病毒科，为单链 RNA 病毒，只有一个血清型。风疹只对人和猴有致病力，能在胎盘和胎儿体内长期生存繁殖，造成多系统的慢性进行性感染。病毒在体外生活力较弱，紫外线、加热 56℃维持 30 min、酸类（pH <3.0）、脂溶剂均可将其杀灭。

3. 传染源与传播途径。风疹患者、无症状带毒者和先天性风疹患者都是传染源。在风疹患儿出疹前 7 d 和出疹后 5 d 内可从患儿的鼻咽分泌物、血液、粪和尿中分离出风疹病毒。先天性风疹患儿出生后长期排毒可达数周至数月之久。风疹病毒主要通过空气飞沫传播。病毒存在于患儿和带毒者的呼吸道分泌物中，通过咳嗽、喷嚏、说话等方式产生飞沫被易感者吸入而传染。易感者也可通过接触被风疹患儿的粪便、尿液中病毒污染的食具、衣物等用品而发生接触传染。风疹病毒也可通过胎盘传给胎儿，这是造成新生儿 CRS 的重要途径。

（二）发病机制与病理生理

风疹病毒侵入上呼吸道后，先在局部黏膜和颈淋巴结内复制繁殖，然后侵入血循环引起第一次病毒血症。病毒通过白细胞到达单核细胞系统复制后再次进入血液循环引起第二次病毒血症。皮疹主要是由风疹病毒引起的真皮上层的毛细血管炎症，表现为毛细血管充血和轻微炎症渗出。

孕妇妊娠期感染风疹可将风疹经胎盘传给胎儿。胎儿致畸的危险性与感染风疹的妊娠月份密切相关，孕妇在前 3 个月感染风疹病毒，胎儿受感染的机会较大，胎儿发生先天性畸形的概率较高。这主要是由于胎盘屏障尚未发育完善，病毒能通过胎盘绒毛膜产生持续感染；孕 3 个月正值胎儿三个胚层分化、各器官形成的重要时期，细胞分化受到抑制，器官的形成受到影响，因此产生各种先天性畸形。

（三）临床表现

先天性风疹综合征表现按时间分为三类：①新生儿先天性风疹综合征，包括新生儿期明显的损害。②延迟性先天性风疹综合征，包括新生儿期不明显而后来才显著的损害。③先天性风疹晚期表现，包括新出现的损害。以上各类之间有些重叠。

先天感染风疹病毒后可发生死产、流产、先天性风疹、正常活产新生儿等情况。先天性风疹综合征的临床表现复杂，多累及全身各系统。

1. 低出生体重。约 1/2 患儿出生体重不足 2 500 g。

2. 耳聋。占 66%，多为双侧性感觉神经性耳聋或伴有传导性障碍，继而导致语言发育障碍。耳聋是耳蜗和 Corti 器变性引起发育不良所致。听力于出生第一年后可进行性变坏，也有突然发展为听力丧失。

3. 眼损害。占 78%，多为双侧性，以白内障发生率最高，常并发小眼球，其次为先天性青光眼。

4. 心血管畸形。在妊娠前 2 个月感染风疹病毒发生先天性风疹综合征的儿童中约 58% 并发心脏损害，最常见为动脉导管未闭，依次为房、室间隔缺损，肺动脉狭窄，法洛四联症等。

5. 中枢神经系统病变。占 62%，主要表现为精神发育迟缓，小头畸形，严重的运动损害和典型的痉挛性双侧瘫痪均可见到。

6. 其他。如血小板减少症、肝脾肿大、肝炎、黄疸、骨损害、脑膜脑炎、溶血性贫血、全身性淋巴瘤、皮肤斑疹、皮纹异常、腹股沟疝、风疹肺炎等。

（四）实验室检查

1. 血常规。白细胞总数减少，分类中淋巴细胞相对增多。

2. 血清学检查。可用 ELISA 检测患儿血清中的特异性 IgM 和 IgG 抗体。新生儿血清特异性 IgM 阳性可诊断为先天性风疹，IgG 抗体阳性表示有免疫力。

3. 分离病毒。出疹前后 7 d，可直接从咽拭子或尿液中分离出病毒，孕妇可从绒毛组织或羊水中检测风疹病毒。除此之外，还可用单克隆抗体和 PCR 技术检测病毒。

（五）治疗

目前尚无特效治疗，主要以对症支持治疗以及并发症治疗为主。对于先天性心脏病等先天畸形主要采取手术治疗。

（六）预防

1. 妊娠初期。前 3 个月应尽量避免与风疹患者接触，如接触风疹患者后，应于接触后 3 d 内肌内注射高效价免疫球蛋白 20 mL，可有一定保护作用。对于确诊有风疹病毒感染的早期孕妇一般应终止妊娠。

2. 疫苗接种。风疹疫苗接种是目前预防、控制风疹流行和先天性风疹综合征发生的最有效措施，英、美、法等发达国家已常规对易感者接种疫苗，且提倡女性青春期前接种，这些措施使 CRS 的发生率明显下降。我国风疹疫苗已自行生产，并已列入免费计划疫苗接种程序。妇女婚前或孕前血清风疹特异性 IgG 抗体阴性者应给予接种。目前已有麻疹—风疹—流行性腮腺炎、麻疹—风疹、风疹—流行性腮腺炎等联合疫苗，接种后 95% 产生抗体，目前无明显不良反应。

3. 对孕妇进行检测。孕妇产前进行风疹病毒检测，防止 CRS 婴儿的出生。

四、乙型病毒性肝炎

我国为乙型病毒性肝炎的高发地区。据估计全国约有 1 亿人口感染乙肝。流行病学证实 HBV 存在着母婴间传播，在我国患乙肝或携带 HBsAg 母亲的婴儿，1 年内 HBV 感染率为 51.8% ~85.3%。儿童感染乙型肝炎以后，常可持续不愈，成为慢性携带者或慢性肝炎，严重影响儿童的健康。

（一）临床流行病学

1. 病原学。乙型肝炎病毒（hepatitis B virus，HBV）属嗜肝 DNA 病毒。HBV 感染者血清中常存在三种病毒颗粒：小球形颗粒、柱状颗粒和大球形颗粒。前两种颗粒是在肝细胞质内合成后释放入血的病毒囊膜蛋白，即乙肝表面抗原（HBsAg）；后一种又称为 Dane 颗粒，是完整的 HBV 病毒体，直径 42nm，脂蛋白包膜（HBsAg）厚 7nm，核心直径 28nm，内含乙型肝炎核心抗原 HBcAg、环状双股HBV-DNA 和 HBV-DNA 多聚酶。环状双股 HBV-DNA 是 HBV 基因组，负链 DNA 有 S、C、P 和 X 4 个开放读码区（ORF）。S 基因区由 s 基因、前 s1 基因和 s2 基因组成，分别编码 s 蛋白、前 s1 蛋白和前 s2 蛋白，这些蛋白均属于 HBsAg。HBV 复制时，HBsAg 出现于受染的肝细胞质、膜和血循环中，还存在于许多体液和分泌物中，如唾液、乳汁、精液等。由于 HBsAg 与 Dane 颗粒常同时存在，故 HBsAg 常作为是否具有传染性的标志。抗 HBs 为保护性抗体，是 HBV 感染终止及有免疫力的标志。C 基因由前 e 基因和 c 基因组成，前 e 基因编码功能性多肽，c 基因编码核心蛋白 HBcAg。如前 e 基因和 c 基因连续编码后产生 HBeAg 前体蛋白，HBeAg 前体蛋白经修饰后形成 HBeAg。HBcAg 仅表达于肝细胞内，血清中检测不到。但其特异性抗体抗 HBc 可在血清中检测到，如抗 HBc-IgM 阳性间接表示 HBV 复制，具有传染性。低滴度抗 HBc-IgG 阳性表示既往感染。HBeAg 既表达于肝细胞内，也表达于血清中。HBeAg 阳性表示 HBV 复制活跃，是传染性强的标志。抗 HBe 抗体阳性表示 HBV 复制减弱，传染性降低。P 基因区编码 HBV-DNA 合成所必需的多聚酶。X 基因区编码 HBxAg，HBxAg 有反式激活功能，可激活肝细胞内的原癌基因，与原发性肝癌有关。

近年来，随着 HBV 全基因组序列的积累，逐步发现 A~H 八种基因型，各基因型具有一定的地理分布区域。据调查，在中国儿童慢性乙肝感染人群中，基因型 C 占 70.5%，基因型 B 占 24.5%，中国不同地区基因型分布各有差异。研究发现 HBV 基因型是影响慢性乙肝临床表现和转归的主要决定因素之一。

HBV 对外界环境的抵抗力较强，能耐受干燥、60℃达 4 h、紫外线及一般消毒剂。100℃煮沸 10 min、高压蒸汽灭菌法及 2% 过氧乙酸浸泡 2 min 可灭活。

2. 传染源与传播途径。新生儿感染 HBV 主要有母婴垂直传播和水平传播两种途径。

（1）母婴传播：为小儿感染的主要途径，传播率为 40%~60%，如母亲为 HBsAg 和 HBeAg 双阳性，则传播率更高。母婴垂直传播具体有：①经胎盘传播，母亲在妊娠时感染 HBV 或者是慢性 HBV 携带者，均可将病毒传给胎儿，但此时一般不影响胎儿发育，也不致畸。②经产道感染，是发生母婴传播的主要方式，新生儿娩出时吞入带有 HBV 的阴道液而感染，约占母婴传播的 40%。③经母乳传播，HBsAg 阳性母亲的乳汁中 70% 可检测到 HBV，在 24 h 内的初乳检出率更高。④生后密切接触，由于感染母亲的唾液、初乳、汗液、血性分泌物中均可检测到病毒，故此方式为重要的传播途径。

（2）水平传播：主要是注射、输注血液制品和生活密切接触传播。

3. 易感性。自然感染或主动免疫后机体产生抗 HBs，对一种 HBsAg 亚型具有持久免疫力，但对其他亚型免疫力不完全，偶可再感染其他亚型。

（二）发病机制

乙型肝炎的发病机制十分复杂，目前认为宿主免疫系统功能紊乱是其病理损伤的主要机制，大量证据表明，细胞免疫机制是乙型肝炎感染的发病机制之一。HBV 感染时，先由单核-巨噬细胞摄取病毒抗原，加工并呈递给 Th 细胞，Th 细胞活化增殖并释放白细胞介素 2（IL-2），IL-2 刺激被 HBV 抗原致敏的 Tc 细胞发生克隆性增殖，形成大量效应性 T 细胞，攻击受 HBV 感染的肝细胞，导致肝细胞的变性坏死。Tc 细胞攻击的靶抗原主要是肝细胞膜上的 HBcAg 和 HBeAg。只有同时表达靶抗原和Ⅰ类 MHC 抗原的肝细胞才被 Tc 细胞识别、攻击和破坏。α、β、γ 干扰素均能增强肝细胞表达Ⅰ类 MHC 抗原。Tc 细胞对靶肝细胞的识别与结合还有黏附分子的参与。受染的肝细胞表面表达 Fas 抗原，而活化 Tc 细胞表面则表达 FasL，两者相结合时启动肝细胞核内程序性死亡基因，引起细胞凋亡。HBV 感染可使肝细胞膜特异脂蛋白（LSP）变性形成"自身抗原"，刺激 B 细胞产生相应 IgG 抗体。IgG 抗体其 Fab 端与肝细胞膜 LSP 结合，其 Fc 端与自然杀伤细胞 Fc 受体结合，激活 NK 细胞杀伤肝细胞，即抗体依赖的细胞介导的细胞毒反应（ADCC），属自身免疫反应。各型肝炎的发病取决于机体的免疫状况和乙肝病毒的消长关系。一般认为，机体免疫反应正常者感染 HBV 后，功能健全的 Tc 细胞攻击受染的肝细胞，特异性抗体清除从肝细胞溶解释放出的 HBV，病毒清除，感染终止，临床表现为急性肝炎；免疫亢进者由于抗 HBs 产生过早、过多，迅速破坏大量肝细胞，形成抗体过剩的免疫复合物，导致局部过敏坏死反应，而引起急性或亚急性肝炎；免疫力低下时，由于抗 HBs 产生不足，不能有效清除体内 HBV，使得

HBV 继续侵犯新的肝细胞形成慢性肝炎或慢性 HBV 携带状态。小儿多由于免疫系统尚未成熟，往往成为慢性乙肝和慢性 HBV 携带者。

（三）临床表现

新生儿乙型肝炎主要表现为黄疸，可表现为生后黄疸消退延迟或退而复现，部分患者可伴有发热、摄入奶量减少等临床表现。也有表现为持续性阻塞性黄疸，巩膜与皮肤黄染，尿色加深如茶色，大便颜色减退或呈陶土色，肝脾肿大，多数患者在出生时可完全没有其他临床症状和肝功能及血清学的改变。

（四）实验室检查

1. 肝功能检查。新生儿肝炎时，肝功能可能表现正常或仅有轻度异常。血清丙氨酸氨基转移酶（ALT，即 GPT）于黄疸前期开始升高，高峰在血清胆红素高峰之前，一直持续至黄疸消退后数周，血清胆红素在黄疸前期末开始升高，凡登白试验多为双相阳性。黄疸前期末尿胆原及尿胆红素开始呈现阳性反应，是早期诊断的重要依据。

2. 乙肝血清标记物检测。其结果与临床意义见表 3-2。

表 3-2 乙型肝炎血清病毒标志及其临床意义

HBsAg	HBeAg	抗-HBc	抗-HBc IgM	抗-HBe	抗-HBs	临床意义
+	+	−	−	−	−	急性 HBV 感染早期，HBV 复制活跃
+	+	+	+	−	−	急慢性 HBV 感染，HBV 复制活跃
+	−	+	+	−	−	急慢性 HBV 感染，HBV 复制中度
+	−	+	+	+	−	急慢性 HBV 感染，HBV 复制低度，异型慢性乙型肝炎
+	−	+	−	+	−	HBV 复制停止或极低
−	−	+	+	−	−	HBV 携带状态，HBsAg 极低测不出，HBsAg/抗 HBs 空白期
−	−	+	−	−	−	HBV 既往感染，未产生抗-HBs
−	−	+	+	+	−	抗 HBs 出现前阶段，HBV 复制低
−	−	+	−	+	+	HBV 感染恢复阶段
−	−	+	−	−	+	HBV 感染恢复阶段
+	+	+	+	−	+	不同亚型 HBV 再感染
+	−	−	−	−	−	HBV-DNA 整合
−	−	−	−	−	+	病后或接种疫苗后获得免疫

（五）治疗

肝炎患儿用药宜简不宜繁，以避免药物对肝脏的损害。

1. 退黄治疗。退黄主要用茵栀黄。

2. 免疫调节药物。

（1）胸腺素：通过影响 cAMP 而增强 T 细胞活化。国内广泛用于治疗慢性 HBV 感染。

（2）白细胞介素：系活化 Th 细胞产生的细胞因子能与免疫效应细胞表面 IL-2 受体特异结合，刺激这些细胞增殖及诱生 IFN-γ 增强免疫反应。有报道部分患者 HBeAg 转阴。

3. 抗病毒药物。

（1）高价免疫球蛋白：注射从人血清中提取的高价乙肝免疫球蛋白能有效清除乙肝病毒，保护暴露人群。

（2）干扰素（IFN）：目前多采用 IFN-α 100 万 U 皮下注射，连用一周后改为隔天一次，疗程 3~6 个月，抑制 HBV 的复制较肯定。HBeAg 及 HBV-DNA 转阴率可达 30% ~ 60%。IFN-β 和 IFN-γ 抗 HBV 疗效不如 IFN-α。IFN 治疗过程中可能产生 IFN 抗体，此抗体出现率因 IFN 品种而异，天然IFN-α 少于基因重组 IFN-α。

（3）拉米夫定：作为新一代的核苷类抗病毒药，它主要能抑制 HBV 反转录酶的活性并与脱氧胞嘧啶核苷竞争结合于延伸中的 DNA 链，造成病毒 DNA 链的复制终止；临床资料显示它对乙肝病毒有较强的抑制作用，但不能清除肝细胞内病毒的超螺旋形 DNA，短期服用停药后易造成反跳。

目前多主张二联或三联用药，如选用干扰素、胸腺素、乙肝疫苗三联用药。

重型肝炎是肝细胞发生大量坏死而陷入肝衰竭的过程，肝衰竭能否逆转取决于肝细胞存活的数量。治疗酌情每天或 2 ~ 3 天输注新鲜血浆、全血或清蛋白加强支持治疗。

（六）预防

1. 乙肝疫苗。出生时、1 个月末、6 个月末各接种一次，剂量根据不同产品而定。所产生的抗 HBs 可持续 3 年以上，以后每 5 年加强一次。

2. 乙肝免疫球蛋白（HBIG）。属于被动免疫，保护作用迅速，HBeAg 或 HBsAg 阳性母亲的新生儿出生后应立即（不迟于 24 h）肌内注射 HBIG 1 mL，于 1、2、3 个月各接种乙肝疫苗一次。

3. 早产和低体重儿。对 HBV 疫苗的反应率低于足月儿和正常体重儿，推迟对早产、低体重儿（尤其是对于出生体重小于 1 700 g 的婴儿）接种乙肝疫苗，待其免疫系统较健全时再予接种，可显著提高抗-HBs 阳性率及 GMT 水平。但在乙肝病毒的流行地区，不管出生体重如何，早产儿出生时就接种乙肝疫苗也许有利于预防母婴垂直传播。

五、人类免疫缺陷病毒感染

艾滋病又称获得性免疫缺陷综合征（acquired immune deficiency syndrome，AIDS）是由人类免疫缺陷病毒（human immunodeficiency virus，HIV）引起的严重传染病，主要使体内 CD_4 淋巴细胞受损，导致全身免疫功能缺陷，继发各种机会感染和肿瘤而致死。

（一）临床流行病学

自从 1981 年发现首例 HIV 感染者以来，据联合国艾滋病规划署（United Nations Programmeon HIV/AIDS，UNAIDS）的 HIV/AIDS 流行报告，截至 2007 年 11 月，全世界有 3 320 万例 HIV 感染者，其中女性 1 540 万例，15 岁以下儿童 250 万例。2007 年，全球新增 HIV 感染者 250 万例，其中 15 岁以下儿童 42 万例。2007 年，HIV 感染者死亡 210 万例，其中 27 万例是儿童。

1. 病原学。HIV 是一种反转录 RNA 病毒，属慢病毒，目前已鉴定的引起人类 AIDS 的病毒有 2 种，即人类免疫缺陷病毒 HIV-1 和 HIV-2 两型。HIV-1 遍布全球；HIV-2 常见于西非和印度，致病力较 HIV-1 弱。HIV-1 又分 A、B、C、D、E、F、G、H、O 9 种亚型，其中以 B 型最常见。

HIV 呈椭圆形或圆柱形，由病毒核心和外膜组成，外膜为类脂双分子层，当中有与病毒进入宿主细胞有关的两种蛋白 gp120 和 gp41。病毒核心由核心蛋白、单股 RNA、Mg^{2+} 依赖的反转录酶组成。其中反转录酶能把病毒 RNA 转录成 DNA。核心蛋白 p24 能引起细胞免疫。病毒对外界抵抗力较弱，加热 56℃ 30 min 和一般消毒剂均可将其杀灭。

2. 传染源与传播途径。患者及无症状的带毒者为传染源，对于婴幼儿来说，感染了 HIV 的母亲是最大的传染源。HIV 病毒存在于血液、精液、子宫及阴道分泌物、唾液、泪液和乳汁中。成人 HIV 主要通过性接触和输血传播，而婴幼儿主要通过母婴传播。目前，我国艾滋病母婴传播疫情日趋严峻，2008 年卫计委通报在新发艾滋病病毒感染中，高发区孕产妇 HIV 阳性检出率 0.3%～1.8%，部分 HIV 高流行区的 HIV 母婴传播率为 33%～35%，婴儿和儿童 HIV 感染约 90% 是通过母婴传播获得。胎儿在感染 HIV 的母亲宫内时，HIV 可通过胎盘传染给胎儿，胎儿在娩出时可吞入含有 HIV 的阴道、子宫颈分泌物或母血而被感染，因为感染的母亲母乳中或乳头皲裂后渗出的血中均含有 HIV 病毒，故哺乳也是母婴传播的一大途径。

3. 高危因素。孕妇 HIV 感染的程度和其他相关因素是围生期 HIV 母婴传播的危险因素。孕妇血中 CD_4^+T 细胞数量减少，血中 HIV 多，p24 抗原增多者母婴传播率高；绒毛膜羊膜炎、阴道分娩、破膜时间长、会阴侧切术、产钳术、吸毒、吸烟等均使母婴传播率升高。

（二）发病机制

已知 CD_4 是 HIV 外膜糖蛋白的受体。HIV 病毒通过表面的糖蛋白 gp120 在同是糖蛋白的 gp41 的参与下与宿主细胞受体 CD_4 结合入侵靶细胞，故表面表达 CD_4 抗原的细胞均是 HIV 的靶细胞。Th 细胞高表达 CD_4 分子，因此 Th 细胞是 HIV 的主要靶细胞，巨噬细胞、树突细胞和小胶质细胞也低表达 CD_4 分子，所以这些细胞也对 HIV 易感。淋巴结内巨噬细胞、滤泡树突细胞是 AIDS 潜伏期 HIV 繁殖的主要场所，是 HIV 的储藏库，也是感染 CD_4T 细胞的源泉。树突细胞的大量死亡造成外周淋巴细胞的毁坏。HIV 侵入 CD_4 细胞后，在细胞质中经病毒的反转录酶作用将病毒 RNA 转为 DNA。病毒 DNA 与病毒整合酶进入细胞核，在后者的作用下，整合入宿主细胞基因组内，整合的病毒可潜伏数月甚至数年不复发，这就是 AIDS 潜伏期长的原因。HIV 如何杀伤 CD_4 细胞的机制尚不十分清楚。由于 Th 细胞被大量破坏，从而丧失调控其他淋巴细胞（如 B 细胞分化）亚群的能力，机体的免疫网络遭到破坏，免疫调节失去平衡，导致免疫缺陷。HIV 病毒攻击大量 CD_4 细胞，使细胞免疫功能低下或丧失，引起各种机会感染致死。另由于 B 细胞调节失控，多克隆 B 细胞被活化，大量表达免疫球蛋白，患者发生自身免疫性疾病以及对新的抗原反应性降低而发生感染，如小儿易患严重化脓性感染。某些单核—巨噬细胞（表达 CD_4 抗原）也可被 HIV 侵袭，使其趋化能力降低，使白细胞介素 1 和肿瘤坏死因子释放增加，致机体发热、消耗增加、消瘦等。由于 HIV 对靶细胞（主要是 CD_4 细胞）的不断破坏，致使 CD_4T 细胞消耗殆尽和外周免疫器官毁损，免疫严重缺陷，最终招致各种感染和恶性肿瘤而致死。

（三）临床表现

新生儿由于免疫系统尚不成熟，很少接触外来抗原，生成的免疫记忆细胞数量少，HIV感染后免疫系统损害较成人严重，潜伏期短，出现症状早，病情进展快，发生淋巴细胞样间质性肺炎和继发细菌感染较多。从母婴传播所致感染的患儿可早在出生后几个月就出现临床征象，潜伏期数月至数年不等。

1. 一般临床表现。有持续发热、消瘦、低出生体重、出生后体重不增、黄疸不退、肝脾肿大、多部位浅表淋巴结肿大等。

2. 细菌感染。严重的反复的细菌感染，如败血症、肺炎、腹泻、尿路感染、皮肤感染、中枢神经系统感染等成为婴儿死亡的重要原因之一。

3. 机会感染。持续性或反复性鹅口疮。

4. 肿瘤。在成人患者中见到的 Kaposi 肉瘤，在儿童患者中少见。

5. 围生期和新生儿。HIV 感染者先天畸形的发生率较高，尤其是先天性心脏病的发生率高于正常的 4 倍。

综合文献报告新生儿 HIV 感染各种症状发生频率见表 3-3。

表 3-3　HIV 感染各种症状发生的频率

临床征象	阳性征象发生率（%）
体重不增	64.81
生长发育障碍	64.8
细菌感染	81.48
肺炎	55.56
腹泻	20.31
发热	51.85
鹅口疮	42.5
病理性黄疸	40.74
皮疹	29.63

（四）实验室检查

1. 免疫学检查。患者外周血常规中 CD_4 细胞明显下降，早期 CD_4^+ 可 $>500/\mu L$，晚期 $<200/\mu L$ 直至降到 0。CD_8^+ 细胞变化不明显，因此 CD_4^+/CD_8^+ 比例逐步降低或倒置，正常儿童比例为 2.0。血清免疫球蛋白 IgG、IgM、IgA 常升高。

2. 血清学检查。HIV 感染后 1~4 周内可测得 HIV 抗原（核心抗原 p24），以后逐步消失，直至 AIDS 阶段又重现阳性。在 HIV 感染后 3~12 周可测得核心抗 gp41 抗体，抗 gp41 IgG 可持续终身。由于年龄在 15 个月以内的小婴儿抗体有可能反映来自母亲的抗体，故新生儿应行 HIV 培养或 PCR 检查以确诊。

3. 病毒学检查。以体外淋巴细胞培养再以 Northern 吸印法测淋巴细胞中的 HIV-RNA，或取血清以 Western blot 测 HIV 各抗原蛋白，或以 PCR 法直接检测 HIV-DNA。

（五）诊断

HIV 感染急性期常无症状或症状轻微，易被忽视，因此必须依赖血清学检查，可以用 ELISA 法测血清抗 HIV 抗体，如阳性再作 Western blot 测 HIV 抗原以确诊，若上述检查均阳性即可诊断 HIV 感染。

美国疾病控制中心认为，儿童在患有其他原因不能解释的免疫缺陷时，除了 HIV 抗体阳性外，至少还需要下列症状才可诊断为 AIDS：①机会性感染。②淋巴性间质性肺炎。③反复侵袭性细菌感染（每 2 年发作在 2 次以上）。④脑病。⑤消瘦综合征。⑥恶性疾病如肿瘤等。

（六）治疗

现有治疗包括：抗 HIV 治疗、预防和治疗机会感染、调节机体免疫功能、支持疗法和心理关怀。但目前尚无特效根治疾病的方法。

抗 HIV 药物可使病毒负荷减少，CD_4^+ T 淋巴细胞增多，延缓 AIDS 发病，改善患儿生活质量并延长生命，这是治疗的关键。但现有药物尚不能根除病毒。根据中华医学会儿科学分会感染学组、中华医学会儿科学分会免疫学组关于小儿 HIV 感染和艾滋病诊断及处理建议，年龄在 1 岁以内的患儿，无论其临床、免疫学或病毒负荷状况如何，均应予抗病毒治疗。

抗 HIV 药物可分为 3 类：①核苷酸类反转录酶抑制剂（NRT1）：如叠氮胸腺嘧啶（齐多夫定）等。②非核苷酸类反转录酶抑制剂（NNRT1）：如奈韦拉平等。此类药物易产生耐药性，但与核苷酸类药物联合应用可增强抗病毒作用。③蛋白酶抑制剂：如茚地那韦等。

HIV 感染/AIDS 孕妇及新生儿应联合服用以下抗 HIV 药物，以降低母婴传播：①维乐命。对 HIV 阳性母亲给予以下处理：分娩开始时服 1 片（200 mg）；新生儿：出生后 24 h 内（不得超过 72 h），2 mg/kg，口服。②齐多夫定。长程方案：母亲（妊娠 14～34 周），500 mg/d 至分娩；新生儿：2 mg/kg，4 次/天×6 周。短程方案：母亲分娩启动时服用 600 mg，然后 300 mg，每隔 3 h 1 次，至分娩结束；新生儿：出生后 4 mg/kg，2 次/天× 7 d，口服。

（七）预防

如何预防 HIV 感染，安全、有效的疫苗是人们一直研究的方向。但由于 HIV 基因的高度变异、病毒基因有很多亚型、病毒体外存活时间太短、疫苗研制成本高昂等原因，AIDS 的疫苗研究一直未能取得实质性突破。

主要防止育龄妇女感染 HIV，严格筛查输血源。对于抗 HIV 阳性的孕妇，应禁止生育或生后严密随访。

第十四节 新生儿破伤风

新生儿破伤风是由破伤风厌氧芽孢梭状杆菌由脐部侵入引起的一种急性感染性疾病。常在生后 7 d 左右发病，临床上以全身骨骼肌的强直性痉挛、牙关紧闭为特征，故有"脐风""七日风""锁口风"之称。

一、临床流行病学

1. 发病率和病死率。新生儿破伤风在世界各国的发病率有很大差异，自 19 世纪 80 年代无菌接生法和妊娠期破伤风免疫预防的推广，其发病率和死亡率已有所下降。据 WHO 调查，在 1994 年每年有约 51 万名新生儿死于破伤风，其中约 80% 发生于东南亚和非洲的国家。全球有 83 个国家的发病率低于 0.1%，57 个国家为 0.1% ~ 5%，24 个国家大于 0.5%，与 1985 年相比，病死率下降了 29%。最近又有报道在某些地区通过改变一些传统的接生方法，其发病率又有所下降。我国新中国成立前每年约 100 万新生儿死于破伤风，新中国成立后发病率和死亡率显著下降，但在边远农村、山区及私自接生者新生儿破伤风仍不罕见。

2. 病原菌特点。破伤风杆菌为革兰染色阳性、产芽孢、梭形厌氧菌，长 2 ~ 5 μm，宽 0.3 ~ 0.5 μm，无荚膜，有周身鞭毛，能运动。本菌广泛分布于自然界各地的土壤、尘埃和各种动物的消化道内。它的一端形成芽孢，形似鼓槌状或网球拍状，抵抗力极强，在无阳光照射的土壤中可几十年不死，能耐煮沸 60 min、干热 150℃ 1 h、5% 苯酚 10 ~ 15 h，需高压消毒，用碘酒等含碘的消毒剂或气体消毒剂环氧乙烷才能将其杀灭。破伤风杆菌不是组织侵袭性细菌，仅通过破伤风痉挛毒素致病；破伤风毒素在已知毒素中毒性排位第二，仅次于肉毒毒素，其致死量约 10^{-6} mg/kg。

3. 感染方式。用未消毒的剪刀、线绳来断脐、结扎脐带；接生者的手或包盖脐带残端的棉花纱布未严格消毒时，破伤风梭菌即可由此侵入。新生儿破伤风偶可发生于预防接种消毒不严之后。

二、发病机制

坏死的脐残端及其上的覆盖物使该处氧化还原电势降低，有利于破伤风梭菌出芽繁殖并产生破伤风痉挛毒素而致病。随着毒素的释放，产生毒素的细菌死亡、溶解。破伤风毒素经淋巴液中淋巴细胞入血，附在球蛋白到达中枢神经系统；也可由肌肉神经结合处吸收，通过外周神经的内膜和外膜间隙或运动神经轴上行至脊髓和脑干。此毒素一旦与中枢神经组织中的神经节苷脂结合，抗毒素也不能中和。毒素与灰质中突触小体膜的神经节苷脂结合后，使它不能释放抑制性神经介质（甘氨酸、氨基丁酸），以致运动神经系统对传入刺激的反射强化，导致屈肌与伸肌同时强烈地持续收缩。活动越频繁的肌群越先受累，故咀嚼肌痉挛使牙关紧闭，面肌痉挛而呈苦笑面容，腹背肌当痉挛较强后，形成角弓反张。此毒素也可兴奋交感神经，导致心动过速、高血压、多汗等表现。

三、临床表现

潜伏期大多 4 ~ 8 d。潜伏期与出现症状到首次抽搐的时间越短，预后越差。一般以哭吵不安起病，患儿想吃，但口张不大，吸吮困难。随后牙关紧闭，举眉额皱，口角上牵，出现"苦笑"面容，双拳紧握，上肢过度屈曲，下肢伸直，呈角弓反张状。强直性痉挛阵阵发作，间歇期肌肉收缩仍继续存在，轻微刺激（声、光、轻触、饮水、轻刺等）常诱发痉挛发作。呼吸肌与喉肌痉挛引起呼吸困难、青紫、窒息；咽肌痉挛使唾液充满口腔；膀胱及直肠括约肌痉挛可导致尿潴留和便秘。

患儿神志清醒，早期多不发热，以后体温升高可因全身肌肉反复强直痉挛引起，也可因肺炎等继发感染所致。经及时处理能渡过痉挛期者，其发作逐渐减少、减轻，数周后痊愈。否则，因越发越频，缺氧窒息或继发感染而死亡。

四、实验室检查

常规实验室检查多正常，周围血常规中白细胞可因脐带继发感染或持续痉挛引起的应激反应而升高。脐部分泌物培养仅部分患儿阳性。

五、诊断

破伤风的症状最有特征性，根据消毒不严的接生史、出生后典型发作表现，一般容易诊断；早期尚无典型表现时，可用压舌板检查患儿咽部，若越用力下压，压舌板反被咬得越紧，也可确诊。

六、治疗

1. 一般治疗。

（1）护理。保持室内安静、避光，减少刺激，避免扰动，必须的操作（如测体温、翻身等）尽量集中同时进行。及时清除痰液，保持呼吸道通畅及口腔、皮肤清洁。

（2）保证营养和水分供给。后期可鼻饲乳品，如痉挛频繁不能鼻饲，可用静脉营养。

（3）有缺氧及青紫时给氧。如窒息、呼吸衰竭者应用呼吸机辅助通气。气管切开在新生儿一般不如气管插管使用呼吸机安全。有脑水肿者应用甘露醇等脱水剂。

2. 控制痉挛。

（1）地西泮。有松弛肌肉及抗惊厥作用，每次 0.2 ~ 0.3 mg/kg，缓慢静注，4 ~ 6 h 1 次，若止痉效果不佳，可逐渐增加至每次 1 mg/kg，痉挛好转后再鼻饲给药，可每次 0.5 ~ 1 mg/kg，必要时还可加大剂量，口服地西泮的半衰期长达 10 余小时 ~ 3 d。近年来，国内有报道应用大剂量地西泮治疗重症新生儿破伤风有较好疗效，即患儿入院后先用地西泮 3 ~ 5 mg 注射，15 min 后未达"地西泮化"者加用 7.5 mg，静脉缓推，最大量每次 10 mg，达"地西泮化"后每 2 ~ 3 h 给"地西泮化"量的地西泮 1 次维持。一般要求用量达到"地西泮化"标准，即患儿浅睡，咳嗽吞咽反射存在，体检时无抽搐，仅在注射、穿刺或吸痰时出现短暂肌强硬，下次给药前可有轻微而短暂的抽搐，但无明显发绀。

（2）苯巴比妥（鲁米那）。负荷量 10 ~ 20 mg/kg，静脉或肌内注射，12 h 后维持量 5 mg/(kg·d)。

（3）氯丙嗪。每次 0.5 ~ 1 mg/kg，稀释后静滴，每 6 ~ 8 h 可重复一次。但剂量过大或持续时间过长可出现软瘫或体温下降，故不宜多用。

（4）水合氯醛。止痉作用快，作为痉挛发作时临时性增加药物。常用 10% 溶液每次 0.5 mL/kg，灌肠或鼻饲注入。

（5）副醛。止惊效果快而安全，但主要由肺排出刺激呼吸道黏膜，有肺炎时不宜采用。多为临时使用一次，每次 0.1 ~ 0.2 mL/kg（稀释成 5% 溶液）静注或 0.2 ~ 0.3 mL/kg 每次肌内注射或灌肠。

（6）泮库溴铵。神经肌肉阻滞药或肌松药，每次 0.05 ~ 1 mg/kg，静脉注射，每 2 ~ 3 h 1 次，对重症患儿在使用人工呼吸机的情况下可以采用。

一般认为，大剂量地西泮和鲁苯巴比妥交替鼻饲，止痉效果确切，可作为新生儿破伤风止痉的首选搭配，临时可增加水合氯醛或副醛，以上治疗无效时，可给予普鲁卡因 6 ~ 8 mg/（kg·d），稀释后缓慢静脉滴入。

3. 破伤风抗毒素的应用。只能中和尚未与神经组织结合的毒素。精制破伤风抗毒素（TAT）1 万 ~ 2 万 U 肌内注射或静脉注射，用前须作皮试。人体破伤风免疫球蛋白（TIG）不会产生血清病等过敏反应，其血浓度较高，半衰期长达 24 d，故更理想，但其价格昂贵不易获得，新生儿肌内注射 500 ~ 1 500 U 即可。

4. 抗生素。青霉素：能杀灭破伤风梭菌，10 万 ~ 20 万 U/（kg·d），每天分 2 次，疗程 10 d 左右。甲硝唑：首剂 15 mg/kg，然后 15 mg/（kg·d）或 30 mg/（kg·d），分 2 次静滴，1 个疗程 7 d，有报告其疗效略优于青霉素。

5. 脐部处理。用氧化消毒剂（3% 过氧化氢或 1:4 000 高锰酸钾溶液）清洗脐部，再涂以碘酒以消灭残余破伤风梭菌。

七、预防

（1）大力推广新法接生和在医院内出生。

（2）如遇紧急情况，应将剪刀用火烧红、冷却后或用 2% 碘酒涂剪刀待干后断脐，线绳也应用 2% 碘酒消毒后结扎脐带，并多留脐带残端数厘米，争取在 24 h 内脐带按严密消毒方法重新处理。剪去残留脐带的远端再重新结扎。同时，肌内注射青霉素 3 ~ 4 d 及破伤风抗毒素 1 500 ~ 3 000 U 或人体破伤风免疫球蛋白 75 ~ 250 U。

（3）对不能保证无菌接生的孕妇，于妊娠晚期可注射 2 次破伤风类毒素 0.5 mL，相隔 1 个月，第二次至少在产前 2 周（最好 1 个月时）肌内注射。

第四章

儿科感染性疾病处理

第一节　猩红热

猩红热是由具有红疹毒素的 A 群 B 型溶血性链球菌所致的急性呼吸道传染病。本病多发于冬春季节，2~10 岁为发病高峰。临床以发热、咽峡炎、全身鲜红色皮疹和恢复期成片状蜕皮为特征。

一、病因

1. 链球菌按其所含多糖类抗原的不同，分为 A~V 20 个群，引起猩红热的病原是 A 群溶血性链球菌。在血液培养基上生长良好，并产生完全（B 型）溶血。A 群链球菌可依其表面抗原 M 的不同，分为 90 多种血清型。

2. 细菌的致病与细菌的荚膜、M 蛋白和产生的红疹毒素及一些酶有关，细菌的脂壁酸和 M 蛋白使得细菌黏附于组织，荚膜中的透明质酸和 M 蛋白使细菌具有抗吞噬作用；不同型的 A 群链球菌，能产生红疹毒素者即可引起猩红热，红疹毒素能引起发热和猩红热皮疹，红疹毒素有 5 种血清型，不同型之间无交叉免疫；细菌产生的链激酶及溶血素等均与发病有关。

3. 细菌的抗吞噬能力强，链球菌溶血素水平高，半胱氨酸蛋白酶水平低，与重型临床表现有关。A 群溶血性链球菌在痰液及脓液中可生存数周，加热 56℃维持 30 min 或一般消毒剂均可将其杀灭。

二、临床表现

患者与猩红热或咽峡炎患者有接触史，潜伏期为 2~12 d，多数为 2~5 d。起病多急骤，以发热、咽峡炎和皮疹为主要临床表现。

1. 98% 患者有咽峡炎，咽部初感干燥，继而疼痛，吞咽时加重。80% 左右的患者有扁桃体肿大，可有灰白色或黄白色点片状脓性渗出物，易于抹去。

2. 一般在皮疹出现前，先可见有黏膜内疹，表现在软腭黏膜充血、轻度肿胀的基础上，有小米粒状红疹或出血点。皮疹为猩红热最重要的症状之一。

3. 发疹同时，可出现舌被白苔，乳头红肿，突出于白苔之外，以舌尖及边缘处为显著，称为"草莓舌"；第三日白苔开始脱落，舌面光滑呈肉红色，可有浅表破裂，乳头仍然隆起，称为"杨梅舌"。部分患者颈部及颌下淋巴结肿大，有压痛，但多为非化脓性。

三、辅助检查

1. 血常规。白细胞总数在 $10 \times 10^9 \sim 20 \times 10^9$ 个/L 或更高，中性粒细胞可达 75% ~ 90%。

2. 细菌培养。咽拭子培养出 A 群 B 型溶血性链球菌。

3. 血清学检查。80% 以上未治疗，患者在前 3 周血清抗链球菌溶血素"O"阳性，链球菌酶玻片试验能测定血清中多种抗体，且较少有假阳性。

四、鉴别诊断

与金黄色葡萄球菌感染的鉴别：金黄色葡萄球菌所致咽炎和败血症可引起猩红热样皮疹，但皮疹持续时间短暂，无脱皮，且常有局部或迁延性病灶，细菌培养结果不同。

五、治疗

1. 一般治疗。急性期应卧床休息，保持皮肤清洁，勿抓破皮肤，防止继发感染。年长儿每日用温热淡盐开水洗漱数次。

2. 抗生素治疗。首选青霉素。轻症每日 80 万 ~ 160 万 U，分 2 次肌内注射；重症每日 200 万 ~ 400 万 U，分 2 ~ 3 次静脉滴注。青霉素过敏者改用红霉素。疗程 7 ~ 10 d。

3. 支持疗法。重型患儿可输血浆或全血，能起到中和毒素、增加抵抗力的作用。

六、预后

对猩红热、急性扁桃体炎患者在流行期间，应采取预防措施，隔离患者，禁止与其他儿童接触，咽拭子培养连续两次 B 型溶血性链球菌阴性可解除隔离。在托儿所、幼儿园等集体单位流行时可用药物预防。注射长效青霉素 120 万 U 1 次可使流行中止，并可防止风湿热和肾小球肾炎的发生。口服青霉素或磺胺，效果较差。咽部带 B 型溶血性链球菌者应接受青霉素治疗 7 ~ 10 d。如是集体儿童，保育人员等应暂时调离工作直至咽拭子培养转阴为止。

第二节 幼儿急疹

幼儿急疹（又称婴儿玫瑰疹）是由人类疱疹病毒 6 型、7 型经飞沫传播的发疹、发热型传染病。表现为持续高热 3 ~ 5 d，热退疹出。

一、病因

1. 病原是人类疱疹病毒 6、7 型。

2. 患者是传染源，传播途径是呼吸道飞沫传播，易感人群为 2 岁以下婴儿。

3. 其发病机制目前还不十分清楚，可能是病毒经呼吸道入血，引起全身性病毒血症所致。

二、临床表现

多见于 6 ~ 18 个月小儿，3 岁以后少见。春、秋雨季发病较多。

1. 无症状的成人患者是本病传染源，潜伏期 7 ~ 14 d。

2. 突然起病，高热 39℃ 以上，持续 3 ~ 5 d，继而骤降，热退 9 ~ 12 h 内出疹。

3. 皮疹为红色斑疹或丘疹，主要分布于躯干、颈部及上肢，疹间皮肤正常，数小时内开始消退，2 ~ 3 d 消失，无色素沉着及脱屑。

4. 发热时可伴高热、惊厥，偶有前囟膨隆，咽峡部可有充血。

三、辅助检查

1. 间接荧光法。检测特异性抗体急性期阴性，恢复期阳性，且效价升高 4 倍以上。

2. 血常规。病初第一日外周血白细胞增高，且中性粒细胞占优势，第二日后明显下降，淋巴细胞相对增高。

四、诊断

具备上述临床热退疹出特点，加上年龄特点即可临床诊断。不典型者可做特异性抗体检测，以确诊。

五、鉴别诊断

麻疹有口腔黏膜斑疹退后色素沉着，风疹有耳后淋巴结肿大，二者均无热退疹出的特点。

六、治疗

主要是对症治疗，如休息、高热给予退热剂，惊厥给予镇静药等；若有严重并发症，给予更昔洛韦和膦甲酸钠，也可试用免疫球蛋白。

第三节　水痘

水痘是由人类疱疹病毒经接触、飞沫、空气传播的一种传染性极强的全身性病毒血症。临床主要表现为皮肤、黏膜出现瘙痒性水疱疹，全身症状轻微。

一、病因

1. 病原是水痘—带状疱疹病毒，只有一个血清型。

2. 传染源是水痘患者，经呼吸道飞沫或直接接触为传播途径，人群普遍易感。

3. 病毒侵入人体后在局部皮肤、黏膜细胞及淋巴结内复制，然后进入血液和淋巴液，在单核—巨噬细胞系统内再次增生后释放入血，形成病毒血症，引起各器官病变。

4. 病变主要在皮肤及黏膜，病初皮肤表皮毛细血内皮细胞肿胀，血管扩张充血，出现斑丘疹；随后上皮细胞退行性变，细胞液化后形成水疱，之后结痂。

二、临床表现

冬末、初春季节发病较多，10 岁以下儿童多见，多数患者有接触史，或在学校、托儿所群体性发病。

1. 典型水痘：分批出现红色斑丘疹，迅速发展为清亮、卵圆形、泪滴状小疱，周围有红晕，无脐眼，经 24 h 变浑浊，持续 3~4 d 迅速结痂，易破溃及感染。疾病高峰期丘疹、疱疹、结痂即"老少三辈"同时存在，皮疹分布呈向心性，以后渐及头面及四肢，瘙痒感明显。口腔、结膜、生殖器等处可出现黏膜疹，易破溃形成溃疡。全身症状轻微，可有发热等。

2. 重症水痘：多发生在恶性病及免疫功能受损的基础上，水疱疹有脐眼，可为出血性，疱疹可融合成片，呈离心性分布，四肢多，发病第一周末可发生暴发性紫癜。

3. 先天性水痘：孕妇患水痘，特别是在妊娠早期感染，可致胎儿多发性畸形，如小头畸形、小眼球、白内障、肠梗阻或 Horner 综合征等，生后多在 1 岁内死亡。

4. 并发症：脓疱疮、血小板减少、心肌炎、肝炎、肾炎、脑炎等。

三、辅助检查

1. 新鲜水疱底部刮取物瑞氏染色，找到多核巨细胞及核内包涵体即可快速诊断。
2. 血清学检验水痘病毒抗体，出疹 1~4 d 与 2~3 周后滴度增加 4 倍以上即可确诊。
3. 免疫荧光法检测水痘病毒抗原阳性可确诊。
4. 外周血白细胞正常或轻度增加。

四、诊断

凡出现疱疹者，均应高度怀疑本病；根据流行病史、典型的皮疹分布，皮疹特点及斑丘疹、疱疹、结痂等"老少三辈"共存的特点即可临床诊断；不典型者可做抗体、抗原或多核巨细胞及核内包涵体检查予以确诊。

五、鉴别诊断

1. 手足口病。本病皮疹多以疱疹为主，疱疹出现部位以口、手掌、足底为主，疱疹呈离心性分布。

2. 丘疹性荨麻疹。该病多为红色丘疹，顶端有小水痘，壁坚实，痒感明显，周围无红晕，不结痂。皮疹多见于四肢，可分批出现。

六、治疗

1. 一般治疗。无并发症者，可以对症治疗，如消毒水洗浴，以减少、预防继发感染；以炉甘石洗剂止痒。

2. 药物治疗。高热者，予以对乙酰氨基酚等退热治疗，但禁用糖皮质激素及水杨酸制剂退热。并发肺炎或免疫功能受损者，予以抗病毒治疗。阿昔洛韦 5~10 mg/kg，于 1 h 滴完，每 8 h 1 次，疗程 7~10 d；口服每次 20 mg/kg，每次不大于 800 mg，每日 4 次，共用 5 d，治疗越早效果越好，一般应在皮疹出现后 48 h 内给药。也可选用更昔洛韦。继发细菌感染时，可予以抗生素，局部涂以甲紫。

七、预防

1. 隔离患儿。控制传染源；托幼机构已接触水痘者，应检疫 3 周。

2. 被动免疫。肌内注射水痘—带状疱疹免疫球蛋白（VZIG）5 mL 可起到预防作用。主要用于下列人群：①用过大剂量糖皮质激素、免疫功能受损及恶性病患者，在接触水痘72 h 之内。②在妊娠早期接触水痘患者的孕妇。③分娩前 5 d 患水痘的孕妇。④出生 2 d 内患水痘的新生儿。

3. 主动免疫。注射水痘减毒活疫苗，水痘接触者或使用糖皮质激素或恶性病患儿在接触水痘后，立即注射可预防发病。

第四节　儿童手足口病

手足口病（hand foot mouth disease，HFMD）是由肠道病毒引起的一种急性传染病，主要通过密切接触或消化道传播，人群普遍易感，以 10 岁以下的婴幼儿多见。机体感染病毒后，多呈隐性感染或病毒携带状态，少数发病；发病的症状一般轻微，临床表现为发热、咽痛、口腔内疼痛和皮疹，在手、足、臀、膝部出现丘疹、疱疹，可自愈，不留痂，一般仅需对症治疗，预后良好。极少数患者可引起心肌炎、肺水肿和无菌性脑膜脑炎等并发症。手足口病并不是一种新发传染病，该病自 1957 年新西兰首次报道以来，曾多次流行。在 2006 年，WHO 公布该病在须申报疾病（法定传染病）的发病率中位居第四（每 100 000 人口中有 19.3 人发病）。该病常年皆可发病，我国以夏秋季多发。由于该病近几年在我国多个省市散在流行，已经对学龄前儿童的健康和生命造成严重的危害，中华人民共和国卫计委于 2008 年 5 月 2 日起，将之列为丙类传染病管理。

一、病原学

手足口病病原体并非单一，病原体均为单股正链 RNA 病毒，属小 RNA 病毒科、肠道病毒属，其中有肠道病毒 71 型（Entero Virus 71，简称 EV71）、柯萨奇病毒 A 组（简称 CoxA）或 B 组（如 CoxA16、A4、A5、A9、A10、B2、B5、B13 型）和艾柯（ECHO）病毒的某些血清型（如 11 型）。

引起手足口病的各型肠道病毒均无包膜，其病毒颗粒均为二十面体立体对称的球形结构，由蛋白衣壳和核酸构成。核酸为 RNA，携带遗传信息，决定病毒遗传性状与增殖特性。RNA 编码的蛋白包括结构蛋白和非结构蛋白，前者主要包括病毒的衣壳和基质蛋白；后者包括病毒相关的酶和调控蛋白等。病毒的蛋白衣壳由 20 种常见的氨基酸构成。构成衣壳的 32 个壳微粒中，每个壳微粒都含有 4 种壳蛋白，即 $VP_1 \sim VP_4$。其中 VP_1、VP_2 和 VP_3 3 个多肽暴露在病毒外壳的表面，而 VP_4 包埋在病毒外壳的内侧与病毒核心紧密连接，因而抗原决定簇基本上位于 $VP_1 \sim VP_3$ 上。由于这些肠道病毒没有包膜，因此衣壳蛋白除了保护病毒基因组免遭各种理化因子及各种不利因素的破坏外，也作为抗原决定簇与宿主细胞表面的受体蛋白识别、结合，是病毒的吸附蛋白。肠道病毒均为单股正链 RNA 病毒，基因长度 7.4 ~ 7.5 kb，RNA 中碱基（G + C）含量约为 47%。其中柯萨奇病毒分子量为（2 ~ 2.8）× 10^6。目前在引起手足口病的肠道病毒中没有发现其他小 RNA 病毒具有的 5′端富嘧啶区和多聚 C 区。

病毒对乙醚、脱氧胆酸盐、去污剂、弱酸等有抵抗力，而且还能抵抗 70% 乙醇和 5% 甲酚皂溶液。但对紫外线及干燥敏感，对多种氧化剂（1% 高锰酸钾、1% 过氧化氢、含氯消毒剂等）、甲醛和碘酒等也都比较敏感，病毒很快被灭活。病毒在 50℃ 时可被迅速灭活，但 1 mol/L 浓度二价阳离子环境可提高病毒对热灭活的抵抗力，病毒在 4℃ 可存活 1 年，−20℃ 可长期保存。

二、流行病学

1. 传染源。人类肠道病毒在自然界广泛存在，人是其已知的唯一宿主。手足口病的传染源为手足口病患者和隐性感染者。流行期间，患者为主要传染源，散发期间，隐性感染者为主要传染源。该病潜伏期一般为 2～10 d，常见在 3～7 d。发病前数天，感染者咽部与粪便就可检出病毒，即具有传染性。发病 1～2 周内咽部有病毒排出，从粪便中排出病毒一般可持续 3～5 周。患者疱疹液中含有大量病毒，破溃时即溢出病毒，本病以发病后 1 周内传染性最强，其传染性可持续至症状和体征消失后数周。

2. 传播途径。手足口病的传播方式主要是通过密切接触，急性期患者的粪便、口腔分泌物、皮肤疱疹液中含有大量病毒，接触这些排泄物、分泌物或由其污染的手、毛巾、手绢、牙刷、水杯、玩具、食具、奶具、床上用品、内衣以及医疗器具等均可传播本病。一般通过消化道粪—口途径和呼吸道飞沫途径进入体内。其中污染的手是接触传播中的关键媒介。尚不明确是否可经水或食物传播。

3. 易感性。人群对引起手足口病的肠道病毒普遍易感，但病毒隐性感染与显性感染之比大约为 100:1，成人大多已通过隐性感染获得相应的抗体，但因肠道病毒各型之间无交叉免疫。感染后产生的某一型特异性免疫，不能阻止其他血清型或亚组的肠道病毒感染。因此，机体可先后或同时感染各种不同血清型或亚组病毒。婴儿出生后 6 个月内由母亲获得的抗体有保护力，此后随着月龄增长，母传抗体逐渐消退，绝大多数婴儿在 6 个月时已成为易感者。因此，手足口病发病一般以 6 个月以上至 5 岁以内的婴幼儿为主，其中又以 3 岁以下年龄组发病率最高。艾柯病毒（4、6、9、30、33 型）和柯萨奇病毒 B 组在成人和较大儿童仍有较多感染。如果不考虑感染的肠道病毒血清型别，引起中枢神经系统疾病的病例以 15 岁以下儿童为主，引起呼吸道疾病的以 5 岁以下儿童居多。显性感染和隐性感染后均可获得特异性免疫力，产生的中和抗体可在体内存留较长时间，对同血清型病毒产生比较牢固的免疫力，但不同血清型间鲜有交叉免疫。

4. 流行特征。手足口病流行形式多样，无明显的地区性，世界各地广泛分布，热带和亚热带地区肠道病毒感染一年四季均可发生，一般 5～7 月为发病高峰，温带地区在冬季感染较少，夏秋季可有一个明显的感染高峰。肠道病毒传染性强，隐性感染比例大，传播途径复杂，传播速度快，控制难度大，容易出现暴发和短时间内较大范围流行。气候在肠道病毒循环和流行中是一重要因素。在本病流行期间，常可发生幼儿园和托儿所集体感染和家庭聚集发病，有时可在短时间内造成较大范围的流行。

总之，该病流行表现形式多样，与流行有关的病毒血清型别，流行地区的地理区域、气候因素，社会经济卫生状况，暴露的机会，人群免疫水平，宿主的反应性等许多因素相关。

三、发病机制和病理

肠道病毒引起手足口病的病理机制基本相似。通过呼吸道或消化道进入体内，侵入局部黏膜，在该处上皮细胞及周围淋巴细胞中停留和增殖。当增殖到一定程度，病毒侵入局部淋巴结，进入血液循环形成第一次病毒血症。此时患者无明显临床症状，但可从各种体液中分离到病毒，具有传染性；病毒经血液循环侵入不同脏器，如网状内皮组织、深层淋巴结、肝、脾、骨髓等处大量繁殖，并再次进入血液循环导致第二次病毒血症，此时机体可出现典型的临床症状和体征。一般情况下柯萨奇病毒 A 组不引起细胞病变，故症状多较轻；而柯萨奇病毒 B 组、EV71、艾柯病毒引起细胞病变，可表现为严重病例。如尸体解剖及动物实验的组织病理学研究显示 EV71 具有嗜神经性，应用抗病毒的单克隆抗体做免疫组织化学染色、脑、脊髓神经细胞及其突起与单核炎症细胞内可见 EV71 阳性抗原，而其他内脏内皆为阴性。

手足口病大多数患者症状轻微，以手、足、口腔等部位的皮疹或疱疹为主要特征，组织病理学显示皮肤棘细胞间及细胞内水肿，细胞肿胀，体积增大，胞质苍白，称为气球样变性，并逐步发展导致细胞膜破裂，形成网状变性即表皮内水疱，当表皮内水疱达到相当压力，可使基底破裂，真皮与表皮分离，表皮下水疱形成，疱内可含有嗜酸性粒细胞和少量的中性粒细胞，并导致表皮细胞坏死，也可能有真皮乳头水肿，真皮浅层淋巴组织细胞浸润，但上皮内无胞内病毒包涵体，也无多核上皮巨细胞。超微结构显示上皮细胞肿胀、核膜溶解，部分胞质内可找到病毒颗粒。

少数危重症 EV71 死亡病例尸检标本病理检查显示：肉眼观察患者脑水肿，个别可出现脑疝，双肺弥漫性瘀血水肿，局部肺出血，全身淋巴结可轻度肿大，心室可肥大，其他肝肾胰等脏器常无明显改变。组织学观察以中枢神经系统的炎症为主，常累及额顶叶大脑皮质、下丘脑、小脑齿状核以及脑干和脊髓等，其中以脑干及脊髓灰质炎症最为明显；神经元有变性、坏死或消失；中性粒细胞浸润，局部形成微脓肿；小胶质细胞增生，并侵入神经细胞内，形成嗜神经细胞现象；脑及脊髓内小血管内皮细胞变性、坏死、血栓形成，血管周围可见单核淋巴细胞呈套袖样浸润；无病毒包涵体；软脑膜早期有中性粒细胞，之后为淋巴细胞浸润。肺主要显示伴有多灶性出血的肺瘀血、水肿，局部可见少量透明膜样结构，一般无明显炎细胞浸润及弥漫性肺泡损害，或仅见轻中度炎细胞浸润、局部肺不张及少量肺泡上皮脱落与增生，无病毒包涵体。心脏基本正常，或表现为心肌肥大，心室肌内少量淋巴浆细胞浸润，个别可见局部心肌坏死，无病毒包涵体。其他脏器如肝可见脂肪变性、瘀血等非特异性改变。淋巴结可肿大，各种淋巴细胞增生，见较多免疫母细胞，淋巴窦闭合，小血管增生，内皮细胞肿胀。应用抗病毒的单克隆抗体作免疫组织化学染色，脑、脊髓神经细胞及其突起与单核炎症细胞内可见 EV71 阳性抗原，而其他内脏内均为阴性。超微结构显示脑干及脊髓神经细胞变性，空泡化及线粒体内膜性小泡形成，部分神经元内见小 RNA 病毒颗粒。尸检和组织病理学表明 EV71 具有嗜神经性。其重症病例在病理上主要为病毒性脑膜脑脊髓炎，由于病毒侵犯脑干的血管调节及呼吸中枢，脑干及脊髓网状结构广泛受损，导致神经性肺水肿的发生。

四、临床表现

手足口病病原体为肠道病毒多型（主要 EV71、CoxA16），其临床表现也不一致。轻症者可无任何临床表现，重症者可引起死亡。病毒潜伏期一般为 3~7 d，患者可以没有明显的前驱症状，突然起病。约半数患者于发病前 1~2 d 或发病的同时有中低热（38℃左右），伴乏力，可出现喷嚏、咳嗽、流涕等感冒样症状，也可出现食欲减退、恶心、呕吐、腹痛等胃肠道症状。

1. 轻症病例。发病期主要以手、足、臀部皮疹及口痛为特征。患者最常见的主诉是咽痛或口痛，影响进食，婴儿可表现为拒食。多数在口腔溃疡后出现皮疹，也可口腔溃疡和皮疹同时出现。口腔检查可见粟米样斑丘疹、薄壁疱疹、黄灰色溃疡或已经愈合的溃疡，周围有红晕；溃疡可发生在口腔的任何地方，多见于硬腭、舌面、颊黏膜或口唇。口痛一般在 5~7 d 缓解。斑丘疹或疱疹多出现于手、足等远端部位的皮肤，也可能出现在臀部、躯干和四肢，常集簇出现，多无痛感或痒感，斑丘疹在 5 d 左右由红变黯，然后消退；疱疹呈圆形或椭圆形扁平凸起，内有浑浊液体，如黄豆，大小不等，一般在 5~10 d 结硬皮并逐渐消失，不留瘢痕。病程第 7 日后，血清特异性抗体水平显著增加，病毒消失，如无严重并发症，则不留痕迹而恢复。绝大多数患者病情温和、病程自限。

2. 重症病例。病毒累及不同系统表现为不同症状。病毒可累及神经系统，主要表现为急性无菌性脑膜炎、脑炎、脑干脑炎、脑脊髓炎、脊髓灰质炎样麻痹、吉兰-巴雷综合征、并发脑疝的坏死性脑炎。中枢神经受累往往出现在皮疹后 2~4 d，表现为头痛、呕吐、精神差、易激惹、嗜睡、肢体无力、肌阵挛、抽搐、中枢性瘫痪或急性迟缓性瘫痪，或大小便功能障碍，再严重者持续抽搐、昏迷、深度昏迷甚至去皮质状态。颅内高压或脑疝者出现剧烈头痛，脉搏缓慢，血压升高，前囟隆起，呼吸节律不规则或停止，球结膜水肿，瞳孔大小不等，对光反射迟钝或消失。累及呼吸系统，可表现为咳嗽，呼吸浅促、困难，口唇发绀，口吐白色、粉红色或血性泡沫样痰。累及循环系统可表现为面色苍白，出冷汗，咳白色或粉红色血性泡沫样痰，四肢发凉，指（趾）发绀，血压升高或下降，心率增快或缓慢，脉搏浅速、减弱甚至消失，心音低钝，心率不规则或出现奔马律，肝脏增大。呼吸系统和循环系统功能障碍往往同时出现。在原发病的基础上突然出现呼吸急促、面色苍白、发绀、出冷汗、心率快、咯白色或粉红色血性泡沫样痰，肺部啰音增多，血压明显异常，频繁的肌阵挛、惊厥和（或）意识障碍加重等，以及高血糖、低氧血症、胸片异常明显加重或肺水肿表现。

3. 隐性感染。患者隐性感染与显性感染之比约为 100∶1，大多数成年人以隐性感染为主，儿童则多表现为显性感染。从现在掌握的数据看，多数患儿在 5 岁以下，而重症病例则在 7~12 个月患儿中多见。非典型体征（包括心动过速、呼吸急促、低血压、高血压、胃肠道出血及神经系统异常）、呕吐、白细胞增高、无口腔溃疡均为死亡病例的预测因素。年龄较小，尤其是年龄在 7~12 个月的患儿要给予高度关注。结合近两年来我国手足口病疫情，下列情况应视为小儿危重症的早期表现：年龄 <3 岁，持续高热不退，末梢循环不良，呼吸、心率明显增快，精神差，呕吐，抽搐，肢体抖动或无力，外周血白细胞计数明显增高，高血糖，高血压或低血压。

五、实验室和影像学检查

1. 血常规。轻症病例的血常规一般无明显改变。白细胞计数与分类可在正常范围内，或白细胞计数轻度增高，并以淋巴细胞增多为主。重症病例白细胞计数可明显升高（>15×10⁹/L）或显著降低（<2×10⁹/L），恢复期逐渐恢复至正常。

2. 血生化检查。部分病例可有轻度 ALT、AST 以及其他心肌酶水平的升高，其升高的程度与疾病严重程度成正比，与预后密切相关；恢复期逐渐降至正常，若此时仍有升高可能与免疫损伤有关。并发多器官功能损害者还可表现为 ALT 甚至升至 1 000 U/L，血氨明显升高，出现神经、精神障碍，血肌酐、尿素氮也可呈现不同程度升高，表现出肾功能损害；发生脑炎等并发症时还可有高血糖等表现，严重时血糖可 >9 mmol/L，CRP（C反应蛋白）一般不升高。

3. 脑脊液检查。脑脊液外观清亮，压力增高，白细胞增多（危重病例多核细胞可多于单核细胞），蛋白质正常或轻度增多，糖和氯化物正常。当急性期脑脊液病毒中和抗体的滴度与恢复期相比增高呈4倍或以上，或滴度≥1∶256时有诊断意义。Pyeron等认为在排除心、肺原发疾病，无误吸，排除输液过快、输液过多等因素时，若发现呼吸频率进行性增快，氧合指数（PaO_2/FiO_2）呈进行性下降时，临床虽没有神经源性肺水肿的典型表现，也应警惕神经源性肺水肿的发生。此外还有研究发现，高血糖、白细胞增高和急性松弛性瘫痪与神经源性肺水肿密切相关，但其机制尚不完全明确。

4. 病原学检查。包括病毒分离培养、逆转录－聚合酶链反应（RT－PCR）与荧光定量PCR、血清学试验（中和试验、酶联免疫吸附试验以及补体结合试验）。用组织培养分离肠道病毒是目前诊断的金标准，包括EV71型、CoxA16型在内的肠道病毒特异性核酸检测是手足口病病原确认的主要检测方法，因为其不仅具有快速、简便的优点，而且还有很高的灵敏度和特异性，比细胞培养更敏感；作为肠道病毒感染的诊断方法之一，可以测定血清中肠道病毒中和抗体的滴度，通常用急性期血清与恢复期血清滴度进行比较，抗体滴度4倍或4倍以上增高证明病毒感染。在中和试验中，一般要用人肠道病毒参考毒株（即原型株，EV71原型株为BrCr株，CVA16原型株为G-10株）或流行株，有时同时（或单独）使用临床分离株会有助于得到更准确的检测结果。

5. 标本采集和保存。在手足口病的实验室诊断中，从疱疹液或脑脊液中分离病毒具有很高的诊断价值。用于采集咽拭子的无菌拭子要置于适量生理盐水的试管中，以防干燥。用于分子生物学检测的标本采集与病毒分离标本的采集方法一样。为了保证检测结果的准确性和有效性，应及时、规范留取标本，并尽快送检。不能立即检测的标本应冷冻保存。采用血清学诊断时，急性期血清应该在发病后尽早采集，恢复期血清在发病2周后采集。临床标本在运输和储存过程中要避免反复冻融。

6. 影像学检查。疾病早期患者胸部X线检查可无异常发现或仅有双肺纹理增粗模糊，中晚期出现双肺大片浸润影及单侧或双侧胸腔积液，进一步发展为双侧对称性非心源性肺水肿。随着病情进展，并发神经源性肺水肿时，患者肺部CT表现为弥漫而无规律的斑片状、团絮状或片状边界模糊的密度增高影。当累及神经系统时可表现相应部位MRI的改变，受累及部位多表现为 T_1WI（T_1加权像）增强扫描显示强化，而 T_2WI 序列可无明显强化信号。

六、诊断

手足口病的诊断包括临床诊断和实验室确诊，其临床诊断包括病史、症状、体征和常规实验室检查。

1. 流行病学资料。①手足口病好发于4～7月。②常见于学龄前儿童，婴幼儿多见。③常在婴幼儿集聚的场所发生，发病前患者有直接或间接接触史。

2. 临床表现。临床典型病例表现为口痛、厌食、低热或不发热，口腔、手、足皮肤斑丘疹及疱疹样损害，脐周黏膜也可出现类似表现，疱疹周围有炎性红晕，疱内液体较少，皮疹不痛、不痒、不结痂、不结疤。在同一患者，手、足、口腔病损不一定全部出现，可仅表现为皮疹或疱疹性咽峡炎。病程经过较短，多在1周左右痊愈。

手足口病或疱疹性咽峡炎表现加上下列并发症1项以上者为重症病例，多为EV71肠道病毒所致。主要有以下并发症。

（1）脑炎：有意识障碍，如嗜睡、昏迷，严重病例可表现为频繁抽搐、昏迷、脑水肿及脑疝，脑干脑炎者可因呼吸、心搏骤停，迅速死亡。

（2）无菌性脑膜炎：有头痛，脑膜刺激征阳性，脑脊液有核细胞 $>10 \times 10^6/L$ 及细菌培养阴性。

（3）迟缓性瘫痪：急性发作，1个或多个肢体的一群或多群骨骼肌麻痹或瘫痪。

（4）肺水肿或肺出血：有呼吸困难、气急、心动过速、粉红色泡沫痰，胸部X线摄片可见进行性肺实变、肺充血。常为神经源性肺水肿。

（5）心肌炎：心律失常、心肌收缩力下降、心脏增大、心肌损伤指标增高。

3. 病原学诊断。临床诊断病例符合下列条件之一，即为实验室确诊病例。

（1）病毒分离：自咽拭子或咽喉洗液、粪便或肛拭子、脑脊液、疱疹液或血清以及脑、肺、脾、淋巴结等组织标本中分离到肠道病毒。

（2）血清学检测：患者血清中特异性IgM抗体阳性，或急性期与恢复期血清IgG抗体有4倍以上的升高。

（3）核酸检测：自患者咽拭子或咽喉洗液、粪便或肛拭子、脑脊液、疱疹液或血清以及脑、肺、脾、淋巴结等组织标本中检测到病毒核酸。

七、鉴别诊断

1. 普通病例。需要与其他儿童发疹性疾病鉴别，如疱疹性荨麻疹、水痘、不典型麻疹、幼儿急疹以及风疹等鉴别。流行病学特点、皮疹形态、部位、出疹时间以及有无淋巴结肿大等可资鉴别，以皮疹形态及部位最为重要。

2. 重症病例。①与其他中枢神经系统感染鉴别：其他病毒所致中枢神经系统感染的表现可与重症手足口病相似，皮疹不典型者，应该尽快留取标本进行肠道病毒，尤其是EV71的病毒学检查，结合病原学或血清学检查做出诊断，同时参照手足口病重症病例的处置流程进行诊治、处理。以迟缓性麻痹为主要症状者应该与脊髓灰质炎鉴别。②重症手足口病可发生神经源性肺水肿，应与重症肺炎鉴别。前者咳嗽症状相对较轻，病情变化迅速，早期呼吸浅促，晚期呼吸困难，可出现白色、粉红色或血性泡沫痰，胸片为肺水肿表现。③以循环障碍为主要表现者应与暴发性心肌炎、感染性休克等鉴别。

重症病例早期识别见"临床表现"部分。重症病例常表现为高热、惊厥、昏迷、迟缓性麻痹及心肺衰竭，可无手足口病的典型表现，需与中毒型菌痢、乙型脑炎、化脓性脑膜炎、结核性脑膜炎、Reye综合征、急性呼吸窘迫综合征等疾病鉴别。

3. 散发或不典型病例的鉴别。本病在大规模流行时，诊断常不困难，散在发生或不典型时，须与下列疾病鉴别。①口蹄疫：由口蹄疫病毒引起，属于人畜共患病原体；主要侵犯牛、羊、猪等偶蹄动物，也可累及人类，但是所引起的人类疾病症状较轻，预后较好；一般发生于畜牧区，主要通过接触病畜，经皮肤黏膜感染，成人牧民多见，四季均有；人口蹄疫的特征是口、咽、掌等部位出现大而清亮的水疱，疱疹易溃破，继发感染成脓疱，然后结痂、脱落，手足口病的手足疱疹不易溃破。一般情况下只有先出现兽疫，才有可能使人患病，常散在发生。②疱疹性口炎：由单纯疱疹病毒感染引起，多发于 3 岁以下，四季均可发病，以散发为主。典型临床表现为口腔黏膜任何部位可见数目较多、成簇、针头大小、壁薄透明的小水疱，常累及齿龈，一般无皮疹，常伴颏下或颌下淋巴结肿痛。③水痘：由疱疹病毒引起，多发于 5~9 岁，冬春季发病。典型表现为皮疹向心性分布，多见于躯干和头部，四肢较少；同时可见斑疹、丘疹、疱疹及痂疹等（"四代同堂现象"）多形性皮疹；皮疹痒，皮薄易破。④脓疱疮：多发生于夏秋季节，儿童多见。其传染性强，常在托儿所、幼儿园中引起流行；皮疹好发部位为颜面部、颈、四肢等暴露部位；形态初起时为红斑、丘疹或水疱，迅速变成脓疱，疱壁薄易破，瘙痒；重症患者可伴有高热、淋巴结肿大或引起败血症；实验室检查示白细胞总数及中性粒细胞增高，脓液细菌培养为金黄色葡萄球菌或溶血性链球菌。

八、治疗

1. 一般治疗。

（1）注意消毒隔离，避免交叉感染：首先应将患儿与健康儿隔离。轻症患儿应留在家中，直到体温正常、皮疹消退及水疱结痂。一般需隔离 2 周。符合留观指征患者，应立即将其转至县级以上医疗机构。符合住院指征患者，应立即将其转至指定医疗机构。患儿用过的玩具、餐具或其他用品应彻底消毒。一般常用含氯的消毒液浸泡及煮沸消毒，不宜蒸煮或浸泡的物品可置于日光下暴晒。患儿的粪便需经含氯的消毒剂消毒 2 h 后倾倒。

（2）休息及饮食：适当休息，患儿 1 周内应卧床休息，多饮温开水。患儿因发热、口腔疱疹，胃口较差，不愿进食，故饮食宜清淡、可口、易消化、含丰富维生素，口腔有糜烂时可以吃一些流质食物。食物温度不宜过高，食用过热的食物可以刺激破溃处引起疼痛，不利于溃疡愈合，禁食冰冷、辛辣、过咸等刺激性食物。

（3）口咽部疱疹治疗：应保持口腔清洁，预防细菌继发感染。每次餐后应用温水漱口，口腔有糜烂时可涂金霉素、鱼肝油，以减轻疼痛，促使糜烂早日愈合。取西瓜霜、冰硼散、珠黄散等，选用一种吹敷口腔患处，每天 2~3 次。

（4）手足皮肤疱疹治疗：患儿衣服、被褥要清洁，衣着应宽大、柔软，经常更换。床铺应平整干燥。同时注意看护患者，剪短患儿指甲，必要时包裹患儿双手，防止抓破皮疹，破溃而感染。冰硼散、金黄散、青黛散等，选用一种蒸馏水稀释溶化后用消毒棉签蘸取涂患处，每天 3~4 次。臀部有皮疹的婴儿，应随时清理患儿的大小便，保持臀部清洁干燥。疱疹破裂者，局部可涂擦 1% 甲紫或抗生素软膏。

2. 对症治疗。

（1）发热患者：小儿手足口病一般为低热或中度发热，无须特殊处理，可让患儿多饮水，如体温超过 38.5℃，可使用解热镇痛药。高热者给予头部冷敷和温水擦浴等物理降温。

（2）有咳嗽、咳痰者：给予镇咳、祛痰药。

（3）出现胃肠道症状者：如呕吐、腹泻，常伴有水、电解质的丢失，注意补液，纠正水、电解质及酸碱平衡的紊乱。

（4）预防与保护：注意对心、肝、肺、脑重要脏器的保护。

3. 抗病毒药物治疗。手足口病有自愈倾向，且愈后不留痕迹，预后较好，治疗主要以对症治疗为主。临床上目前缺乏特异、高效的抗病毒药物，可酌情选用以下抗病毒药治疗。

（1）利巴韦林：广谱抗病毒药，小儿每日按体重 10~15 mg/kg，分 4 次服用，疗程 5~7 d。静脉滴注：小儿每日按体重 10~15 mg/kg，分 2 次给药，每次静滴 20 min 以上，疗程为 3~7 d。

（2）IFN-α：Aryya 等曾试用 IFN-α 治疗，早期应用可逆转病毒对神经系统的损伤。

（3）普拉康纳利：普拉康纳利主要通过与病毒的蛋白衣壳结合而干扰病毒对宿主细胞的吸附和脱壳，能对 90% 以上的肠道病毒血清型起作用。临床显示有减轻症状、缩短病程等效果。不良反应轻微，主要为恶心及腹痛，多可以耐受。该药是一种有应用前景的候选药，在美国已进入Ⅲ期临床。

4. 重症病例的治疗。除上述治疗外，应根据重症病例脏器受累情况采取相应的对症治疗。

（1）神经系统受累治疗：①控制颅内高压，限制入量，给予甘露醇 0.5~1.0 g/（kg·次），每 4~8 h 1 次，20~30 min 静脉滴注，根据病情调整给药间隔时间及剂量，必要时加用呋塞米（速尿）。②静脉注射免疫球蛋白，总量 2 g/kg，分 2~5 d 给予。③酌情应用糖皮质激素治疗，参考剂量：甲泼尼龙每日 1~2 mg/kg；氢化可的松每日 3~5 mg/kg；地塞米松每日 0.2~0.5 mg/kg，病情稳定后，尽早减量或停用。个别病例进展快、病情凶险，可考虑加大剂量，如在 2~3 d 内给予甲泼尼龙每日 10~20 mg/kg（单次最大剂量 ≤1 g）或地塞米松每日 0.5~1.0 mg/kg。④其他对症治疗如降温、镇静、止惊，必要时可应用促进脑细胞恢复的药物，如单唾液酸四己糖神经节苷脂 20 mg/d，静滴。并严密观察病情变化。

（2）呼吸、循环衰竭的治疗：①保持呼吸道通畅，吸氧。②确保两条静脉通道通畅，监测呼吸、心率、血压和血氧饱和度。呼吸功能障碍时，及时气管插管，使用正压机械通气，建议呼吸机初调参数：吸入氧浓度 80%~100%，PIP（吸气峰压）20~30 cmH₂O，PEEP（呼气末正压）4~8 cmH₂O，频率 20~40 次/分，潮气量 6~8 mL/kg，根据血气分析、X 线胸片结果随时调整呼吸机参数。③在维持血压稳定的情况下，限制液体入量（有条件者根据中心静脉压测定调整液量）。④头肩抬高 15°~30°，保持中立位；留置胃管、导尿管。⑤药物应用：根据血压、循环的变化可选用米力农、多巴胺、多巴酚丁胺等药物；酌情应用利尿药物治疗。⑥保护重要脏器功能，维持内环境的稳定。⑦监测血糖变化，严重高血糖时可应用胰岛素。⑧抑制胃酸分泌：可应用西咪替丁、奥美拉唑等。⑨有效抗生素防治继发肺部细菌感染。

九、并发症和后遗症

手足口病患者并发症主要根据病毒累及不同脏器表现不一，常见的并发症包括呼吸系统、循环系统和神经系统。其中神经系统受累程度可分为三种神经综合征：无菌性脑膜炎、急性肌肉麻痹、脑干脑炎，其中以脑干脑炎最多见。脑干脑炎又分为三级：Ⅰ级表现为肌震颤、无力或两者均有；Ⅱ级表现为肌震颤及脑神经受累，导致 20% 的儿童留下后遗症；Ⅲ级迅速出现心肺功能衰竭，80% 的儿童死亡，成活者都留下严重后遗症。

十、预后

患儿手足疱疹为自限性，一般发病 3~4 d 后会自然消退，口腔溃疡发病后数周逐渐愈合，不会留下后遗症。病后可获得对同型病毒手足口病的免疫力，但非终身。危重病例大部分经积极抢救后心肺脑功能恢复正常，完全治愈，但少部分可能会留下后遗症，尤其是神经系统严重受累患者，还有部分患儿因心肺功能衰竭、重症脑炎、肺出血或出现其他并发症而死亡。

十一、预防

手足口病传播途径多，婴幼儿和儿童普遍易感。做好儿童个人、家庭和托幼机构的卫生是预防本病感染的关键。同时，根据儿童生活环境中是否有手足口病发生，以及与手足口病发病患儿接触的密切程度，采取不同的预防措施。

无手足口病发生的区域个人预防包括勤洗手、喝开水、吃熟食；儿童避免到人群聚集、空气流通差的公共场所；注意孩子营养的合理搭配，让孩子休息好，适当晒晒太阳，增强自身的免疫力。家庭和托幼机构等环境要求居室保持良好的通风，儿童的衣被物品要勤洗晒，对公共玩具、餐具等物品进行清洗消毒。学校老师和家长平时要多注意观察孩子身体状况的变化，一旦发现孩子有发热、出疹等表现，应尽早带孩子到医院就诊，并积极配合医生治疗。

第五节　流行性感冒

流行性感冒（简称流感）是由流感病毒侵入人的上呼吸道黏膜所引起的一种传染病，临床上主要表现为骤起高热、干咳、流涕、咽痛、头痛、肌痛、消化道症状、颈淋巴结炎。

一、病因

1. 流感病毒属正黏病毒科，包括甲、乙、丙 3 型。
2. 传染源为急性期患者及隐性感染者；以空气飞沫传播为主，人群普遍易感。
3. 流感病毒进入上呼吸道，在纤毛柱状上皮细胞中进行复制然后再侵入其他细胞引起感染蔓延，导致上皮细胞变性、坏死、脱落。病变一般局限于上呼吸道，少数播散至下呼吸道引起支气管、细支气管和肺泡等部位上皮细胞水肿、坏死、脱落，炎性细胞浸润及黏膜下层出血。

二、临床表现

人群中流感患者有骤然增多趋势，患儿大都有与流感患者接触史，常在家庭或集体中群体发病。

1. 儿童甲型流感常表现为急骤发病、高热、干咳、流涕、流泪、畏光、食欲缺乏、腹痛、恶心、呕吐、颈淋巴结炎，半数以上患儿有咽痛、眼灼痛。较大儿童则有面红、寒战、头痛、肌痛等全身不适。乙型流感及丙型流感症状与甲型流感类似，但症状轻、病程短。
2. 5 岁以下小儿多数有高热、流涕、咳嗽、腹泻及呕吐，常伴脱水及皮肤斑丘疹，尤以出现高热惊厥，伴发喉炎、支气管炎、肺炎者较多。
3. 新生儿表现类似败血症，有嗜睡、食欲缺乏、皮肤瘀斑、周围循环不良及呼吸暂停等症状。
4. 常见并发症为喉炎、支气管炎、肺炎、急性肌炎等。

三、辅助检查

呼吸道分泌物病毒分离及恢复期流感病毒血清抗体检查，滴度升高 4 倍以上可确诊。

四、诊断

具备流行病史及临床表现即可做出临床诊断，病毒学检查阳性即可确诊。

五、鉴别诊断

1. 其他传染病早期，如麻疹、伤寒、脊髓灰质炎、风疹等，但随着病情演变及临床特异体征、辅助检查结果足以明确诊断。

2. 普通型感冒。感冒只有发热、流涕、咳嗽，没有群集性及地域性等流行特点。

六、治疗

1. 一般治疗。卧床休息，多饮水，保持室内适宜湿度。

2. 对症治疗。高热一般选用对乙酰氨基酚每次 10～15 mg/kg，每 6 h 1 次。一般不用阿司匹林及糖皮质激素退热。

3. 药物治疗。

（1）抗病毒药：金刚烷胺应在发病 24 h 内应用，1～9 岁小儿 4～8 mg/(kg·d)，每日分 3 次口服，最大剂量不超过 150 mg/d，连用 5 d；9 岁以上每次 100 mg，每日 2 次，连用 3～5 d。有肾脏疾病者，遵医嘱，1 岁以下不宜使用。利巴韦林 10～15 mg/(kg·d)，分 3 次口服，连用 10 d，或用无菌注射用水稀释为 20 mg/mL，用氧气面罩喷雾吸入，每日 2 次，每次 10～20 mL。利巴韦林雾化吸入比口服或肌内注射效果好。

（2）抗生素：只有在并发细菌感染时方可投入。

（3）免疫调节剂：如胸腺素、人源干扰素、白细胞介素等，对体弱、年幼、老年及免疫功能低下者，可增加机体免疫功能，促进康复。

七、预防

1. 健康教育。隔离患儿 1 周至主要症状消失，并暂停患儿参加集会及娱乐活动。

2. 疫苗接种。①流感减毒活疫苗适合于一般人群使用。②灭活疫苗适用于高危人群，如婴幼儿、老人、孕妇，以及心血管疾病、慢性呼吸系统疾病、慢性代谢性疾病、慢性肾炎及肾病、慢性神经系统疾病患者等，医生、护士以及与高危人群接触者也宜使用。

3. 药物预防。金刚烷胺及甲基金刚烷胺口服，注意事项及剂量同治疗剂量。

第六节 流行性腮腺炎

流行性腮腺炎是由腮腺炎病毒引起的急性传染性全身性病毒血症。临床主要表现为发热，腮腺肿大、疼痛。

一、病因

1. 病原是腮腺炎病毒，属副黏病毒科，只有一个血清型。

2. 患者及隐性感染者为传染源，传播途径是直接接触和经呼吸道飞沫传播，易感人群是未曾患过该病的任何人，以 5~9 岁的儿童为主。

3. 病毒在呼吸道黏膜上皮细胞中增生，然后进入血液循环至腮腺及中枢系统引起腮腺炎及脑膜炎；病毒在此进一步繁殖则第二次侵入血液循环，侵犯其他未受累的器官。

4. 腮腺导管的壁细胞肿胀，导管周围及腺体壁淋巴细胞浸润，间质水肿等，造成导管阻塞、扩张和淀粉酶潴留；睾丸、胰腺也可出现淋巴细胞浸润和水肿；脑和脑膜有神经细胞变性、坏死、炎性浸润和脱髓鞘改变。

二、临床表现

一年四季均可发病，以晚冬及早春多见。患儿多为学龄前儿童及学龄儿童，多数有流行性腮腺炎接触史，同班、同校等群居儿童多在短时间内先后发病。

1. 腮腺肿大是首发体征，一般持续 7~10 d，可双侧同时肿大，可先从一侧再到另一侧，可同时有颌下腺肿大，也可单一颌下腺肿大而腮腺不肿大；腮腺肿大以耳垂为中心，向周围扩大，边界不清，有触痛，有弹性感，表面皮肤不红，张口、咀嚼、特别是吃酸性食物时，腮痛加重。

2. 在腮腺肿大前后或同时常伴中度发热，同时伴头痛、肌痛。

3. 腮腺管口红肿，咽及软腭可有肿胀，可有喉水肿发生；压迫淋巴管时，上胸部可有水肿。

4. 可并发脑炎、脑膜炎、睾丸炎、卵巢炎、胰腺炎、心肌炎及肾炎等。

三、辅助检查

1. 腮腺肿大，同时血清淀粉酶及尿淀粉酶可增高。

2. 用补体结合试验或酶联免疫吸附试验（ELISA）可检测两种抗体，S 抗体可在早期检出；V 抗体可在病后 1 个月检出。如临床难以诊断，S/V 比值增高，或恢复期 V 抗体滴度升高 4 倍，而 S 抗体滴度改变不大则可确诊。

3. 唾液、尿液、脑脊液检查。血中可以分离出腮腺炎病毒。

四、诊断

据发热、腮腺肿大及年龄特点即应高度怀疑本病；有流行病史、临床表现，即可以临床诊断；难以诊断者可行 V/S 抗体检查或病毒分离确诊。

五、鉴别诊断

1. 化脓性腮腺炎。多为单侧腮腺肿大，挤压腮腺时腮腺管口有脓液流出，外周血白细胞及中性粒细胞明显增高。

2. 其他病毒性腮腺炎。如流感病毒、肠道病毒中的柯萨奇 A 病毒等均可引起腮腺炎，可根据病毒分离和血清学检查进行鉴别。

六、治疗

目前尚无针对腮腺炎病毒有效的药，主要是对症治疗。休息，适当补充营养及水分，不摄入酸性食品。发热、头痛予以解热镇痛药；并发睾丸炎时，用睾丸托支持或局部冷敷；并发脑膜炎时，按病毒性脑炎处理。

七、预防

1. 被动免疫。可给腮腺炎高价免疫球蛋白、丙种球蛋白，二者免疫效果不肯定。

2. 主动免疫。儿童在生后 14 个月常规接种减毒腮腺炎活疫苗或麻疹、风疹、腮腺炎三联疫苗。

3. 发病患儿隔离至腮腺肿胀完全消退，有接触史的易感患儿应检疫 3 周。

第七节　流行性乙型脑炎

流行性乙型脑炎（简称乙脑），是由蚊虫叮咬人后使乙脑病毒进入人体血液循环，进而透过血脑屏障进入中枢神经系统，在神经细胞内生长繁殖，从而导致脑微循环障碍，脑组织缺氧、水肿及坏死的一种急性传染病。临床上主要表现为高热、头痛、意识障碍，严重者可出现中枢性呼吸衰竭等多器官衰竭。

一、病因

1. 病原是乙脑病毒，属黄病毒科。

2. 传染源是感染乙脑病毒的人和动物，带乙脑病毒的蚊虫叮咬人为传播途径，人对乙脑病毒普遍易感。

3. 乙脑病毒进入人体，先在单核－巨噬细胞系统繁殖，随后进入血流，引起病毒血症，病毒再透过血脑屏障进入中枢神经系统，引起脑炎。

4. 病变可累及脑和脊髓，引起神经细胞变性坏死，严重时形成软化灶；脑实质中有淋巴细胞等浸润和角质细胞弥漫性增生；脑膜血管扩张、充血、渗出，形成脑水肿；血管内皮肿胀、坏死、血栓形成，脑局部瘀血或出血。

二、临床表现

多发生于每年 7 ~ 9 月，气温达 25℃以上，雨量较多、蚊虫密度高峰的季节，庭院中多饲养家畜家禽，特别是猪，患儿多有被蚊虫叮咬史。

1. 潜伏期。一般为 11 ~ 21 d，初期 3 ~ 5 d，表现为发热、头痛、呕吐等消化道及呼吸道症状，唯嗜睡是典型症状并出现较早。

2. 极期。5 ~ 7 d，出现高热，昏睡甚者昏迷、惊厥，典型的脑膜刺激征，腱反射、腹壁反射、提睾反射减弱或消失是与化脓性脑膜炎鉴别的特殊体征。出现脑水肿、脑疝时可有呼吸节律异常、瞳孔改变、肌张力增强，并可出现循环衰竭及其他器官衰竭的相应症状及体征。

3. 恢复期。极期症状消失，主要表现为淡漠、痴呆、失语、多汗、低热、瘫痪、震颤，及精神活动、自主神经功能、锥体外系、运动神经、颅神经功能异常等。

4. 临床分型。临床依据病情轻重、急缓，病程长短，后遗症有无等分为 4 型，即轻型、普通型、重型、极重型。

三、辅助检查

1. 外周血白细胞 $>10 \times 10^9/L$，以中性粒细胞为主。

2. 脑脊液外观多数透明，细胞数（$50 \times 10^6 \sim 500 \times 10^6$）/L，早期中性粒细胞为主，蛋白、糖正常或轻度增高，氯化物正常。

3. 血清乙脑病毒特异性 IgM 抗体阳性，具有早期特异性诊断价值；用免疫荧光法测定乙脑病毒抗原阳性有助诊断。

四、诊断

根据流行病学资料、上述临床表现应高度怀疑本病；脑脊液检查符合乙脑脑脊液特点，可做出临床诊断；确诊还应有血清乙脑病毒特异性 IgM 抗体阳性检查结果，特别是对轻型患者，确诊必须要有此种血清学检查结果。

五、鉴别诊断

1. 化脓性脑膜炎。该病有高热、头痛、抽搐、意识障碍等症状，但嗜睡不如乙脑明显，脑脊液外观浑浊，白细胞明显增高，$10 \times 10^9/L$ 以上，而且以中性粒细胞为主；蛋白升高，葡萄糖、氯化物均降低，培养有细菌生长。

2. 结核性脑膜炎。该病起病缓慢，大多有结核中毒症状，脑脊液外观浑浊，白细胞增高，$50 \times 10^6 \sim 500 \times 10^6/L$，而且以淋巴细胞为主；蛋白升高，葡萄糖、氯化物均降低，培养有结核菌生长。

3. 中毒性痢疾。该病发病季节与乙脑相同，临床常出现高热、惊厥、昏迷等症状，但多无脑膜刺激征，脑脊液大多正常，大便常规检查常有脓细胞及红细胞。

六、治疗

本病一定要控制高热、惊厥、呼吸衰竭。

1. 一般治疗。保持安静，避免刺激，室温维持在 $26 \sim 28℃$，体温控制在 $38.5℃$ 以下；昏迷患儿保持侧卧位，以防呕吐、窒息；反复拍背吸痰，保持呼吸道畅通，常规吸氧；勤翻身，防压疮；不能进食又不能静脉输液供给高营养者，常规给予鼻饲牛奶等其他流质饮食，以维持热量平衡。

2. 对症治疗。

（1）抗感染：乙脑患儿病情危重，免疫功能受抑，应常规予以抗生素预防及控制坠积性肺炎等细菌感染，选择种类因感染类型而定。预防用药，可选用氨苄西林或头孢唑啉等药物。目前尚无对乙脑病毒有特效的药物，但仍应酌情选用利巴韦林、干扰素、转移因子、清开灵、板蓝根、双黄连等对病毒有抑制作用的药物。

（2）抗高热：高热是诱发惊厥、脑水肿、呼吸衰竭的一个关键因素，除应用一般退热药外，用空调、冰帽、冰袋、冷盐水灌肠等物理降温十分重要。同时配合亚冬眠疗法：予以复方氯丙嗪 1~2 mg 肌内注射，6~8 h 1 次，以维持体温在 38.5℃以下。

（3）抗惊厥：惊厥是导致患儿死亡或病情加重的第二关键因素，因此一定要彻底控制，无惊厥者用亚冬眠药物可以预防，无须再给药；在亚冬眠中，若再发生惊厥，可选用苯巴比妥钠每次 5~10 mg/kg，肌内注射或静脉滴注，或苯巴比妥钠与复方氯丙嗪每 6~8 h 交替给药；10% 的水合氯醛每次 0.5~1 mL/kg，最多不大于 10 mL 灌肠；地西泮每次 0.1~0.5 mg/kg 静脉滴注或缓慢静脉推注，必要时 20~30 min 后可重复 1 次。

（4）治疗脑水肿：首选 20% 甘露醇每次 1~2 g/kg，于半小时内快速滴注，严重者特别是有脑疝发生时，1~2 h 后可重复 1 次，一般每 4~6 h 1 次，病情稳定后逐渐减量，后延长时间，直至停药，可合用呋塞米每次 1~2 mg/kg 肌内注射或静脉滴注。也可选用 25% 山梨醇每次 1~2 g/kg。但若并发低钠性脑水肿，则慎用或不用上述药物，而应以补充钠盐为主。

（5）控制中枢性呼吸衰竭：除保持呼吸道畅通、吸氧、纠正酸中毒、解除脑水肿外，可投入呼吸兴奋剂洛贝林、尼可刹米、纳洛酮、氢溴酸东莨菪碱等。氢溴酸东莨菪碱注射液直接静脉注射：剂量每次 0.02~0.04 mg/kg，20~30 min 1 次，可连用 6~10 次，然后逐渐减量及延长间隔时间，直至停药。重者可行气管切开，行人工机械通气。

（6）改善微循环：川芎嗪注射液每日 8~10 mg/kg，复方丹参注射液每日 0.1~0.3 mL/kg，均分 2 次静脉滴注，有改善微循环、治疗及防止脑梗死的作用。

（7）加强及保护脑细胞代谢：三磷腺苷 20 mg，辅酶 A 50 U，细胞色素 C 15~30 mg，加入 10% 葡萄糖注射液中静脉滴注。

（8）支持疗法：重型患儿及极重型昏迷患儿，一定勤查血气及电解质以及尿素氮、血糖等，以维持水、电解质、热量平衡，有条件的要输血浆或鲜血 1~2 次，以增强免疫力及抗病能力，多次静脉滴注或肌内注射人体丙种球蛋白有利于疾病的早期康复，对减轻病情及并发症有明显疗效。

七、预防

1. 患儿及可疑患儿均应隔离到体温正常为止，对接触患儿者无须检疫。

2. 流行季节前行疫苗接种，乙脑灭活疫苗初次接种 1~15 岁每次 0.5 mL，16 岁以上每次 1 mL；间隔 7~10 d 全程注射 2 次。2 岁、3 岁、7 岁、13 岁时各加强 1 次注射。

3. 消灭越冬蚊，流行季节做好防蚊、驱蚊工作。

第八节　脊髓灰质炎

脊髓灰质炎又称小儿麻痹症，是由脊髓灰质炎病毒引起的以小儿脊髓前角运动神经元损伤或坏死为主要病变的一种急性传染病。临床主要表现为双峰热，单肢弛缓性瘫痪；个别侵犯延髓及脑，从而引起脑神经运动核及呼吸中枢病变，出现昏迷、上运动神经元痉挛性瘫痪。

一、病因

1. 病原为脊髓灰质炎病毒，属 RNA 病毒科肠道病毒属，有 3 个血清型，各型无交叉免疫。

2. 传染源是瘫痪型、无瘫痪型或隐性感染患者；传播途径是经口感染；人群普遍易感。

3. 病毒从口进入人体后，在咽及肠壁淋巴组织增生并进入相应引流区淋巴组织中繁殖，然后入血流，导致第一次病毒血症或隐性感染。

4. 病毒达到全身淋巴组织及网状内皮细胞内，继续增生并入血，形成第二次病毒血症，形成顿挫型，透过血脑屏障，侵犯神经组织形成无瘫痪型或瘫痪型。

5. 主要病理变化为脊髓前部运动神经元损害为主，以腰段及颈段最常受累，少数可波及延髓、脑桥及中脑。主要病变为前角运动神经元变性、坏死，可见嗜神经现象，中性粒细胞及淋巴细胞浸润及小角质细胞增生，血管周围淋巴细胞及浆细胞浸润。

二、临床表现

温带地区高发季节为每年 5 ~ 10 月，热带地区终年发病；人普遍易感，但 4 个月以下小儿很少发病。无论是瘫痪型还是无瘫痪型及隐性感染患者都是传染源，不良饮食等卫生习惯及密切接触上述传染源，均易发病。

1. 潜伏期。3 ~ 35 d，平均 5 ~ 14 d，临床上可表现为隐性感染，顿挫型，无瘫痪型及瘫痪型。

2. 前驱期。发热，食欲下降，多汗，全身感觉过敏，同时出现恶心、呕吐、腹泻、咳嗽头痛等呼吸道及消化道症状，持续 1 ~ 4 d，病情若不发展即为顿挫型。

3. 瘫痪前期。前驱期症状消失 1 ~ 6 d，再次发热即为双峰热。除上述症状加重外，可出现皮肤发红，颈后肌群、躯干及肢体强直、灼痛，便秘及膀胱括约肌障碍，查体可见三脚架征。吻膝试验阳性，头下垂征。病情到此不再发展，3 ~ 5 d 热退即为无瘫痪型；若继续发展则在瘫痪前出现腱反射及腹壁等反射抑制现象。

4. 瘫痪期。瘫痪前期体温开始下降时，出现逐渐加重的瘫痪，临床分 4 型。

（1）脊髓型：此型最多见，主要为脊髓前角病变引起。表现为不对称性弛缓性瘫痪，可为单肢，也可为四肢，也可任意一组肌群而出现相应肌群的运动障碍。

（2）延髓型：又称球型，主要为脑神经运动核及延髓呼吸、血管中枢病变引起，可出现中枢性呼吸障碍，血压、心律异常，脑神经运动障碍。

（3）脑型：此型少见，易误诊，主要表现高热、惊厥、昏迷及上运动神经元痉挛性瘫痪。

（4）混合型：以上几型表现同时存在或两型、三型表现同时存在。

5. 恢复期。先从四肢远端开始恢复，持续数周及数月，一般 8 个月内恢复。

6. 后遗症期。严重者不能完全恢复，出现肌萎缩，肢体畸形，受累肢体疼痛、软弱，瘫痪加重。

三、辅助检查

1. 脑脊液。自瘫痪前期始出现异常，白细胞数一般 $(50 \times 10^6 ~ 300 \times 10^6)$/L，早期以中性粒细胞为主，蛋白增加不明显，晚期以淋巴细胞为主，蛋白逐渐增加，常出现蛋白细胞分离现象，糖及氯化物无明显改变。

2. 血清学检查。补体结合试验及中和试验于起病及恢复期血清抗体升高 4 倍以上。PCR 及 ELISA 法敏感性、特异性更强，速度也快。

3. 血液、大便、脑脊液、鼻咽分泌物培养可分离出病毒。

四、诊断

瘫痪期据临床表现，流行病史、脑脊液改变应高度怀疑本病；在除外格林—巴利综合征及其他引起瘫痪原因的条件下，可做出临床诊断；有血清学检查及病原学检查结果可确诊。其他各期则需病毒学及血清学检查的阳性结果确诊。

五、鉴别诊断

1. 急性感染性多发性神经根炎。该病为对称性、弛缓性四肢运动障碍，脑脊液呈细胞—蛋白分离现象，没有双峰热。

2. 乙型脑炎。该病持续高热，惊厥，神经精神症状比较突出，意识障碍较重；肢体瘫痪出现较晚，多为强直性，肌张力增高。

3. 病毒性脑膜脑炎。该病可并发瘫痪，但多为中枢性瘫痪，可出现在病程的早中期，治疗后恢复快，一般不留后遗症。

六、治疗

治疗原则是减轻恐惧，预防畸形及并发症，合理康复治疗，目前尚无对该病有效的药物。

1. 前驱期及瘫痪前期治疗。

（1）卧床休息至热退 1 周后，避免体力活动 2 周，同时以踏脚板保持小腿及脚正确角度。

（2）对症治疗：使用镇静及解热镇痛剂，以缓解肌肉疼痛及痉挛；每 2～4 h 湿热敷 1 次患肢，并轻微被动运动。

2. 瘫痪期。

（1）卧床休息使肢体成一直线，膝稍曲，踝关节成 90°，髋及脊柱挺直，疼痛消失后立即主动运动及被动锻炼，以防骨骼畸形。

（2）给予营养丰富的饮食及补充水分，防止水、电解质、酸碱平衡紊乱。

（3）药物：地巴唑 1 岁患儿 1 mg，2～3 岁患儿 2 mg，4～7 岁患儿 3 mg，8～12 岁患儿 4 mg，12 岁患儿以上 5 mg，每日或隔日 1 次口服。加兰他敏 0.05～0.1 mg/（kg·d），1 次肌内注射。给予多种维生素及能量合剂等维持及保护神经细胞的正常代谢。脑型患儿按病毒性脑炎处理。延髓型患儿要采取头低脚高位，以防误吸、窒息，静脉维持营养，病初不用胃管喂养。呼吸肌麻痹及声带麻痹者，行气管切开，机械通气。早期应用人体丙种球蛋白及大剂量维生素 C 可减轻病情，促进恢复。早期使用复方丹参注射液或川芎嗪注射液也可促进恢复。

3. 恢复期后遗症治疗。主动及被动锻炼、针灸、理疗、按摩。

七、预防

1. 患儿自发病之日起隔离 40 d，接触者留观 20 d，未服过麻痹糖丸者注射人体丙种球蛋白 0.3～0.5 mL/kg。

2. 减毒活疫苗（OPV）禁用于免疫缺陷及使用免疫抑制剂治疗者；一般人从 2 个月开始，连服 3 次，间隔 4~6 周，4 岁时再加强免疫 1 次。

3. 灭活疫苗（IPV）用于免疫缺陷及使用免疫抑制剂治疗者，也可用于一般家庭成员。

第九节　细菌性痢疾

细菌性痢疾简称菌痢，是由细菌引起的常见肠道传染病，由 4 种志贺菌属引起，它们是志贺菌（A 群）、福氏菌（B 群）、鲍氏菌（C 群）、宋内（D 群）痢疾杆菌。

一、流行病学

痢疾的发病有明显的季节性，多为夏季或热带地区的雨季，以婴幼儿的发病率最高，多见于 2~3 岁，小于 6 个月的婴儿很少发病，这可能是母乳喂养时婴儿从母乳中获得带有抗毒性质粒编码的抗脂多糖抗体。偶有无症状带菌状态的年长儿及成人。

在发达国家，宋内痢疾杆菌引起的感染较常见，福氏菌占第二位；在发展中国家如我国，福氏菌感染占第一位，宋内菌占第二位，志贺菌 1 型是引起大规模流行的菌型，在亚洲的某些地区，它也是主要的流行菌型。

污染了细菌的食物和水源是最重要的传播载体，而人对人的传播可能是感染发生的主要机制。污染的蔬菜、瓜果或粪便管理不当，水源污染是引起痢疾流行或暴发的常见原因，生活接触也是感染的主要方式。

人类对痢疾有普遍的易感性，感染后的免疫反应不一，也不长久，所以可多次反复感染。有报道分泌性 IgA 和血清抗体在感染的数天或数周内产生，目前已知有抗脂多糖抗体，抗毒力质粒编码的多肽抗体，但它们抗感染的主要保护性决定簇尚不清楚。有资料表明这种抗感染作用是血清型特异性的，但也有不同程度的交叉，细胞免疫也可能有一些保护作用，但作用不大。

二、发病机制

所有痢疾杆菌的基本毒力因素是它们能够侵入结肠上皮细胞，这是由一个 120~140MDa 的大质粒编码的一组多肽造成的侵袭性和杀伤性作用，丢失此质粒的菌株则不再致病。此外，染色体编码的因子也具有毒力作用，如编码脂多糖合成的染色体，由 1 型志贺菌合成的志贺毒素，由福氏菌 2α 型合成的志贺肠毒素 1。1 型志贺菌可产生大量志贺毒素。而在痢疾感染的水泻阶段，很可能主要是志贺肠毒素 1 所致，少量的痢疾杆菌即可致病。

三、临床表现

潜伏期短，多为 2~4 d，可短至数小时，长至 7 d。临床可见下列类型：

1. 急性菌痢。起病急，典型症状为严重的腹痛、高热、呕吐、食欲缺乏，全身中毒症状重，体征有腹胀、压痛、肠鸣音亢进。指诊时直肠触痛，大便开始为稀水样，继而见黏冻样、脓冻样或脓血便，便次多，量小，便数不等，年长儿有里急后重，婴幼儿可无脓便及脓血便，易误诊为其他细菌引起的肠炎或病毒性肠炎，病程 5~7 d。非典型痢疾不发热或只有微热，也无中毒症状，只有粪便培养阳性才能确诊，易被忽视，常为痢疾的传播者。

2. 中毒性菌痢。本病多见于2~7岁小儿，起病急骤，高热甚至超高热，在24 h内出现以惊厥、昏迷为主的脑型或以循环衰竭为主的休克型或两者俱存的混合型，有或无脓血便，甚至不出现腹泻。

（1）脑型：以惊厥、头痛、反复呕吐、昏迷、血压增高为主，引起这种颅内高压的原因尚不清楚；严重者可发生脑水肿、脑疝而发生呼吸衰竭、反复惊厥。

（2）休克型：以循环衰竭为主，常发生在年幼儿、体弱儿，是毒血症和弥漫血管内凝血过程，表现为面色灰、肢端发凉，皮肤有花纹，血压下降，脉细、心率快。病程中尚可出现多脏器衰竭、休克肺、休克心、休克肾、休克脑、休克肝等。

3. 慢性菌痢。病程超过2个月以上者诊断为慢性菌痢。当治疗不彻底、不规则、耐药菌株存在或机体免疫力减低时出现，临床无发热等毒血症表现，粪便性质也不典型，可为消化不良稀便，甚至软便或有黏液，间有少量脓冻、脓血便，次数多少不定。

四、并发症

脱水是最常见的，它可引起肾衰竭和死亡。当发生休克、毒血症时死亡率可高达20%~50%。此外，在志贺菌感染时，溶血性尿毒症综合征是较常见的并发症。另外，脱肛、中毒性巨结肠，肠穿孔，伪膜性结肠炎，严重营养不良所致结膜炎、虹膜炎、角膜溃疡等为不常见的并发症。

五、诊断

有典型的脓血便，结合临床表现和流行季节，诊断并不困难。实验室检查粪便镜检有大量白细胞，脓细胞或红、白细胞。血常规白细胞增加明显，并有核左移，都支持诊断。大便和直肠拭子细菌培养是最好的诊断方法。最近已开展PCR快速诊断法。

六、鉴别诊断

具有脓血便，在儿科应与鼠伤寒杆菌肠炎、金黄色葡萄球菌肠炎、真菌性肠炎和出血坏死性小肠炎鉴别。无典型脓血便者，特别是婴幼儿菌痢需与致病性大肠埃希菌肠炎、病毒性肠炎、空肠弯曲菌肠炎鉴别。中毒性菌痢应与暴发型流脑、乙型脑炎、大叶性肺炎及其他病原菌引起的感染性休克鉴别。慢性菌痢应与慢性非特异性溃疡性结肠炎、慢性血吸虫病相鉴别。

七、治疗

1. 对症治疗。首先要做的是纠正水、电解质平衡紊乱和支持疗法，抑制肠道蠕动的一些药物可加重病情，所以不宜使用。

2. 控制感染。目前对抗生素耐药的痢疾杆菌株的地理分布是不同的。对敏感株，氨苄西林口服100 mg/(kg·d)，每天分4次口服即可。阿莫西林效果不如氨苄西林，但胃肠道吸收好。由于复方磺胺甲噁唑在我国耐药率较高，它不用作首选用药。头孢克肟8 mg/(kg·d)，口服分两次，共服5 d，或口服其他第三代头孢菌头孢曲松50 mg/(kg·d)，每天1次，肌内注射或静脉注射2~5 d，可作为首选。萘啶酸55 mg/(kg·d)分4次给予，共用5 d，是另一种替代方法，疗程一般5 d。口服第一、第二代头孢菌素不能作为二线替代药。吡哌酸因对小儿骨骼发育有影响，18 岁以下慎用。

3. 中毒性菌痢治疗。根据临床不同表现对症治疗。

4. 慢性菌痢。采用支持疗法和抗病原治疗相结合，应 2 种以上抗生素联合用药和药物保留灌肠。

八、预防

1. 痢疾高发地区应鼓励延长母乳喂养。

2. 指导幼儿园、学校的儿童及工作人员及时进行清洁和消毒工作。

3. 做好疫情报告，出现疫情后，立即找出并控制传染源，禁止患者或带菌者从事餐饮业和保育工作。

第十节　白喉

白喉是由白喉棒状杆菌引起的急性感染。它是第一个被确定的传染性疾病，近年来由于应用计划免疫预防，发病率已明显下降，但在有些预防接种进行不完全的地区仍有小流行。

一、流行病学

人类是白喉棒状杆菌的唯一宿主。白喉棒状杆菌主要经飞沫传播，直接接触有症状者的呼吸道分泌物或感染皮肤的渗出物也可感染。无症状的呼吸道带菌者是最重要的传染源。在白喉的流行地区，有 3%～5% 的健康人可携带此菌，皮肤感染和带菌者是隐性传染源。有报道证明，污染的奶类和食物也可造成传播。最初白喉主要引起 15 岁以下儿童感染，但近年来由于疫苗的免疫接种，白喉流行也可累及那些缺乏自然感染和无加强免疫的成年人。虽然目前世界的大部分地区产毒素的白喉杆菌引起的感染已变得很少，在大城市几乎看不到了；但有关的监测资料表明，白喉棒状杆菌在以前曾经流行的地区仍可继续循环。据研究，保护性抗毒素抗体的最小浓度为 0.01 U/mL，在诱导免疫后应达到 0.11 U/mL，以使其具有长期保护能力。血清学监测表明，在美国、瑞典、意大利和丹麦等实行儿童计划免疫较好的发达国家中仍有相当一部分成人尚未达到保护性抗体水平，因此，在美国目前推荐对成人每10 年进行一次含白喉疫苗的强化免疫。

皮肤白喉是一种少见形式，在 1975 年美国报告白喉棒状杆菌分离株中占 50% 以上是皮肤白喉，这是 20 世纪 90 年代白喉流行病学变化中的一个突出特点。皮肤感染同黏膜感染相比，延长了细菌的隐匿时间，增加了环境的污染和对密切接触者咽部、皮肤的传染。白喉的暴发与居住拥挤、贫穷、嗜酒、卫生状况差等有关，也和外源性新菌株的传入有关。来自美国华盛顿从 1971 至 1982 年间 1 100 例白喉感染中，86% 是皮肤白喉，40% 是产毒株。这说明它已不再是热带或热带地区的疾病，皮肤白喉是产毒白喉感染的重要传染源。

大多数病例发生于秋冬季节，此季节小儿易患呼吸道感染，咽部黏膜的炎性改变有利于白喉杆菌的侵袭。

二、发病机制

产毒素和不产毒素的白喉棒状杆菌均可引起皮肤和黏膜及邻近组织的感染和菌血症。细菌侵入上呼吸道黏膜上皮细胞后，常留在黏膜的表皮层，引起局部的炎症反应，主要的毒力因子是细菌能够产生 62kDa 大小的多肽外毒素。这一外毒素可抑制蛋白合成，引起局部组织的坏死，在感染的几天内，局部炎症渗出液中的中性粒细胞、纤维蛋白、坏死细胞和白喉杆菌凝集在一起，形成具有诊断性特征性的灰白色伪膜。局部产生的大量外毒素吸收后可导致全身性毒血症、血小板减少、肾小管坏死、心肌病变和神经脱髓鞘病变，而腭、咽、喉肌肉麻痹是毒素的早期局部作用。由于在皮肤黏膜感染 2～10 周以后出现心肌和神经的病变，其病理生理机制在部分病例可能是宿主免疫反应所致。

三、临床表现

本病潜伏期短，一般 1～7 d，多为 2～4 d，其症状依感染的部位、宿主免疫状态和毒素的全身分布不同而异。

1. 呼吸道白喉。发热一般很少超过 39℃。特点：①鼻腔内感染在婴儿较多见，主要表现鼻塞、浆液血性分泌物，鼻孔外周皮肤发红、糜烂、表皮剥脱，可形成浅表溃疡，鼻前庭或中隔处可见伪膜，患儿因鼻塞而张口呼吸，致哺乳困难。②扁桃体和咽部白喉者，咽痛，仅有半数患者有发热、乏力、全身不适、恶心、呕吐等非特异全身中毒症状，伪膜可在扁桃体、腭垂、上腭弓或咽后壁上，面积可逐渐扩大成片，咽、喉及周围组织水肿，颈淋巴结肿大，重者可出现吞咽和呼吸困难、中毒性休克症状。③喉白喉者多继发于咽白喉，干咳、犬吠样咳嗽、声嘶哑、失声，重者有呼吸道梗阻表现，吸气样呼吸困难，缺氧、窒息。

2. 皮肤白喉。典型者是无痛、非进展性感染，表现为表浅层深脓疮，不愈合的溃疡，上有一层灰棕色伪膜，有时不易同链球菌、葡萄球菌感染的脓疱疮区别，两种疾病常同时存在。多数白喉病例在原发的皮肤炎症创伤、烧伤和脓疱病基础上继发感染。四肢较躯干、头部易受累，疼痛、压痛、脓肿和渗出是典型的症状。少数患有皮肤白喉患者有呼吸道白喉杆菌携带和感染症状。

据统计，约 3% 的皮肤白喉和 21% 的鼻咽白喉感染者有中毒性心肌炎、神经病变或呼吸道梗阻性并发症。

四、并发症

1. 中毒性心肌炎。最常见的并发症，发生于病后 2 d 至 6 周，多在病程第 2 周时发生，轻症有心音低钝、奔马律、心律不齐、心电图改变，重者心脏扩大、肝肿大、心力衰竭。

2. 周围神经麻痹。发生的时间与心肌炎相同，常见软腭肌麻痹、腭垂反射消失、进食呛咳、眼肌麻痹、眼睑外翻、瞳孔放大、面神经麻痹、呼吸肌麻痹及四肢肌肉麻痹，多在 2～3 个月恢复，无后遗症。

五、诊断

根据临床表现，结合流行病学情况，得出初步诊断，给予抗毒素治疗，确诊须以细菌培养及毒理试验为准。咽拭子涂片，可见棒状杆菌，咽、鼻和感染黏膜、皮肤拭子培养可做出诊断。直接涂片进行革兰染色或特异性荧光抗体检测。

六、鉴别诊断

咽白喉需与急性化脓性扁桃体炎、非细菌性渗出性咽炎鉴别；咽白喉需与急性喉炎早期加以鉴别。

七、治疗

1. 抗毒素。抗体治疗可中和病灶局部及血液中的游离毒素，使用宜早，使用剂量依据病变部位、伪膜的范围、中毒症状轻重和病程早晚。采用静脉给药作用快，肌内注射较慢。抗毒素治疗对皮肤白喉局部表现无效。

2. 抗生素。选择应用具有杀菌作用的抗生素，一般用青霉素和红霉素口服、肌内注射或静脉注射，疗程 7 ~ 10 d。

3. 并发症的治疗。

（1）心肌炎。绝对卧床，限制活动。注射维生素 C、ATP、高渗葡萄糖，严重者给予激素治疗，慎用洋地黄。

（2）神经炎。咽肌麻痹需鼻饲，呼吸肌麻痹应进行人工辅助呼吸。

八、预防

自动免疫是控制白喉的根本措施。患儿应严格隔离，直至鼻咽分泌物细菌培养 2 次为阴性。对与患儿接触的易感小儿应作鼻咽分泌物培养，应用红霉素预防用药，疗程 7 d，接种过疫苗者则注射白喉类毒素，以加强免疫。预防白喉的疫苗成分是白喉类毒素，目前应用的百白破三联疫苗是有效的。

第十一节　百日咳

百日咳是一种因百日咳杆菌侵入呼吸道上皮细胞，并在纤毛丛中产生内毒素，导致纤毛运动障碍和细胞破坏的呼吸道传染病。临床上主要表现为逐渐加重的阵发性、痉挛性、咳后有鸡鸣尾声样的咳嗽，病程较长，多见于婴幼儿。

一、病因

1. 病原体。病原体是百日咳杆菌，属鲍特菌属。

2. 传染源。为患儿，传播途径为经呼吸道飞沫传播，人群普遍易感。

3. 百日咳杆菌侵入呼吸道后细菌在呼吸道黏膜上皮细胞纤毛上繁殖并产生毒素和毒性物质，引起纤毛麻痹和细胞变性坏死，使呼吸道分泌物排除障碍，刺激呼吸道神经末梢，通过咳嗽中枢引起痉挛性咳嗽，同时引起全身反应。

4. 由于长期咳嗽，使咳嗽中枢形成持续性兴奋灶，所以，其他刺激如咽部检查、进食等也可引起痉挛性咳嗽。

5. 本病可并发支气管及肺间质炎症、肺不张，可并发脑组织水肿、充血，或弥漫性出血点、神经细胞变性。

二、临床表现

大多有百日咳接触史，未注射过百日咳疫苗。

1. 初起似伤风感冒，咳嗽，流涕，热退后咳嗽加重，日轻夜重，检查肺部无阳性病理体征。

2. 痉咳期出现典型症状，表现为阵发性、痉挛性咳嗽，咳嗽连续十几声至数十声，伴高音调鸡鸣样吸气性吼声，然后又是一次痉咳，直至咳出大量黏痰或把胃内容物吐出为止，同时伴面赤，流泪，唇发绀，眼圆睁，舌外伸，颈静脉怒张，躯体弯曲。

3. 新生儿或小婴儿无痉咳，常表现咳嗽 3 ~ 4 声后出现憋气，呼吸动作停止在呼气期，称之为喷嚏危象。

4. 恢复期咳嗽减轻，从初期到恢复期整个过程可持续 1 ~ 3 个月。

5. 常并发肺炎、脑病、舌系带溃疡。

三、辅助检查

1. 血常规。外周血白细胞常升高，以淋巴细胞占优势。

2. 病原学检查。咽拭子培养可培养出百日咳杆菌。鼻咽分泌物免疫荧光检查可发现特异性荧光抗体，酶联免疫吸附试验可测定抗百日咳杆菌的 IgM 抗体、IgG 抗体、IgA 抗体。

四、诊断

具备流行病史及典型临床表现即应高度怀疑本病。应除外急性喉炎及支气管炎、气管内异物、百日咳样综合征（多由腺病毒感染），即应临床诊断，确诊还需病原学检查。

五、鉴别诊断

1. 百日咳综合征。由副百日咳杆菌、腺病毒或呼吸道合胞病毒、沙眼衣原体等感染引起者只能依靠病原体分离及血清血检查进行鉴别。

2. 肺门淋巴结结核、胸腺肥大。可压迫支气管引起痉咳，只能依靠胸部 X 线片进行鉴别。

3. 喉及支气管异物。要依靠仔细询问病史，胸部 X 线片进行鉴别。

六、治疗

1. 一般治疗。包括隔离、监护、病室通风、阳光充分、环境安静、饮食易消化、避免异味刺激和剧烈活动。

2. 对症治疗。首选维生素 K$_1$ 1 mg/kg，每次最多不大于 20 mg，每日 1 次，肌内注射或静脉滴注，有增强抗生素及中枢性镇咳作用；其次可口服氯化铵、甘草合剂等化痰止咳；痉咳影响睡眠及并发惊厥时，可予苯巴比妥钠镇静和止惊。

3. 药物治疗。首选大环内酯类抗生素，其次是喹诺酮类和磺胺类药。红霉素每日 25 ~ 50 mg/kg，分 3 次口服或每日 20 ~ 30 mg/kg，分 2 次静脉滴注，7 ~ 14 d 为 1 疗程，注意防止消化道症状及肝脏损害的不良反应。罗红霉素每日 5 ~ 10 mg/kg，分 2 次口服，7 ~ 10 d 为 1 疗程；近年大都用阿奇霉素每日 10 mg/kg，每日 1 次顿服，5 d 为 1 疗程，停 2 d，不愈可再予 1 疗程。氯霉素每日 25～50 mg/kg，分 4 次口服或每日 30～50 mg/kg，分 2 次静脉滴注，要注意骨髓抑制作用。

4. 治疗并发症。并发脑病时，可用山莨菪碱每次 0.3～0.5 mg/kg，重症每次 1～2 mg/kg，每 15 min 1 次，连用 6 次静脉滴注，然后逐渐减量或延长给药间隔时间；或东莨菪碱每次 0.01～0.02 mg/kg，静脉滴注，方法同上；脑水肿时予 20% 甘露醇每次 1 g/kg，每 6～8 h 1 次，快速静脉滴注；同时予以保护脑细胞药物，吸氧，畅通呼吸道，镇静，止咳等处理。并发肺炎时常并发其他细菌或病毒感染，应据病情选择相应药物治疗。

第五章

儿科遗传代谢性疾病处理

第一节 21-三体综合征

21-三体综合征（又称先天愚型）是小儿最常见的一种染色体病。由于常染色体畸变，最常见的是标准型，患儿染色体为47条。临床主要表现为智力及生长发育落后、特殊面容等，活产婴儿中发生率为1/6 000~1/8 000，母亲年龄越大，发生率越高。

一、病因

细胞遗传学特征是第21号染色体呈三体征，主要是由于生殖细胞在减数分裂形成配子时，或受精卵在有丝分裂时21号染色体不分离，使胚胎体细胞内存在一条额外的染色体；这种染色体畸变可能与母亲妊娠年龄过大，环境中的射线、化学剂，某些药物等含致畸物质有关。

二、临床表现

1. 智力低下。这是最突出、最严重的表现，患儿表情呆板，语言发育迟缓，3岁以内很少会说话。认人能力和认物能力差，7岁很少能上学。智商测定为25~70，随着年龄增长，与同年龄儿童相比还会逐渐下降。

2. 生长发育落后。患儿抬头、翻身、坐、立和行走均晚，四肢短，身材矮小，性发育延迟。

3. 特殊面容。多数患儿在出生时其特殊面容已很明显，生长发育过程中表现得更为明显：头围小、枕部扁平、囟门大、关闭延迟、头发细软较少、眼距增宽、眼裂小、两眼外侧上斜、内眦赘皮、鼻根低平、鼻孔上翘、外耳小、耳位低、半张口、舌外伸、高腭弓、出牙晚、牙质差和常错位、粗颈、后发际低。

4. 皮纹特点。1/2患儿有通贯掌；2/3以上患儿Atd角增大，尺侧箕为多，小指短粗且内弯；1/3患儿有一条指褶纹，约1/2患儿脚趾球部为胫侧弓形纹，第一与第二趾间距增宽（称草膜足）。

5. 并发其他畸形。如多指、先天性心脏病、脐疝、白内障、小阴茎和隐睾等。

6. 免疫功能低下。易患各种感染性疾病，白血病发生率也高。

三、诊断

染色体检查：

1. 标准型占95%，核型为47，XX（XY）+21。

2. 易位型占2.5%~5%，D/G易位；（Dq21q易位），14号最多见，而15号较少见；G/G易位：（21q21q）或（21q22q）易位较少见。

3. 嵌合体型占2%~4%，核型为46，XX（XY）+21/46，XX（XY）。

具备上述临床表现应高度怀疑本病，确诊尚需染色体检查，嵌合型患儿应做核型分析确诊。

四、治疗

1. 一般治疗。目前无特效治疗方法，宜注意预防患儿感染，加强教育与训练。并发其他畸形者，可考虑手术矫治。

2. 预防措施。

（1）避免高龄妊娠：本病的发生率随母亲年龄增长明显升高，如30岁以下的母亲中发生率为1/1 000，而35岁以上的母亲发生率为1/30~1/45。

（2）孕早期避免腹部X线照射，防止细菌及病毒感染，禁止使用对胎儿有影响的药物。

（3）有阳性家族史或有两次以上习惯性流产的夫妇应做染色体核型分析。

（4）做好产前诊断，防止患儿出生。在妊娠8~12周做绒毛染色体进行核型分析，或者在妊娠16~20周做羊水细胞培养进行核型分析，发现患儿时应终止妊娠。

第二节　苯丙酮尿症

苯丙酮尿症（phenylketonuria，PKU）是一种由于苯丙氨酸代谢障碍引起的先天代谢缺陷性疾病，为常染色体隐性遗传。本病各国发病率不同，我国的发病率约为1/18 000。苯丙氨酸可参与蛋白质合成和黑色素、甲状腺素、多巴胺、去甲肾上腺素和肾上腺素代谢。一旦机体因各种原因缺乏苯丙氨酸羟化酶（PAH），苯丙氨酸不能转换为酪氨酸，可使酪氨酸及其正常产物减少，血中的苯丙氨酸含量就增加，最终导致苯丙酮酸、苯乙酸、苯乳酸产生。虽然苯丙氨酸是人体必需的氨基酸，但血中浓度过高及其异常代谢产物过多均可抑制脑组织L-谷氨酸脱羧酶的活性和色氨酸羟化酶，抑制线粒体丙酮酸转换酶的合成，结果使5-羟色胺生成减少、线粒体产生ATP减少，从而影响脑髓鞘的形成。另外还因二氢生物蝶呤还原酶（DHPR）或丙酮酰四氢生物蝶呤合成酶（PTS）的缺乏导致四氢生物蝶呤（BH4）缺乏，从而影响酪氨酸转变为多巴、色氨酸转变为5-羟色胺（5-HT）的合成，结果引起严重的脑发育不良。

一、病因及发病机制

苯丙氨酸（phenylalanine，Phe）是人体必需氨基酸，食入体内的Phe一部分用于蛋白质的合成，一部分通过苯丙氨酸羟化酶作用转变为酪氨酸，仅有少量的Phe经过次要的代谢途径在转氨酶的作用下转变成苯丙酮酸。

PKU 是因苯丙氨酸羟化酶（phenylalanine hydroxylase，PAH）基因突变导致 PAH 活性降低或丧失，Phe 在肝脏中代谢紊乱所致。PKU 患者苯丙氨酸羟化酶缺乏，酪氨酸及正常代谢产物减少，血 Phe 含量增加，刺激转氨酶发育，次要代谢途径增强，生成苯丙酮酸、苯乙酸和苯乳酸，并从尿中大量排出，故称苯丙酮尿症。苯乳酸使患儿尿液具有特殊的鼠尿臭味。高浓度的 Phe 及其异常代谢产物抑制酪氨酸酶，使黑色素合成障碍。Phe 增高影响脑发育，导致智能发育落后，出现小头畸形及抽搐等神经系统症状。

PKU 属常染色体隐性遗传，其特点是：①患儿父母都是致病基因携带者（杂合子）。②患儿从父母各得到一个致病基因，是纯合子。③患儿母亲每次生育有 1/4 可能性为 PKU 患儿。④近亲结婚的子女发病率较一般人群为高。

人类 PAH 基因位于第 12 号染色体上（12q22～12q24.1），PAH 基因全长约 90kb，有 13 个外显子和 12 个内含子，外显子长度在 57～892bp 之间，成熟 mRNA 约 2.4kb，编码 451 个氨基酸。内含子长度为 1～23kb 不等。随着分子生物学技术的发展，北京及上海等地已经开展 DNA 序列分析等技术对 PKU 患者进行基因分析，在中国人群中发现了 80 种以上基因突变，发现外显子 7 和 12 的突变占的比例相对较高。其中有一些是中国人特有的突变体，这些基因突变分别导致氨基酸置换、翻译提早终止、mRNA 剪切异常以及阅读框架移位等。

二、临床表现

1. 智力发育落后，可并发癫痫。

2. 外观异常。毛发、皮肤、虹膜色泽变浅。

3. 小头畸形、肌张力增高，少数患儿腱反射亢进。

4. 尿液及汗液发出特殊的鼠尿臭味。

三、辅助检查

1. 常规检查。

（1）新生儿期筛查：当血苯丙氨酸 >0.24 mmol/L，即 2 倍于正常参考值时应测新生儿血苯丙氨酸浓度。

（2）血苯丙氨酸（PHE）浓度 >1.22 mmol/L，即可确诊为经典 PKU（正常小儿血苯丙氨酸浓度为 0.12 mmol/L）。

（3）尿三氯化铁试验、二硝基苯肼（DNPH）试验阳性。

（4）应用高压液相层析法（HPLC）测定尿液中新蝶呤及生物蝶呤的含量，总排出量增加。可用于鉴别各型 PKU。

2. 其他检查。

（1）外周血中的红、白细胞内或皮肤成纤维细胞内苯丙氨酸-4-羟化酶（PAH）活性检测低下。

（2）用 DNA 分析方法对 PAH 和二氢生物蝶呤还原酶（DHPR）缺陷进行基因诊断。

（3）头颅 CT 和 MRI 示弥漫脑皮质萎缩。

（4）脑电图异常，显示高峰紊乱、灶性棘状波。

四、鉴别诊断

不同类型 PKU 的分型诊断见表 5-1。

表 5-1 不同类型 **PKU** 的鉴别诊断

分型	PHE（mmol/L）	酶缺乏（%）
经典型 PKU	>1.22	<1%
非经典型 PKU	0.73~1.22	2%~3%
轻型高苯丙氨酸血症	0.12~0.73	2%~5%
四氢生物蝶呤缺乏症	0.73~1.22	DHPR<1%，PTS<20%
暂时性高苯丙氨酸血症	0.12~1.22	无

五、治疗

1. 饮食疗法。PKU 的治疗主要为饮食疗法，要求进食低苯丙氨酸饮食 [30~50 mg/(kg·d)]，典型 PKU 每日的苯丙氨酸摄入量不宜大于 20 mg/kg，目的在于降低血液中苯丙氨酸及其代谢产物的浓度，治疗年龄越小越好，以预防脑损伤，或使脑损伤降低到最小限度。血苯丙氨酸的浓度应控制在 0.12~0.6 mmol/L 范围内。

2. 基本药物治疗。对非典型 PKU 患儿，除饮食治疗外还应给予四氢生物蝶呤、5-羟色氨酸 [3~13 mg/(kg·d)] 和左旋多巴 [5~15 mg/(kg·d)] 等药物。

六、预防

早期发现 PKU 患儿是一项很有效的措施，但治疗对已经存在的严重智力障碍难以奏效。对有本病家族史的夫妇，避免近亲结婚，并采用 DNA 分析或检测羊水中蝶呤等方法对其胎儿进行产前检查，以便从新生儿期即加以预防。饮食疗法是本病的基本治疗，诊断一旦确定应立即给予饮食治疗，开始治疗的年龄越小，预后越好，早期即开始治疗的患儿其智力发育可接近正常。青春期后，对于变异型 PKU 单独采用饮食治疗已无效果，应适当补充左旋多巴和 5-羟色氨酸。

PKU 患儿的母亲在妊娠时应控制饮食，整个孕期应使血苯丙氨酸的浓度控制在 60 μmol/L 以下，以免造成胎儿神经系统损伤。

第三节 肝豆状核变性

肝豆状核变性（hepatolenticular degeneration，HLD）又称威尔逊病，1912 年首先报道。男女发病比例相近，发病率世界各国报道不一，德国为 3/10 万，美国为 1/10 万，我国为 1/50 万，平均约 1/30 万。近亲结婚子女的发病率高。本病可分为肝型、神经型和混合型。

一、病因及发病机制

其病理特征是肝硬化伴发豆状核变性。本病是常染色体隐性遗传病，致病基因定位于

13q14.3 区域，人群中杂合子携带为 1∶(200~450)。发病机制为 P 型 ATP 酶铜转运蛋白（P 型 ATP-7B）基因缺陷而引起铜蓝蛋白代谢障碍，铜沉积在肝、脑、肾等组织上，从而引起一系列临床症状。

二、症状与体征

父母常为近亲婚配，发病年龄以 7~12 岁最多见，出生开始无症状，至 6 岁以后随着肝细胞中铜沉积量增加，出现肝受损症状，如乏力、食欲不振、呕吐、黄疸、水肿、腹腔积液等。

早期症状：①约有 50% 以上的病例表现为急性肝炎、肝硬化。②20% 病例以神经系统异常为首发表现，如震颤、构语障碍、精神障碍、肌张力改变、痉挛等。③部分病例表现为溶血性贫血。④少数以骨关节症状为主，患儿常有骨质稀疏、佝偻病骨骼改变、退行性骨关节病等表现。⑤可有肾脏损害。

查体可见：①黄疸、水肿、贫血。②肝脾肿大，部分可有腹腔积液。③角膜色素环即 K-F 环阳性。④精神障碍，肌张力改变，痉挛。

三、辅助检查

1. 常规检查。

（1）铜代谢检测。

1）血清铜蓝蛋白：<200 mg/L（正常小儿血清铜蓝蛋白为 200~400 mg/L），但有 5% 患者的铜蓝蛋白不减低或在正常低限。

2）24 h 尿铜排泄量：>100 μg。

3）肝铜：>100 μg/g。

4）放射性铜测定：静脉注射 ^{64}Cu 后，本病患儿血 ^{64}Cu 下降缓慢，且无第二次上升。

5）铜氧化酶测定：<0.15 光密度。

（2）眼裂隙灯检查：角膜色素环即 K-F 环阳性。

（3）血生化：肝功能异常。

2. 其他检查。

（1）CT 和 MRI 检查：CT 初期无异常，以后可见豆状核及尾状核的部位有低密度区，病情严重者可见脑室扩大、弥漫性脑萎缩。MRI 检查较 CT 敏感，大脑灰质和白质都可见多数局限性病灶，尤以灰质明显，在豆状核、尾状核、中脑、小脑均有两侧对称性病灶。

（2）基因诊断：应用 PCR 及 DNA 测序方法检测 P 型 ATP 酶铜转运蛋白（P 型 ATP-7B）基因突变，或应用与 P 型 ATP-7B 基因紧密连锁的多态性 DNA 探针进行限制性片段长度多态性（RFLP）分析和微卫星标记多态性分析，可进行产前诊断与症状前诊断。

四、诊断

1. 诊断标准。具有以下第 1~第 3 项，伴或不伴第 4、第 5 项，可诊断本病。

（1）早期症状：急性肝炎、肝硬化；神经系统异常，如震颤、构语障碍、精神障碍、肌张力改变、痉挛等；部分病例表现为溶血性贫血；少数可有骨损害与肾脏损害。

（2）体征：K-F 环阳性。

（3）铜代谢检测异常。

（4）CT 和 MRI 检查可异常。

（5）基因诊断：应用 PCR 及 DNA 测序方法检测 P 型 ATP 酶铜转运蛋白（P 型 ATP-7B）基因突变，即可诊断。

2. 分型诊断。根据临床表现，肝豆状核变性可分为三型。

（1）肝型：以肝病症状为主，因大量铜沉积于肝细胞中所致。

（2）神经型：以神经、精神症状为主，因大量铜沉积于脑组织中所致。

（3）混合型：既有肝病表现，又有神经、精神症状。

五、鉴别诊断

1. 范科尼综合征。本病为多发性肾远曲小管功能障碍性疾病，因肾远曲小管对多种物质吸收障碍，造成了生长发育迟缓、佝偻病、肌无力等症状出现，并可出现氨基酸尿、糖尿、磷酸尿等，胱氨酸增多型可在裂隙灯下见到角膜、结合膜上有六角形结晶体，但 K-F 环阴性，血铜蓝蛋白正常。

2. 肝炎后肝硬化。部分乙型肝炎可发展为肝硬化，其特点为有乙型肝炎病史、肝脾肿大、肝功能受损，乙型肝炎病毒的免疫学指标可呈"大三阳"或"小三阳"，HBV-DNA 和 DNA 多聚酶阳性。本病无锥体外系神经系统症状出现，无 K-F 环，铜蓝蛋白正常。

六、治疗

治疗原则为限制铜的摄入，防止或减少铜在组织内蓄积；应用排铜药物促进体内过量铜的排出，避免铜在体内继续沉积，以恢复和维持正常功能。

1. 一般治疗。

（1）食物：避免食用含铜量高的食物，如肝、贝壳类、坚果、蘑菇、巧克力等，使每日铜的摄入量低于 1.5 mg。禁用铜制餐具。

（2）减少铜吸收：可用锌制剂来干扰肠道内铜的吸收，服用后粪便排铜量增加，可减少体内铜的蓄积。常用制剂为硫酸锌，儿童用量一般每次 0.1~0.2 g，每日 3 次口服。少数患儿服后有恶心、呕吐、腹泻等反应或肢体发麻等症状，但不影响用药。锌剂治疗期间，应避免与影响锌吸收的面包、粗纤维与含多量植酸的食物同服。

2. 基本药物治疗。

（1）D-青霉胺（PCA）：PCA 为含有巯基的氨基酸，可螯合体内的铜使之成为可溶性物质而由尿排出。剂量为每日 0.02 g/kg，分 2~3 次口服。一般 10 岁以下儿童全日量为 0.5~0.75 g，年长儿全日量为 0.8~1.0 g，疗效要在排铜以后才能评定。服青霉胺期间应定期随访，并检查血常规、尿常规、血沉等变化。

（2）三乙烯四胺：本药的作用与 D-青霉胺相似，不良反应较轻，但效果不如青霉胺，适用于不耐受青霉胺者。

（3）依地酸二钠钙（CaNa$_2$EDTA）：为依地酸（EDTA）与钠、钙的络合物，是多胺多羧类化合物，有能与大多数二价、三价重金属离子强力络合、形成不易分解的可溶性络合物的特性。本品口服很难吸收，临床通常采用肌内注射或静脉注射，将 0.5~1.0 g 加入 5% 葡萄糖注射液 250 mL 内静脉滴注，每 12 h 1 次，一般 3~5 d 为一疗程，间歇 2~4 d 后重复下一疗程。静脉滴注剂量每日不超过 50 mg/kg，滴速不超过每分钟 15 mg，浓度低于 0.5％ 可减轻不良反应。

（4）二乙基二硫代氨基甲酸钠（DDC）：该药可增加粪便铜的排泄，通常用量为 0.5 g，每日 3 ~ 4 次口服。由于该药呈酸性，须同时服用碳酸氢钠，以减少胃肠道反应。重症可采用肌内注射，首次剂量为 25 mg/kg，24 h 总量不超过 100 mg/kg，少数病例有恶心、呕吐等轻度消化道反应。

（5）二巯基丙磺酸钠（DMPS）：每日 5 mg/kg，静脉滴注。6 d 为一疗程。

3. 其他治疗。对锥体外系症状可对症治疗，如用苯海索、氟哌啶醇、东莨菪碱、左旋多巴等。对肝、肾、造血、骨关节等病症按不同病情给以适当处理。因暴发性肝坏死而有不可逆肝脏损伤者，可做肝移植。

七、预后

早期治疗症状可缓解，但须终身维持治疗，若治疗延误可导致肝硬化、腹腔积液及智力障碍，此时预后不良。

未经治疗者于数年内逐渐因病因恶化而死亡。治疗后好转标准如下：

1. 服用 D-青霉胺后，尿铜排出量可增加数倍，神经症状和锥体外系症状可见改善，CT 见基底神经节的低密度区逐渐减少。

2. 能逐渐减少氨基酸尿，并使磷酸尿减轻，使症状逐渐好转，以至消失。

3. 角膜 K-F 环在数周内开始减轻，数年内可完全消失。

4. 肾功能恢复正常。

八、预防

避免近亲婚配。不明原因的肝病患者应进食低铜饮食，减少铜的摄入，防止铜盐蓄积。

第四节 糖原累积病

糖原累积病（glycogen storage disease，GSD）是一组由于糖原合成或分解途径中的酶先天性缺陷所造成的糖原代谢障碍疾病。其共同的生化特征是糖原储存异常，绝大多数为糖原在肝脏、肌肉、肾脏等组织中储量增加，仅少数糖原储存量正常，但糖原分子结构异常。

一、病因

1. 常见原因为甲状腺不发育、发育不全或异位；甲状腺激素合成和分泌过程中酶的缺陷，导致甲状腺激素合成障碍；促甲状腺激素缺乏；甲状腺或靶器官反应低下；母亲服用抗甲状腺药物或母亲患甲状腺疾病等。

2. 由于甲状腺激素不足或缺少，对三大物质及维生素代谢作用的促进作用降低；对消化系统、神经系统影响降低；对细胞氧化反应速度降低，产热减少；从而出现特殊面容、智能发育低下等神经系统症状、生理功能低下等一系列临床症状。

二、病史与查体

1. 现病史。询问生后有无颤抖、惊厥、嗜睡、气急、淡漠、肌无力、呼吸困难、喂养困难等。有无生长迟缓、抽搐、腹泻、鼻或牙龈出血。

2. 过去史。询问有无低血糖发作（突然面色苍白、多汗、晕厥、心慌、抽搐）。有无酸中毒（恶心、呕吐、烦渴、呼吸深快、口唇苍白或发绀、神萎、嗜睡）。有无反复呼吸道感染。

3. 个人史。询问生后体格、运动、智能发育情况。

4. 家族史。询问家族中有无类似患者，父母有无近亲婚配。

5. 查体注意有无身材矮小、娃娃脸、腹部膨隆、肝肾肿大、肌肉松弛、肌张力低下，四肢伸侧皮下有无黄色瘤。

三、辅助检查

1. 常规检查。

（1）血液与尿检查：空腹血糖降低，乳酸升高，血磷可降低，血清丙酮酸、甘油三酯、磷脂、胆固醇和尿酸增高。多数患儿肝功能正常。血小板黏附率和聚集功能低下。血胰岛素正常或降低。尿糖可阳性。Ib与Ic型糖原累积病有中性粒细胞减少及白细胞趋化功能障碍。

（2）糖耐量试验：因患儿胰岛素分泌不足，糖耐量试验呈现典型糖尿病特征。

（3）肾上腺素试验：皮下注射肾上腺素 0.01 mg/kg，注射前与注射后第15、第30、第60、第90分钟测血糖，正常时在 30～60 min 血糖升高 >2.5 mmol/L，患儿血糖无明显上升。

（4）胰高糖素试验：胰高糖素 30 μg/kg，加入少量生理盐水静脉推注，注射前与注射后第15、第30、第45、第60、第90分钟测血糖，正常时在 15～45 min 内血糖升高 >1.5 mmol/L，患儿血糖无明显上升或升高 <0.1 mmol/L，且注射胰高糖素后血乳酸明显增高。

（5）半乳糖或果糖耐量试验：血糖水平不升高，而血乳酸明显增高。

（6）肝组织检查：肝组织的糖原定量增加和葡萄糖-6-磷酸酶活性低下为确诊依据。

2. 其他检查。X线检查可见骨质疏松、骨龄落后和肾肿大。在病程较长患儿，CT或B超检查可见肝脏有单个或多个腺瘤。

四、诊断

1. 重症在新生儿期即可出现严重低血糖、酸中毒、呼吸困难和肝肿大等症状；无脾肿大。轻症病例则常在婴幼儿期有生长迟缓、肝持续增大、腹部膨隆、低血糖发作和腹泻。常有鼻出血。

2. 患儿身材明显矮小，骨龄落后，骨质疏松，但身体各部比例和智能等多为正常。肌肉松弛，四肢伸侧皮下常有黄色瘤可见。

3. 空腹血糖降低 <3.3 mmol/L，乳酸升高，重症低血糖常伴有低磷血症；血清丙酮酸、甘油三酯、磷脂、胆固醇和尿酸等均增高。多数患儿肝功能正常。血小板黏附率和聚集功能低下。

4. X 线检查可见骨质疏松和肾肿大。

5. 糖耐量试验呈现典型糖尿病特征；肾上腺素或胰高糖素试验，或半乳糖或果糖耐量试验中患儿血糖无明显上升，且注射后血乳酸明显增高。

6. 肝组织的糖原定量增加 > 70 mg/g 湿重，葡萄糖-6-磷酸酶活性低下。

具有上述第 1 ～第 5 项可临床诊断为糖原累积病 I 型，同时具有第 6 项可确诊本病。进行肾上腺素或胰高糖素试验或半乳糖或果糖耐量试验，虽有避免肝脏穿刺活检的优点，但由于本病患儿对此类试验反应的个体变异较大，不能单纯依赖上述试验确诊，应以肝组织的糖原定量增加和葡萄糖-6-磷酸酶活性低下为确诊依据。但 I b 型糖原累积病肝脏冰冻组织的葡萄糖-6-磷酸酶活性可接近正常，新鲜组织的酶活性低下。各型糖原累积病的基因诊断，即检测缺陷酶的基因突变，已有人试用于临床诊断与产前诊断，但尚不成熟，正在研究中。

五、鉴别诊断

1. 胰岛 β 细胞增生症与胰岛 β 细胞腺瘤。有低血糖发作，但血胰岛素升高，胰腺 B 超或 CT 可确诊。

2. 遗传性果糖不耐症。新生儿期进食奶后方有呕吐、腹泻、出汗、惊厥等低血糖表现，以后有肝肿大、腹泻、黄疸等，不能进食甜食。果糖耐量试验可见血果糖升高，葡萄糖无升高，与糖原累积病 I 型相似，但半乳糖耐量试验正常，可见葡萄糖升高。

3. 果糖-1,6-二磷酸酶缺乏症。有发作性低血糖、酸中毒、惊厥，血糖降低，血乳酸与尿酸升高，但发作常由感染发热或胃肠炎时进食过少所引起，可进食甜食。果糖耐量试验可见血果糖升高，葡萄糖无升高，与糖原累积病 I 型相似，但半乳糖耐量试验正常，可见葡萄糖升高。

蛋白尿、血肌酸激酶升高，其中 IIa 型有心脏肥大、心力衰竭；III 型有心脏肥大、脾肿大，无低血糖与高脂血症，肾上腺素或胰高糖素试验、半乳糖或果糖耐量试验正常；IV 型常无低血糖，有肝硬化、腹腔积液、脾肿大；VI 型与 I 型表现相似但病情轻，常在青春期症状消失，不需治疗；VIII 型有中枢神经系统表现如眼球震颤、共济失调；IX 型无低血糖，肾上腺素或胰高糖素试验正常；X 型有肌肉疼痛，胰高糖素试验正常；XI 型并发抗维生素 D 佝偻病，肾上腺素或胰高糖素试验正常；XII 型以肝肿大为主。各型糖原累积病的确诊依赖于肝或肌肉组织的酶活性测定。

六、治疗

1. 一般治疗。日夜间多次少量进食，每 3 ～ 4 h 进食 1 次。食物成分为 60% ～ 70% 的糖及淀粉，少食果糖及半乳糖，蛋白质 12% ～ 15%，脂肪 15% ～ 25%。夜间使用鼻饲管持续点滴高糖类（有进口商品配方），给予每日总热量的 1/3，于 8 ～ 12 h 连续缓慢滴入。夜间也可口服生玉米淀粉，1.75 ～ 2 g/kg，每 4 ～ 6 h 1 次，凉开水冲服，以维持血糖水平在 4 ～ 5 mmol/L。饮食疗法的关键是维持血糖在稳定的水平，不发生低血糖。这样才不刺激胰高糖素分泌，减少亢进的糖异生与糖酵解，从而防止酸中毒。饮食疗法已使不少患儿在长期治疗后获得正常生长发育，使肝脏缩小，消除临床症状。

2. 药物治疗。本病无药物可用。静脉营养（TPN）疗法可以纠正本病的异常生化改变和改善临床症状。

3. 其他治疗。基因治疗与肝移植尚不成熟，处于研究中。肝移植治疗可提供肝脏葡萄糖-6-磷酸酶，使患儿获得正常的生长发育。

七、预后

迄今尚无有效治疗方法，预后差。未经正确治疗的本病患儿因低血糖和酸中毒发作频繁，常导致体格和智能发育障碍。伴有高尿酸血症患者常在青春期并发痛风。患者在成年期心血管疾病、胰腺炎和肝脏腺瘤（或腺癌）的发生率高于正常人群。少数患者可并发进行性肾小球硬化症。

八、预防

有家族史的父母如打算生育，可通过胎儿肝活检测定葡萄糖-6-磷酸酶活力进行产前诊断，通常在孕 18～22 周进行。Ⅱ型糖原累积病的产前诊断可测定羊水细胞或绒毛的酸性麦芽糖酶活性。如仍为糖原累积病患儿，可行人工流产。

第五节　黏多糖病

一、病因

黏多糖病是一组由于溶酶体酶缺陷造成的酸性黏多糖不能降解，使组织中大量黏多糖沉积和尿中黏多糖排泄增加而导致的遗传性溶酶体病。黏多糖实名为氨基葡聚糖，是骨基质和结缔组织细胞内的主要成分，它是由糖醛酸和 N-乙酰己糖胺或其硫酸酯组成的双糖单位的重复序列大分子，是多阴离子多聚体的糖胺多糖，其中的主要成分有硫酸皮肤素、硫酸类肝素、硫酸角质素、硫酸软骨素和透明质酸等。

二、病史与查体

1. 现病史。询问体格生长、运动、智能发育情况。询问平时听力、视力情况，有无反复呼吸道感染、气喘、呼吸困难、抽搐、多动、攻击性行为、皮疹、步态不稳等。

2. 过去史。询问有无支气管炎、肺炎、中耳炎、心脏病、心力衰竭、脑积水、斜疝、青光眼等病史。

3. 个人史。询问出生后体格生长、运动、智能发育情况，可有前囟大而闭合延迟。

4. 家族史。询问家族中有无智力低下患者或与患儿类似的患者，询问父母有无近亲婚配。

5. 查体注意有无特殊面容、身材矮小与智力低下。可有前额突出、头颅前后径长、舟状头，眼距宽、鼻梁低凹扁平而宽、口唇厚大外翻、舌大、牙齿稀而小、牙龈肥厚，角膜浑浊、青光眼，耳聋，毛发多而发际低，腹部膨隆、肝脾肿大、脐疝、斜疝、心界扩大、心脏杂音，皮疹，颈短，胸廓与脊柱畸形，鸡胸，脊柱后凸、侧凸，侏儒，上身短、四肢较长，关节松弛、僵直或挛缩，膝关节大而不稳，膝关节与髋关节外翻，爪状手，肘腕关节大，扁平足，寰椎半脱位等。

三、辅助检查

1. 常规检查。

（1）尿液检查：尿液黏多糖检测中，甲苯胺蓝呈色法阳性或溴化十六烷三甲铵试验阳性作为本病的筛查试验；醋酸纤维薄膜电泳可区分尿中排出的黏多糖类型，如硫酸皮肤素、硫酸类肝素、硫酸角质素、硫酸软骨素等，以便协助分型；氯化十六烷基铵代吡啶试验可见24 h尿黏多糖总量增高（正常为3～25 mg/24h）。

（2）骨髓与血液检查：骨髓或周围血淋巴细胞用瑞氏、吉姆萨染色时，在胞质中可见到紫色深染颗粒（Reilly小体），对诊断有辅助价值。

（3）酶学分析：采用外周血白细胞、血清或培养成纤维细胞进行酶学分析，各型黏多糖病的确诊均依据酶活性测定为准。DNA分析可确定黏多糖代谢的各种酶的编码基因突变类型。

2. 其他检查。骨骼X线检查可见骨质疏松、皮质变薄、颅骨增大、蝶鞍浅长，脊柱后凸、侧凸，椎体呈楔形，胸、腰椎椎体前下缘呈鱼唇样或鸟嘴状前突，肋骨的脊柱端细小而胸骨端变宽，呈飘带状，髋关节外翻，髋臼浅，可有股骨头无菌性坏死，尺、桡骨粗短，尺、桡骨关节面呈V形，掌骨短粗、基底变尖、远端增宽，指骨远端窄圆，长骨骨膜不规则增宽。

四、诊断

1. 体格发育障碍。大多在1周岁以后呈现生长落后、矮小身材。关节进行性畸变，脊柱后凸或侧凸，常见膝外翻、爪状手等改变。头大、面容丑陋，前额和双颧突出，毛发多而发际低，眼裂小、眼距宽，鼻梁低凹扁平而宽，口唇厚大外翻、舌大、牙齿稀而小、牙龈肥厚。

2. 智能障碍。智能发育在1周岁后逐渐迟缓，但IS、IH/S、Ⅳ型患儿可智能正常。

3. 眼部病变。1周岁左右出现角膜浑浊，Ⅲ型酶缺陷无角膜病变。IS型并可发生青光眼。

4. 其他。可有肝脾肿大、耳聋、心瓣膜损伤、动脉硬化、肺功能不全、颈神经压迫症状和交通性脑积水等。

5. 骨骼X线检查。可见颅骨增大、蝶鞍浅长，脊柱后凸、侧凸；椎体呈楔形，胸、腰椎椎体前下缘呈鱼唇样前突，肋骨的脊柱端细小而胸骨端变宽，呈飘带状，尺、桡骨粗短，关节面呈V形，掌骨短粗、基底变尖，指骨远端窄圆。

6. 尿液黏多糖检测。①甲苯胺蓝呈色法阳性或溴化十六烷三甲铵试验阳性。②醋酸纤维薄膜电泳可见尿中排出的各种酸性黏多糖升高。③氯化十六烷基铵代吡啶试验可见24 h尿黏多糖增高。

7. 细胞学检查。骨髓或周围血淋巴细胞用瑞氏或吉姆萨染色时，在胞质中可见到Reilly小体。

8. 酶学分析。外周血白细胞、血清或培养的皮肤成纤维细胞进行酶学分析，确定各型的酶活性低下。

9. 基因诊断。DNA分析可检出黏多糖代谢的各种酶的编码基因突变类型。各型黏多糖病大部分可进行羊水细胞 cDNA 基因分析作产前诊断。

具有上述第 1~第 7 项可临床诊断为本病，具有第 8 或第 9 项可确诊本病并分型诊断。黏多糖病的临床诊断根据其临床表现、X 线骨片的特点和尿中排出不同的黏多糖增多确定。甲苯胺蓝呈色法可作为本病的筛查试验，也可用醋酸纤维薄膜电泳来区分尿中排出的黏多糖类型，并协助分型。1 周岁以后出现体格发育障碍、智能障碍、特殊面容与体形、眼部病变，多考虑遗传性代谢性疾病，一些遗传性或代谢性疾病与黏多糖病有相似的特殊面容与体格发育及智能障碍，可应用尿黏多糖定性试验，观察淋巴细胞的 Reilly 小体，如阳性则可临床诊断为黏多糖病，确定诊断主要依赖于各型黏多糖病的酶活性测定。

五、鉴别诊断

1. 先天性甲状腺功能减低症。该病面容有时易与 IH 型黏多糖病混淆，如嘴唇外翻、张口、舌肥厚等，但显著差别在于后者头大，胸廓、脊柱畸形，四肢较长，肝脾肿大，骨龄正常及甲状腺素治疗无效。

2. 软骨发育不良。表现为侏儒、头大、面宽、前额突出、鼻梁扁平，与黏多糖病相似，但前者出生时体征已很明显，躯干长、四肢短，智力正常，无角膜浑浊，X 线检查无黏多糖病的特征。

3. GM₁ 神经节苷脂病。临床与黏多糖病有相似的表现型，但发病早，婴儿期病情严重，肌张力减低，可有视网膜樱桃红斑点，尿中无大量黏多糖，尿电泳示小分子寡糖的区带。

4. 其他。尚需与甘露糖病、岩藻糖病、黏脂病、门冬酰萄糖胺尿症、多发性硫酸酯酶缺乏病、Kneist 综合征区别。

六、治疗

1. 一般治疗。注意休息，防治呼吸道感染、中耳炎。

2. 药物治疗。青霉胺每日 20 mg/kg，口服可能使尿中黏多糖排泄量下降。输注正常新鲜血浆可临时改善病情。

3. 其他治疗。酶替代和基因治疗法正在研究中。骨髓移植可改善症状，特别适用于智能损伤轻微的患儿，对 Ⅱ、Ⅲ 型无明显效果。

七、预后

本病预后较差。如能早期诊断并及时进行酶替代或骨髓移植治疗，以替代各型黏多糖病的酶缺乏，可能使骨骼破坏减轻。IH 型患者骨髓移植治疗后智力改善，角膜清亮，肝脾缩小，尿黏多糖排泄量下降，但已形成的骨骼畸形无改进。

八、预防

迄今尚无有效治疗方法，预后差。医疗重点在于预防，有家族史者可培养羊水细胞进行酶活性测定或 cDNA 基因分析，便于产前诊断，指导计划生育。对已生育过黏多糖病患儿的妇女，如打算再次怀孕，应嘱其进行产前诊断，如仍为黏多糖病患儿，可行人工流产。

第六章

儿科营养性疾病处理

第一节　蛋白质-热量营养不良

一、概述

儿童的营养状况是衡量儿童健康水平的灵敏指标。由于蛋白质－热量摄入不足而造成的营养缺乏症，称为蛋白质－热量营养不良（protein energy malnutrition，PEM），简称营养不良，多见于 3 岁以下婴幼儿。

据 WHO 和联合国儿童基金会（UNICEF）专家估计，在发展中国家约 1/3 的儿童患有营养不良。由于我国人民生活水平的提高和卫生知识的普及，营养不良患病率，特别是重度营养不良患病率已明显下降。因经济发展的不平衡，特别是在边远、经济不发达地区，儿童的营养不良仍是十分严重的问题。2002 年卫计委、科技部和国家统计局在全国 31 个省、自治区、直辖市（不含香港、澳门及台湾地区）组织的"中国居民营养与健康状况调查"资料显示我国 5 岁以下儿童生长迟缓率为 14.3%，其中农村 17.3%，约为城市的 3.5 倍；低体重率为 7.8%，农村 9.3%，是城市的 3 倍。

很多研究表明，营养不良是造成 5 岁以下儿童死亡的最重要因素，严重影响儿童身心健康。WHO 1995 年的数据说明，即使是轻、中度营养不良也会导致死亡率增高，因病死亡的儿童中 55% 有营养不良。儿童营养不良影响体格发育，同时也影响儿童的脑发育和智力发育。早期营养状况与以后的学习能力、活动能力甚至成年后劳动生产力都有直接关系。因此，WHO 曾指出："人民的营养福利是社会发展的前提……如果不保证大多数儿童得到最令人满意的成长和发展，政府将不会成功地加快有任何长远意义的经济发展。"但是防治营养不良是一项十分艰巨的任务，因为这不仅需要加速与贫困、经济落后斗争的进程，同时也需要群众自我保健意识的提高。

蛋白质－热量营养不良在临床上可分为以热量缺乏为主和以蛋白质缺乏为主两种类型。由于各种原因造成热量摄入严重不足，会导致婴幼儿极度消瘦。当蛋白质严重缺乏且超过热量不足的因素时，会造成蛋白质缺乏综合征，又称夸希奥科病（Kwashiorkor disease）或恶性营养不良。在我国由于人民生活普遍提高，这种严重的营养不良已非常少见，多数营养不良是由于热量摄入轻至中度不足所造成的体重低下、消瘦和营养性生长迟缓等轻、中度症状。

二、病因

1. 长期喂养不当造成热量摄入不足。婴儿出生即无母乳或母乳不足，又未能合理地采用人工喂养，如乳汁配制过稀、摄入量不足，致使供给的热量及营养物质长期不能满足婴儿生理需要，就会引起营养不良。此外，偏食、挑食等不良饮食行为也可引起热量、蛋白质摄入不足而导致营养不良；早产儿、小样儿等低出生体重儿喂养不当，更易发生营养不良，这类营养不良属原发性营养不良。

在我国，农村母乳喂养比较普遍，所以生后 6 个月内营养不良的发生率不高。6 个月后，母乳不能满足需要，应添加补充食品。由于我国农村经济比较落后，一般饮食以淀粉为主，而婴儿的补充食品则主要是米粥、面糊等体积大、单位体积所含热量低的食物。有人将发展中国家儿童食物中热量与典型西方饮食中的热量进行了比较（图 6-1）。

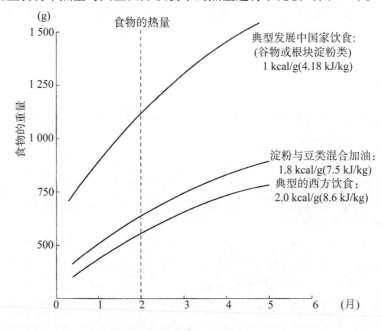

图 6-1 食物摄入与热量的关系

从图 6-1 可以看出，以谷物或根块淀粉类为主的食物与西方饮食相比，如果释放热量相等的话，食物的重量要增加 1 倍。如果再把淀粉类食物稀释，每单位体积或单位重量食物中所含的热量就更低了。这就说明了为什么发展中国家儿童营养不良的发生率会高达 30% ~ 40% 或更多的原因。

2. 反复感染或患其他疾病。儿童最易患呼吸道感染和腹泻。患病后食欲差，体内消耗增多；特别是腹泻，除了丢失水分外，还直接影响各种营养素的消化吸收。我国不少地区至今还保留一些陈规陋习，如儿童患病后限制进食量，腹泻患儿还要禁食等。这样，反复感染和营养不良互为因果，形成恶性循环。此外，肠道寄生虫病、急慢性传染病、唇腭裂及幽门狭窄等，造成食物摄入、吸收困难或消耗增多，也是引起营养不良的常见病因。因疾病引起的营养不良也可称继发性营养不良。

3. 相关的社会环境因素。很多研究表明，儿童营养不良与其家庭的社会经济状况、父母的文化程度、饮食习惯、家庭子女的数量、居住环境、安全饮用水等有非常密切的关系。1998 年中国食物与营养监测表明，农村母亲文化程度在高中以上者，其儿童低体重率和生长迟缓率分别为 14.3% 和 28.9%；而文化程度为小学者，则分别为 20.2% 及 40.8%，相差近 40.0%。

三、病理生理

在热量和蛋白质摄入不足的开始阶段，机体进行生理调节，使各组织和器官的要求相应减少；当有限的糖原储存用完后，首先动用自身脂肪组织分解所得热量，以供生命最需要的代谢过程，最后才动用组织蛋白质供给热量；当热量和蛋白质继续供给不足时，全身细胞 DNA、RNA 合成受阻，各组织器官生长发育迟缓、停止，甚至发生组织分解、严重萎缩和脂肪变性，引起各方面的功能低下和障碍，影响生命的继续运转。病理上可见各器官萎缩，体积变小，重量减轻，组织学改变从不明显到明显，危及生命。

1. 各系统器官组织和功能改变。

（1）生长发育迟缓：急性营养不良主要使体重不增或减轻，长期慢性营养不良则同时影响骨骼生长，致使身高增长缓慢，形成矮小身材。体格发育受影响，不仅体格矮小，劳动力也大受影响，肌力差，活动少。

（2）消化吸收功能下降：消化吸收功能在营养不良时受累最早，胃肠黏膜萎缩变薄，肠绒毛变短，细胞变扁平，细胞数及其 DNA 均下降，各种消化腺退化，消化酶活力减弱，消化吸收大受影响，肠道内出现乳糖、蔗糖，引起高张性腹泻、肠道内细菌过度繁殖等，这些胃肠道改变，更加重了热量和蛋白质摄入不足，致使病情更加严重。

（3）中枢神经系统受损：营养不良初起时对中枢神经系统的影响尚不明显，继续发展则可使脑细胞数量减少、体积缩小，其类脂质（卵磷脂、鞘磷脂、胆固醇）量下降，脑体积缩小、重量减轻。营养不良如发生在生命早期，正当脑发育高峰期（胎儿、新生儿和 6 个月以下婴儿），甚至在 2 岁以下均可引起不可逆的脑组织改变，导致永久性智力发育障碍。

（4）心血管系统功能低下：严重的营养不良可使心肌受损，收缩力减弱，心搏出量减少，心音低弱，心率缓慢，循环血量减少，影响全身血液供应，临床上补液过快过量易发生心力衰竭。

（5）免疫抗病能力低下：严重蛋白质—热量营养不良时，全身淋巴组织、胸腺均萎缩，免疫功能大大下降，尤以细胞免疫受损害为大。淋巴细胞增殖和分化低下，淋巴因子活力不足，免疫球蛋白、补体及干扰素均减少，致使反复发生各类感染，更加重营养不良。

2. 代谢障碍和水、电解质紊乱。

（1）水、电解质紊乱：蛋白质摄入严重不足，体内水分过多，易发生水肿，细胞内外液常呈低张性，可出现细胞外液钠潴留和细胞内液钾、钙、磷等缺乏，临床补液时需特别注意这些改变。

（2）蛋白质代谢异常：因蛋白质长期摄入不足，体内呈负氮平衡，血浆总蛋白下降，以白蛋白低为主，而球蛋白变化较小，前白蛋白、运铁蛋白、维生素 A 结合蛋白均显著下降，而且出现较早。氨基酸总量减少，以必需氨基酸（尤其支链氨基酸为明显）下降较明显，血、尿中尿素下降，而尿中嘌呤类氮排出增加。还可影响抗体合成和体内各种酶合成，使之减少；因携带维生素 A 与维生素 E 的结合蛋白质减少，故而使血浆中这两种维生素的含量下降。

（3）脂肪代谢改变：肠道黏膜上皮细胞萎缩，脂肪酶活力降低，对脂肪消化吸收功能差，故患儿对脂肪耐受性较低，易发生腹泻，影响脂溶性维生素 A、维生素 D、维生素 E 的吸收，血浆中中性脂肪、脂肪酸、磷脂、胆固醇、甘油三酯和脂溶性维生素均减少。

（4）糖代谢异常：肠黏膜微绒毛萎缩，使上皮细胞刷状缘形态和功能异常，双糖酶（尤以乳糖酶）降低明显，引起乳糖不耐受性腹泻，严重营养不良时甚至对单糖也不能吸收，故患儿常可发生低血糖，糖耐量曲线呈糖尿病样曲线。

四、临床表现

临床表现常因营养不良以热量不足为主或以蛋白质缺乏为主，年龄不同，病情轻重不同，以及初期或晚期，有无并发症而出现不同的症状体征。

消瘦型营养不良初起时因进食减少、热量摄入不足而体重不增，皮下脂肪逐渐减少，体重下降，生长发育落后；继续摄食不足，则皮下脂肪完全消失，面颊下陷，呈干瘦老人样，全身皮包骨，皮肤松弛起皱、光薄，毛发干枯变黄。早期精神焦虑，不爱活动，食欲尚正常。病情加重后则精神萎靡，反应迟钝，常呻吟不安。可出现脂肪泻，易有消化功能紊乱而发生迁延性腹泻，可伴脱水和电解质紊乱。免疫力低下，易并发各种感染，全身反应差，可不表现发热或白细胞计数升高，可发生低血糖休克，但血浆总蛋白、前白蛋白及脂肪酸大多尚属正常，故临床上常不伴有水肿，消瘦型营养不良多为较慢性的营养不足过程。

恶性营养不良则为一种严重的营养不良，以蛋白质缺乏为主，热量供给尚可维持最低水平，多见于 5 岁以下断奶后的婴幼儿，大多是在营养不良基础上再发生感染，致营养状况急剧恶化而发生。此病开始时患儿表现精神差，不爱活动，食欲越来越差，体重增长减少甚至不增，但也有因水肿而体重下降不明显的。最突出的表现为出现凹陷性水肿，轻的仅表现于踝部按之下陷，不伴红痛，继续发展则可扩大至腹壁、下肢、面部，甚至双眼睑肿胀不能睁开；进一步加重可出现腹腔积液、胸腔积液、全身脂肪减少，肌肉萎缩，肌张力低，体温、血压均低，四肢发冷、发绀；心音低钝，心率慢，心电图 T 波倒置或低平，易发生心力衰竭；肾功能减低，肾血流量及滤过率均减少，浓缩功能差，排低渗尿。在婴幼儿早期脑发育高峰期，如患重症营养不良可严重损害脑发育，影响患儿认知、运动、语言、社会交往、思维等智力发展，但如能及早干预，补充蛋白质和能量，则大多可改善，也可留下智力迟滞后遗症。消化功能越来越差，对脂肪和双糖不耐受，常发生腹泻，食欲越来越差，可发生自发性低血糖。恶性营养不良常伴毛发指甲改变；毛发干枯、脆细、稀疏易断；发色变浅呈枯黄色，营养好时则转深，可见深淡分段；指（趾）甲生长慢，脆薄易断。免疫力下降易并发各种感染，且迁延不愈，往往使营养不良加重，易发生水、电解质紊乱，产生低血钾、低血钠、低血钙和低血镁，出现相应症状及体征。营养不良无论轻重多伴其他营养素缺乏，维生素 A 缺乏尤为多见，也常有缺铁性贫血。

五、诊断和鉴别诊断

详细询问患儿的饮食史，了解其热量和蛋白质摄入量是否足够，有条件时应正确进行营养计算，并与推荐摄入量（RNI）相比较，这对诊断和防治十分重要。同时也应询问存在的其他疾病，特别是急慢性感染如腹泻、肺炎等，以了解其诱发原因，深入了解发病史、临床表现，并进行全面体格检查，这对诊断营养不良是必不可少的。

进行体格测量，评价营养情况，是确定是否存在营养不良及其程度轻重的重要手段。实验室检查也有助于及早了解营养紊乱和功能障碍情况，有些检查对早期诊断有利：①血浆白蛋白：正常为 35 g/L，营养不良时可减少，低于 25 g/L 可诊断为蛋白质营养不良。②血清前白蛋白：正常水平为 150～296 mg/L，轻度蛋白质—能量营养不良为 100～150 mg/L，中度为 50～100 mg/L，重度为 50 mg/L 以下。③尿中羟脯氨酸排出量与尿中肌酐的比值：

$$羟脯氨酸指数 = \frac{羟脯氨酸（\mu mol/mL）}{肌酐（\mu mol/mL）} \times 体重（kg）$$

取任意一次尿样测定此指数，正常学龄儿童（4 岁内较稳定）羟脯氨酸指数为 2.0～5.0，生长缓慢、肌肉萎缩者低于 2.0。这些实验室检查有助于蛋白质—能量营养不良的诊断。

六、治疗

本病以预防为主，若发现儿童有近期急性营养不良，应做到以下几方面：

1. 深入了解患儿近期饮食和健康状况，检查体重不增或下降的原因。

2. 治疗原发病（如腹泻）。

3. 指导喂养，按病情轻重、消化功能好坏，循序渐进地增加能量和蛋白质。中、重度营养不良，消化吸收功能低下者，可先按身高及理想体重给热量 167～250 kJ/kg（40～60 kcal/kg），渐增至 501～625 kJ/kg（120～150 kcal/kg）；蛋白质从 1 g/（kg·d）开始渐增至 3～4 g/（kg·d）；营养状况好转，体重增加到接近正常时可恢复至推荐摄入量水平。

4. 及时纠正水、电解质紊乱，注意治疗中补充及纠正低血钾和低血钙。

5. 同时补充维生素和微量元素，如维生素 A 可较早一次性补 5 000 IU。

6. 配合中医中药治疗，如捏脊、服用开胃健脾的中药等。

7. 必要时在补充足量热量和蛋白质的基础上使用苯丙酸诺龙等蛋白质合成促进剂，每次肌内注射 0.5～1 mg/kg，一周 1～2 次，连续 2～3 周。

七、预防

1. 广泛开展健康教育，让母亲了解母乳喂养的优点和添加辅助食品的时间、种类和原则，以及如何制作婴儿辅助食品，幼儿及年长儿要防治偏食、挑食等不良饮食行为，要做到摄食营养丰富的平衡膳食。宣传饭前、便后洗手，饮用安全干净的水，预防腹泻和其他肠道传染病。

2. 鼓励、促进和支持母乳喂养，尽量保证每个婴儿出生后最初 4～6 个月纯母乳喂养，并按需喂哺。

3. 及时添加辅助食品，教育母亲保证儿童有充足的能量摄入。辅助食品要有一定的热量密度，在我国广大农村婴儿的辅助食品主要以淀粉为主，因此需强调在每餐面糊、米糊内加植物油或动物油 5 ~ 10 mL，以提高能量摄入。

4. 在经济条件差的地方，鼓励家长在饮食中多给儿童豆制品和蛋类。

5. 定期测量体重，及早发现体重变化，预防营养不良的发生。

第二节　维生素 D 缺乏性佝偻病

维生素 D 有广泛的生理作用，维持人体组织细胞正常生长发育。维生素 D 不直接作用于靶器官，而是通过与维生素 D 受体结合发挥作用，故也属类固醇激素。维生素 D 受体在全身许多组织细胞表达。维生素 D 缺乏性佝偻病（简称佝偻病）为维生素 D 缺乏引起体内钙、磷代谢失常，钙盐不能正常地沉着在骨骼的生长部分，导致生长期的骨组织矿化不全，产生以骨骼病变为特征、与生活方式密切相关的全身性慢性营养性疾病。近年来，多学科研究对佝偻病有了进一步认识，它既是一种营养缺乏性疾病，又是一种代谢性疾病。除了对骨骼的影响之外，还同时影响神经、肌肉、造血、免疫等组织器官的功能，对儿童的健康危害较大，它不仅影响儿童正常生长发育，也与维生素 D 缺乏相关的疾病有关，是我国儿科重点防治的四病之一。

一、病因

由于综合性的因素导致维生素 D 缺乏是本病的主要原因。喂养方式、鱼肝油添加、居住环境、户外活动时间、反复呼吸道感染、母孕期缺钙和出生季节等仍是佝偻病发病的主要相关因素。

1. 生物学因素。维生素 D 的来源有三条途径：一是内源性，由日光中波长 296 ~ 310 ptm 的紫外线，照射皮肤基底层内贮存的 7-脱氢胆固醇转化为胆钙化醇即维生素 D_3。二是外源性，即摄入的食物中含维生素 D，如肝类、牛奶、蛋黄。植物中的麦角固醇经紫外线照射后可形成维生素 D_2（麦角骨化醇）。维生素 D_2 与维生素 D_3 皆可人工合成，对人的作用相同。三是母体—胎儿的转运，即胎儿可通过胎盘从母体获得维生素 D，胎儿体内 25 – (OH) D_3 的贮存可满足生后一段时间的生长需要。

（1）维生素 D 摄入不足：孕母妊娠期尤其是妊娠后半期如果对维生素 D 摄取不足，如户外活动少、阳光照射不足、营养不良、肝肾疾病、慢性腹泻等，可致使胎儿体内贮存不足。由于受不适当宣传（如"补钙不必补充维生素 D"，"每日加预防剂量的维生素 D 也容易中毒"等）的影响，不给儿童补充维生素 D，也可导致维生素 D 摄入不足。

（2）紫外线照射不足。

1）日照时间不足：紫外线照射不足是维生素 D 缺乏的主要原因之一，尤其是北方。我国幅员辽阔，南北自然条件不同，尤其日照时间长短不同，南方日照时间长，佝偻病发病率低；北方日照时间短，发病率较高。

2）户外活动缺乏：城市高楼林立，使儿童缺乏活动场所；过早地进行"拔苗助长"式的幼儿教育，使之失去户外活动的时间；父母因家庭纠纷、工作关系和经济拮据等原因，让儿童久居室内；非正规的托幼机构，使很多婴幼儿长期处在室内而少见阳光；因担心儿童外出生病或发生危险等，使儿童室外活动减少，这些情况使日光促成体内维生素 D 生成量降低而易患佝偻病。

3）日光中紫外线被遮挡或吸收：日光中紫外线易被尘埃、烟雾、衣服及普通玻璃所遮挡或吸收。目前我国工业发展快，城市建筑多，给某些地区带来了空气污染、高楼大厦挡光、蛰居生活等，均能影响日光中紫外线的照射。

（3）其他因素。

1）生长过速：双胎、早产儿体内钙、磷储备不足，生后生长较快，需要足够的维生素 D；生长过速的正常儿所需维生素 D 的量也较大，如果维生素 D 缺乏，极易发生佝偻病。

2）食物中钙、磷含量不足或比例不适宜：人乳中钙、磷比例适宜（2∶1），易于吸收；而牛奶含钙、磷虽多，但磷过高，吸收较差，故牛奶喂养儿的佝偻病发病率较母乳喂养儿高；同时母乳、牛奶等食物维生素 D 含量低（母乳和牛奶中维生素 D 浓度分别为 0.4 ~ 10 U/100 mL 和 0.3 ~ 4 U/100 mL），不能满足机体所需，不另加维生素 D 制剂或晒太阳少，可发生维生素 D 缺乏。

3）钙、磷吸收减少：过多的谷类食物含有大量植酸，可与小肠中的钙、磷结合形成不溶性植素钙，不易吸收。

4）疾病的影响：慢性呼吸道感染，胃肠道疾病，肝、胰、肾疾患，吸收不良综合征以及囊肿性纤维化等均可影响维生素 D 和钙、磷的吸收和利用。

5）药物的影响：由于母乳喂养减少、偏食、挑食和室外活动减少，婴幼儿体质下降，易患上呼吸道疾病和肠道疾病，致使婴幼儿处在腹泻→营养素吸收不良→体质下降→腹泻的恶性循环中。这类儿童又常见于条件较好、一有小病便打针吃药的家庭中。因此，常用治疗药物，尤其是较长时期使用抗生素、抗酸性药物、镇静剂、氢氧化铝、止泻药、利尿剂和某些清热冲剂等药物，可影响儿童体内正常代谢，影响胆酸对维生素 D_2 和 D_3 的正常吸收，故易导致维生素 D 缺乏。

2. 社会因素。

（1）缺少营养知识：父母缺乏营养知识，在为儿童添加食品时，过分讲究高糖、高蛋白和高热量食物对儿童的营养作用，导致儿童偏食、挑食，造成体内维生素 D 和其他微量元素缺乏。尤其是富裕家庭中的幼儿，偏爱巧克力、冰淇淋、蛋糕等高糖食品，食谱太窄更是截断了维生素 D 的摄取源。

（2）错误的审美观：不少家长认为孩子皮肤白才漂亮，太阳晒黑皮肤不美，因此，只要有太阳，哪怕是进入室内的阳光，家长都要用伞或帽来遮挡，不让儿童晒太阳。

（3）社会环境因素：近年来研究表明我国儿童佝偻病发生、发展与社会环境因素，如地理（纬度）、季节、气候、环境污染、居室条件、饮食卫生、生活习惯、经济、文化、卫生、教育水平等有密切关系。东北、西北、华北地区患病率明显高于长江以南；边远地区、山区、穷困地区明显高于发达城市；冬春季明显高于夏秋季。从上述随空间、时间的不同患病率不一，可见儿童佝偻病的发生与社会环境因素的关系非常密切。因此，佝偻病防治既要重视生物学因素的调整，也要重视社会性因素方面的改善，才能达到控制和消灭佝偻病的目的。

3. 人群维生素 D 营养状况。有学者综合近 20 年我国发表的有关人群维生素 D 营养的资料，分析了血清 25 - (OH) D₃ 水平及其影响因素。结果显示我国人群维生素 D 营养状况存在较大差异，39.2% 为维生素 D 缺乏，其中包括 80% 的孕妇和全部新生儿；32.4% 为维生素 D 不足；维生素 D 充足者仅占 28.8%。北纬 35°以北地区维生素 D 营养不足比较严重，北纬 25°以南地区维生素 D 营养状况良好，中部地区居中。影响我国人群维生素 D 营养状况的因素有：地区（北方），季节（冬季），性别及年龄（孕妇、新生儿、老年人）。应加强必要措施提高维生素 D 营养，提倡户外活动，补充维生素 D 等。

二、维生素 D 及钙磷代谢

1. 维生素 D 在体内的代谢。

（1）维生素 D 的转化：无论是经皮肤或是经消化道吸收的维生素 D，均储存于血浆、肌肉、脂肪组织和肝脏。在肝脏中二者均被羟化为 25-羟胆钙化醇 [25 - (OH) D₃]，然后在肾皮质细胞中羟化为 1, 25-二羟胆钙化醇 [1, 25 - (OH)₂D₃]，后者作为一种激素发挥作用。该激素的受体在肾脏、肠道、骨的成骨细胞、甲状旁腺、胰岛细胞、脑细胞、乳腺上皮以及其他一些组织细胞中被发现。目前，人们认为活性维生素 D 具有类固醇激素样作用。有人把肝、肾称为分泌器官；骨骼和骨骼肌、肠黏膜上均有 1, 25 - (OH)₂D₃ 的受体（图 6-2）。

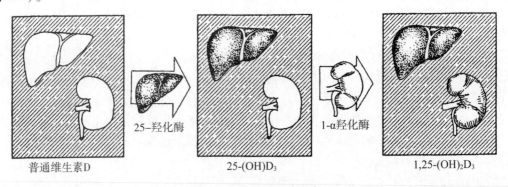

普通维生素D　　　25-羟化酶　　　25-(OH)D₃　　　1-α羟化酶　　　1,25-(OH)₂D₃

图 6-2　调节钙代谢的激素

（2）维生素 D 对钙、磷代谢的作用：维生素 D 的抗佝偻病作用包括：①促进小肠黏膜对钙和磷的吸收。②促进肾脏近曲小管对钙、磷的重吸收。③促进未分化的间叶细胞分化成破骨细胞，促进骨吸收，使旧骨质中骨盐溶解，钙、磷转运至血内，以提高血钙和血磷浓度。还能直接刺激成骨细胞，促进骨盐沉着。维生素 D 与甲状旁腺素和降钙素协同作用，主要维持体液和组织中钙、磷平衡。

（3）维生素 D 的其他作用：新的证据表明，维生素 D 在维持免疫中发挥重要作用，并能预防感染、自身免疫性疾病（多发性硬化、风湿性关节炎）、肿瘤（乳腺、卵巢、结肠、直肠、前列腺肿瘤）以及 2 型糖尿病。前瞻性研究结果也表明，儿童早期补充维生素 D 可减少 1 型糖尿病的发生。因此，预防维生素 D 缺乏不仅能预防儿童期佝偻病，对成人期维生素 D 相关性疾病的预防也具有重要意义。

（4）维生素 D 受体多态性与佝偻病：随着基因测序技术的发展，20 世纪 90 年代国内外对维生素 D 受体（vitamin D receptor，VDR）基因多态性进行了深入研究。VDR 是介导 1,

25-(OH)$_2$D$_3$发挥生物效应的生物大分子，VDR 基因位于第 12 号染色体长臂 13 位点（12q13）上，由 9 个外显子和 8 个内含子组成，被认为是遗传调节控制骨钙代谢平衡的候选基因。VDR 基因突变可引起遗传性维生素 D 依赖性佝偻病Ⅱ型，而 VDR 基因的单个碱基中性突变不引起明确遗传性疾病，但在人群中存在一定的分布频率，称为单核苷酸多态性。这种多态性可以用限制性内切酶进行检测，称为限制性片段长度多态性。国内外较多学者利用限制性内切酶（FokⅠ、BsmⅠ、ApaⅠ、TaqⅠ），应用聚合酶链反应（PCR）、限制性片段长度多态性分析、基因测序等技术及遗传学分析方法，测定维生素 D 缺乏性佝偻病患儿（病例组）和正常儿童（对照组）的 VDR 基因多态性。为数不多的研究发现：VDR 基因 FokⅠ位点多态性与婴幼儿维生素 D 缺乏性佝偻病易感性以及维生素 D 的治疗反应密切相关。提示 VDR 基因多态性可能在决定个体维生素 D 缺乏性佝偻病遗传易感性方面有重要作用。

2. 维生素 D 的调节。

（1）甲状旁腺素（parathyroid hormone，PTH）的调节作用：甲状旁腺素对维生素 D 代谢的作用，取决于血钙浓度。当血钙浓度低于正常时甲状旁腺素分泌增加。甲状旁腺素的作用有以下几方面。

1）对骨的作用：①使间叶细胞分化为破骨细胞的能力增强，从而使血钙、血磷浓度升高。②抑制成骨细胞的作用，并与 1，25-(OH)$_2$D$_3$起拮抗作用。

2）对肾的作用：①作用于肾小球，促进钙的再吸收，并通过浆膜面的钙泵使钙离子进入血液。②抑制肾小管对磷的再吸收，使尿磷增加，与 1，25-(OH)$_2$D$_3$起拮抗作用。③使 25-(OH)D$_3$转变为 1，25-(OH)$_2$D$_3$速度增加。

3）对肠的作用：能促进钙的吸收。

（2）降钙素（CT）的调节作用：降钙素来源于甲状旁腺、胸腺及甲状腺滤泡旁细胞（C 细胞），在肾脏灭活。降钙素受血钙高低的调节：高血钙促进其生成，低血钙促使其降解。其作用机制为：抑制小肠对钙的吸收，可通过抑制靶细胞的碱性磷酸酶活性，同时也可抑制肠内钙、磷的吸收。抑制肾近曲小管对钙、磷的再吸收，使尿钙、尿磷排泄增加。抑制破骨细胞形成，促进其转化为成骨细胞，抑制骨质吸收、骨盐溶解，使血钙降低，加强钙盐沉着（图 6-3）。

3. 评价维生素 D 营养的标准。维生素 D 在体内含量甚少，检测技术要求较高，临床上多以佝偻病及骨软化病来判断有无维生素 D 缺乏。随着维生素 D 代谢研究的深入和检测技术的提高，已能较精确地测出维生素 D 及其代谢产物 25-(OH)D$_3$、1，25-(OH)$_2$D$_3$、24，25-(OH)$_2$D$_3$等在血液中的浓度，其中以 25-(OH)D$_3$浓度较高，半衰期较长，因而 25-(OH)D$_3$水平的高低被视为维生素 D 的营养监测指标。各实验室以正常健康人群的血清 25-(OH)D$_3$水平作为其参考值，但是不同地区地理位置的纬度不同，维生素 D 营养状况各异，所谓"健康人群"的血清 25-(OH)D$_3$水平也可存在差异。

Holick 等综合文献后认为尽管对血清 25-(OH)D$_3$的最佳水平尚未取得共识，但多数专家认为表 6-1 的 25-(OH)D$_3$水平可作为参考。

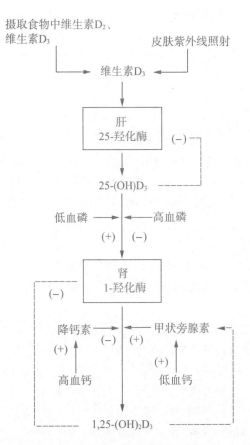

图 6-3 维生素 D₃ 的代谢与调节

表 6-1 维生素 D 营养状况与 25 –（OH）D₃ 水平（多数专家共识）

维生素 D 营养状态	25 –（OH）D₃ 水平
维生素 D 严重缺乏（出现佝偻病）	< 25 nmol/L（10 ng/mL）
维生素 D 缺乏	< 50 nmol/L（20 ng/mL）
维生素 D 不足	52 ~ 72 nmol/L（21 ~ 29 ng/mL）
维生素 D 充足	> 75 nmol/L（30 ng/mL）
维生素 D 为理想水平	75 ~ 100 nmol/L（30 ~ 40 ng/mL）
维生素 D 中毒	> 374 nmol/L（150 ng/mL）

三、发病机制

维生素 D 缺乏时，钙、磷经肠吸收减少，血钙、血磷下降引起甲状旁腺功能亢进，加速旧骨的骨质吸收，释放出钙、磷，使血钙维持在正常或接近正常水平，同时磷大量经肾排出，使血磷降低，钙、磷乘积下降，以致骨样组织的钙化过程发生障碍，成骨细胞代偿增生，在局部造成骨样组织堆积，碱性磷酸酶分泌增多，临床上产生一系列骨骼症状和血生化改变（图 6-4）。

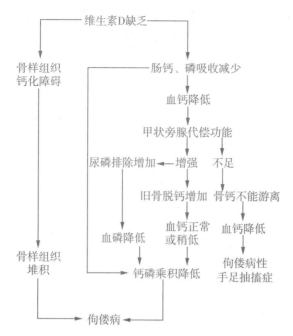

图 6-4 维生素 D 缺乏性佝偻病和佝偻病性手足抽搐症的发病机制

四、病理

新骨的形成由成骨细胞开始，成骨细胞主要负责基质的沉积及随后的矿化作用。成骨细胞分泌胶原，随之与多糖、磷脂、碱性磷酸酶和焦酸酶之间发生一系列化学反应，然后在钙、磷充足的情况下进行矿化作用。当破骨细胞在骨表面分泌酶并溶解骨基质及分解矿物质后，发生骨的吸收作用。由骨覆盖的骨细胞既可以吸收又可以重新吸收骨质。影响骨骼生长的因素尚不清楚，但磷、钙、氟化物和生长激素对其都有一定的影响。

患佝偻病时，骨骺软骨的正常生长和正常的矿化延迟或抑制均可导致骨骼生长不良。这些改变多由于骨骼矿化的血钙和磷酸盐缺乏所致。软骨细胞不能完成其正常的增殖和退化循环，随之发生呈斑片样改变的毛细血管渗入不良，其结果是在骨干端形成一条磨损的不规则的骺线。随着新的没有矿化的骨样组织的沉积，以及在临时钙化带中骨细胞和软骨细胞基质矿化不全，产生了一条宽而不规则的没有硬度组织的磨损带（佝偻病性干骨骺端改变）（图6-5）。

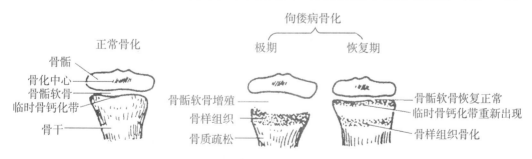

图 6-5 正常骨化和佝偻病时的骨化

这一区带与许多骨骼畸形有关，它被挤压后向侧面膨出，使骨末端外凸形成肋缘外翻及肋骨串珠。骨膜下的骨质缺乏矿化，先前存在的骨皮质按正常方式被吸收，但整个骨干区被没有矿化的骨样组织替代。如果这个过程继续下去，则骨干失去其硬度、变软，骨皮质亦变得稀疏，受压后易变形和扭曲，畸变和骨折就会发生。随着佝偻病的恢复，软骨细胞沿着骨骺骨干交界处发生退化，反应的部位毛细血管重新开始渗入，临时钙化区重新开始钙化。钙化作用发生于没有发生佝偻病时正常的钙化区，这样在 X 线片上显现一条清晰的钙化线。在恢复过程中，临时钙化线和骨干间的骨组织也使钙化骨皮质和骨干骨小梁中的骨样组织迅速发生矿化作用。

五、临床表现

1. 维生素 D 缺乏早期。此期为佝偻病临床症状尚未出现之前的阶段，有维生素 D 缺乏史，血清 25 – (OH) D_3 < 25 nmol/L，或 1，25 – $(OH)_2D_3$ 处于低限以下；骨碱性磷酸酶（BALP）> 250 U/L。

2. 活动早期（初期）。多在出生后 2 ~ 3 个月开始，季节多在入冬之后。患儿出现一系列神经、精神症状，如多汗（与季节无关）、易激惹、夜惊、夜啼，特别是 3 个月以内的小婴儿易激惹，随时出现如解大便那样用力"屏气"。这些并非佝偻病的特异症状，结合病史，可以作为临床早期诊断的参考依据。此时骨骼症状不明显。X 线片检查多为正常。血清总钙正常，血磷可轻度下降或正常，但钙磷乘积已稍低，血清碱性磷酸酶大多已有升高。血清 25 – (OH) D_3 减低；BALP 增高。

3. 活动期。主要为骨骼改变。

（1）头部：早期可见囟门增大，或闭合月龄延迟，出牙迟。颅缝加宽，边缘软，重者可呈现乒乓球样颅骨软化（是由于颅骨外层骨板的变薄所致，可通过按压枕骨或顶骨后部来检测，可有一种乒乓球感，而近骨缝的颅骨软化则为一种正常变异）。7 ~ 8 个月时可出现方颅——以额、顶骨为中心向外隆起，如隆起加重可出现鞍形颅、臀形颅和十字形颅（图 6-6）。

（2）胸部：婴儿期可出现肋软骨区膨大，以第 5 ~ 第 8 肋软骨为主，呈圆而大的球形，称为"串珠"，如"串珠"向胸内扩大，可使肺脏受压。肋骨软化后，因受膈肌附着点长期牵引，造成肋缘上部内陷，肋缘外翻，形成沟状，称为肋软沟。第 6 ~ 第 8 肋骨与胸骨柄相连处内陷时，可使胸骨前凸，称为鸡胸。这些体征并存并加重时，可造成胸廓畸形，再加上腹部肌肉松弛膨隆，外观呈现小提琴样胸腹体征。这种畸形对心肺功能有影响。有的佝偻病患儿，锁骨弯曲度变大，长径变短，使两肩前拢，影响胸部扩展。以剑突为中心内陷的漏斗胸偶可见到，应与先天性漏斗胸相区别。一些年长儿胸骨柄呈浅沟形，这是佝偻病后遗症体征之一。肋缘外翻是非特异性特征，如果仅有肋缘外翻，并长期穿松紧裤，则是人为所致。

（3）脊柱：活动性佝偻病患儿，久坐后可引起脊柱后弯，偶有侧弯者。

（4）骨盆：严重病变，骨盆也可变形，前后径往往缩短，日后将成为女性难产的因素之一。

（5）四肢：7 ~ 8 个月以后的佝偻病患儿，四肢骨骺部均明显膨大，腕关节的尺、桡骨远端常可见圆钝而肥厚的球体，称为"手镯"（图 6-7）。学走步前后，由于骨钙化不足，加上身体的重力和张力作用，可出现"O"形腿（图 6-8）。"O"形腿弯曲部位可在小腿下端1/3或小腿中部、膝关节部、股骨甚至股骨颈部，恢复较难。会走前出现"O"形腿应与生理弯曲相区别。会走后下肢往往呈"X"形腿改变（图6-9）。重症下肢骨畸变时，常引起步态不稳，这是因为走路时两下肢距离过宽，不能内收靠拢，为保持身体重心平衡，故行路时左右摇摆呈"鸭步"态。股骨颈角度变小和以膝关节为主的外翻者，自然恢复较难。严重的佝偻病患儿，偶受外伤，即易发生病理性骨折，且常不易引起人们的注意。

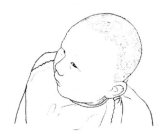

图6-6 佝偻病患儿的方颅

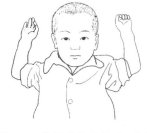

图6-7 佝偻病患儿的"手镯"

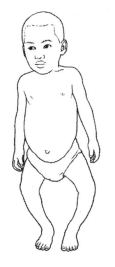

图6-8 佝偻病患儿的"O"形腿

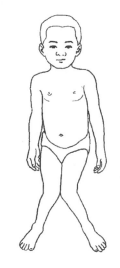

图6-9 佝偻病患儿的"X"形腿

（6）其他表现：重症佝偻病患儿常伴有肝脾肿大、贫血和雅克什综合征。有的患儿智力发育延迟。部分新生儿，出生后或1~2周后发生喉喘鸣、吸气性呼吸困难，吸气时伴有回声和三凹征，吃奶和哭闹时加重，这类病与先天发育不良有关，给予维生素D后，随小儿生长发育，可以逐渐痊愈。重症佝偻病患儿运动功能建立延迟，如坐、立、走、步态等。已建立的运动功能，也可因活动性佝偻病影响而减退。大脑皮质功能异常，条件反射形成缓慢，患儿表情淡漠，语言发育迟缓，经治疗可以恢复。

（7）实验室检查：血生化改变明显，血钙稍低，血磷明显下降，钙磷乘积大多小于30，碱性磷酸酶上升、血清 $25-(OH)D_3$ 与 $1,25-(OH)_2D_3$ 明显降低。

（8）X线：活动期早期，可见腕关节干骺端变平或凹陷，皮质变薄，核距（骨骺核缘与干骺端之距离，正常为2 mm，小于3 mm）变宽到3 mm以上。活动期是佝偻病活动的最高峰，X线片显示干骺端增宽，杯口样变形，杯口加深，杯底呈毛絮样改变，骨皮质呈疏松状或层状改变，骨小梁稀疏或呈网状，核距更加增宽，最宽可达8 mm，骨骺核消失（此时测不出核距），骨龄落后。

4. 恢复期。

（1）症状、体征及实验室检查：上述神经、精神症状和体征经治疗和日光照射后均会有明显好转。血清 25 - (OH) D_3 与 1，25 - $(OH)_2D_3$ 上升，钙、磷开始上升，碱性磷酸酶随之下降，PTH 也下降，最后达到正常水平。

（2）X 线：恢复早期可见临时钙化带呈点线状，骨骺核再现；进一步临时钙化带呈线形或双层状，干骺端密度加大，骨小梁增多致密，骨干皮质密度增加，可出现骨膜反应，核距缩短。个别由活动期到恢复末期，可见干骺端呈均匀流泪蜡烛样改变。恢复期可呈现临时钙化带致密加厚或改建至正常。

5. 后遗症期。此期无上述症状及活动性骨骼改变，仅遗留不同程度的骨骼畸形，血生化正常，X 线片恢复正常。年龄约在 3 岁以后。

6. 先天性佝偻病。也称胎儿性佝偻病。在我国极北地区发病率较高，据报道为 12% ~ 15%。目前我国先天性佝偻病的研究多以新生儿为对象，故应引起重视。

先天性佝偻病诊断的依据：母孕期少见阳光，膳食中维生素 D 不足，致使胎儿体内维生素 D 缺乏，出生后即出现佝偻病。母亲妊娠期多有手脚发麻、腰酸、腿肌痉挛等低钙症状。患儿则于生后 1 ~ 2 个月出现低钙抽搐，前囟门特大，前后囟门通连，颅骨软化，胸部左右两侧失去正常的弧形而呈平坦面。X 线骨片显示临时钙化带消失，干骺端呈毛絮状改变，也可出现骨膜增厚。血清 25 - (OH) D_3 水平低，钙、磷水平也下降。

7. 青春期佝偻病。又称晚发性佝偻病。由于该病症状与体征往往缺乏特异性，尤其是骨骼改变体征不明显，加之对该病认识不足，因而极易被误诊或漏诊，影响青少年的健康发育。

该病的主要表现有：肢体疼痛、无力、多汗、抽搐以及"X"形或"O"形腿等症状与体征，以多汗为最主要表现；X 线片骨干骺端临时钙化带模糊或骨软化；血清 25 - (OH) D_3 水平低，骨碱性磷酸酶超过 250 IU/L。若出现肢体酸痛、多汗、乏力加之下肢麻木、腓肠肌痉挛、睡眠不安等症状，应考虑青春期佝偻病的可能性，通过 X 线片，血清 25 - (OH) D_3、血清碱性磷酸酶、血磷、血钙测定来进一步明确诊断。

六、诊断

佝偻病的诊断主要依据维生素 D 摄入不足的病史及临床表现，并可通过 X 线片及生化检查进一步确诊。

1. 临床表现。依据维生素 D 摄入不足的病史及临床症状和特征，典型的佝偻病诊断不难，但活动早期骨骼症状不明显，出现的易激惹、夜惊、夜啼等神经、精神症状又无特异性，必须结合患儿年龄，季节，是否早产，有无日光照射不足或维生素 D 摄入不足，有无腹泻或肝胆、肾脏疾病，以及母亲孕期情况进行综合分析，一般可以确诊。

2. 血清生化。

（1）血清磷浓度正常或降低，血清钙浓度降低，血清碱性磷酸酶浓度升高。但在临床佝偻病诊断中这些指标都不敏感。

（2）25 - (OH) D_3 营养性佝偻病需经过维生素 D 缺乏期、生化改变期、形态学改变期。维生素 D 缺乏是其生物学病因，在佝偻病体征出现前数月，已存在维生素 D 的缺乏，血清 25 –（OH）D_3 浓度降低是早期诊断营养性佝偻病的最可靠指标，提倡在有条件的医疗保健单位开展血清 25 –（OH）D_3 检测。

（3）血骨碱性磷酸酶（BALP）检测方便、价廉，可以作为佝偻病的一个筛查指标。建议判断参考标准：BALP 高于 250 IU/L 时可判断维生素 D 缺乏和钙营养不良状态可能性大；高于 300 IU/L 以上时，基本可以判断为维生素 D 缺乏和钙营养不良状态。

应注意的是各项指标可有其共同的临床诊断价值，但各项指标表示的临床意义不尽相同，故不能用一个指标代替另一个指标。

3. X 线检查。常规进行手腕摄片。X 线片动态所见，佝偻病活动时，尺骨先受累，而后延及桡骨；恢复期桡骨先于尺骨。干骺端先宽后窄。6 个月以下小儿佝偻病干骺端很少出现杯状变形，多以扇形展开，端部呈毛絮样改变。8 个月后极期杯口样变形比较多见。核距太宽者看不到杯口，不仅有软骨细胞及其基质增生，同时也伴有严重脱钙。恢复期临时钙化带重新出现。逐渐致密并增宽，骨质密度增高。

摄腕关节正位 X 线片或其他骨骼 X 线片，观察干骺端、钙化带，骨化中心的发育情况和形态学变化对诊断佝偻病有很大价值，也是临床分期的主要依据，对指导本病治疗有重要意义，有条件可作为常规检查项目。但应注意 X 线片质量、拍照技术、拍照角度、是否移动等因素影响，另外阅片者经验也很重要。

七、鉴别诊断

1. 与佝偻病的体征鉴别。

（1）乒乓颅：刚出生时，可出现非佝偻病性乒乓颅，但是在佝偻病所致的颅骨软化变得很明显(2 ~ 4 个月）之前就会消失。脑积水与成骨发育不全时，也可出现乒乓颅，但都不难与佝偻病鉴别。

（2）肋骨串珠：患佝偻病、维生素 C 缺乏症（坏血病）及软骨发育不良时都均可出现肋骨、肋软骨交界区的膨大。在佝偻病时为圆形突出物，而维生素 C 缺乏病时则由于肋软骨、胸骨向肋骨下移位而形成有突出样的凹窝；软骨发育不全时，骨的远侧末端可为不规则、向内凹陷的边缘，但在 X 线片上不会出现模糊的征象。

（3）其他：佝偻病性继发性胸廓改变很难与一些先天性胸廓畸形相鉴别。"O"形腿可以是佝偻病所致，也可以是一种家族性的特征。

2. 与临床表现类似佝偻病的骨代谢障碍性疾病的鉴别。

（1）维生素 D 依赖性佝偻病：又名低钙低血磷性伴氨基酸尿症，为常染色体隐性遗传病，分两型：Ⅰ型为肾脏 1-羟化酶缺乏，Ⅱ型为靶器官 1，25 –（OH）$_2D_3$ 受体缺陷。常在 2 岁以前出现症状，表现为肌无力、衰弱、手足抽搐、惊厥、生长迟缓，可有智力低下；Trousseau 征和 Chvostek 征阳性，恒牙釉质发育不良，前额宽而凸，肋骨有佝偻病样串珠，腕和踝变厚，骨变形弯曲，易发生骨折。Ⅱ型有明显脱发。

（2）低血磷抗维生素 D 佝偻病：本病多为性连锁遗传，也可为常染色体显性或隐性遗传，也有散发病例。为肾小管再吸收磷及肠道吸收磷的原发缺陷所致。佝偻病的症状出现在 1 岁以后，2 ~ 3 岁后仍有活动性佝偻病表现，如骨骼生长迟缓，身材矮小；颌面部发育畸形，颅骨变形，出牙延迟，自发性牙脓肿，下肢进行性弯曲，膝内翻或膝外翻。患者由于关节周围骨过度生长致使关节活动受限，特别是肘关节、肩关节、髋关节。如脊柱管内骨过度生长，则可有脊髓压迫症状。

（3）远端肾小管性酸中毒：为常染色体显性遗传，女性外显率高，为远曲小管泌氢不足。表现为多尿、代谢性酸中毒、婴儿期生长发育障碍、骨骼畸形显著、骨疼痛、肾结石和肾钙质沉着。

（4）肾性佝偻病：由于先天性或后天性原因造成慢性肾功能障碍，导致钙磷代谢紊乱。多于幼儿后期症状逐渐明显，形成侏儒状态；甲状旁腺继发性功能亢进，骨质普遍脱钙，慢性代谢性酸中毒。

（5）肝性佝偻病：由肝功能不良使 25 - (OH) D_3 生成障碍所致。患有急性肝炎、先天性肝外胆管阻塞或其他肝脏疾病的同时，有抽搐、惊厥和佝偻病表现。

八、治疗与预防

在第六届全国佝偻病防治学术会议（2007 年 9 月）上，全国各地专家一致认为婴幼儿佝偻病防治方案（国家卫计委 1986 年 5 月 25 日制定）仍适用当前我国婴幼儿佝偻病的防治。在此基础上，2008 年 3 月《中华儿科杂志》编辑委员会、中华医学会儿科学分会儿童保健学组和全国佝偻病科研协作组提出了"维生素 D 缺乏性佝偻病防治建议"。综合以上方案及建议，本病的治疗及预防方法如下。

1. 治疗。本病治疗目的在于控制活动期，防止畸形和复发。所以早期发现、早期治疗、综合治疗是重要的。

（1）维生素 D 治疗：治疗以口服为主。维生素 D 制剂选择、剂量大小、疗程长短、单次或多次、途径（口服或肌内注射）选择应根据患儿具体情况而定，强调个体化给药。剂量为 2 000 ~ 4 000 IU/d（50 ~ 100 μg/d）时，1 个月后改为 400 IU/d（10 μg/d）。口服困难或腹泻等影响吸收时，可采用大剂量突击疗法，维生素 D 每次 10 万 ~ 30 万 IU（2.5 ~ 7.5 mg），肌内注射，1 ~ 3 个月后再以 400 IU/d（10 μg/d）维持。用药 1 个月后应随访，如症状、体征、实验室检查均无改善，应考虑其他疾病，注意鉴别诊断，同时应避免高钙血症、高钙尿症及维生素 D 过量。

（2）其他治疗。

1）钙剂补充：乳类是婴幼儿钙营养的可靠来源，一般佝偻病治疗可不补钙。

2）微量营养素补充：应注意其他多种维生素的摄入。

（3）恢复期的治疗：坚持随访，对坐、立、走训练不宜过早，避免下肢畸形发生。在夏秋季多晒太阳，冬季给予维生素 D_3 10 万 ~ 20 万 IU 一次口服，以防来年春季复发。

（4）后遗症的治疗：不需药物治疗。轻至中度应加强体格锻炼，对骨骼畸形可采取主动或被动运动的康复方法矫正。严重骨骼畸形可通过外科手术矫正。

2. 预防。佝偻病的预防应从围生期开始，以 1 岁以内婴儿为重点对象，并应系统管理到 3 岁，即做到"抓早、抓小、抓彻底"。应进行广泛宣传教育，使母亲学到有关的知识。

（1）普及预防措施。

1）加强宣传工作，包括对孕妇、围生期、婴儿期的合理预防佝偻病的知识，具体落实在妇幼保健管理系统工作中。

2）推广法定维生素 D 强化食品。经试验证明，采用维生素 D 强化牛奶后，可不再增加维生素 D 制剂，是解决牛奶喂养儿维生素 A、维生素 D 缺乏以及防止其过量的最安全、有效、方便、经济的方法。

3）加强婴幼儿合理膳食管理和喂养，纯母乳喂养至生后 6 个月，按时添加辅食。

4）加强儿童户外活动，集体儿童加强三浴锻炼（空气浴、日光浴、水浴）。

5）预防和早期治疗婴幼儿常见病。

6）城建部门在居室设计中，应把日光照射角度考虑进去。在建筑群中应考虑设儿童（包括老人）绿化活动区；或于楼房平顶上建立儿童活动区，尤以北方迫切需要。

7）人工紫外线装置应引入到有条件的托幼机构中。

（2）胎儿期的预防：妊娠后期（即第 7、第 8、第 9 三个月），胎儿对维生素 D 和钙、磷的需要量不断增加。因此，做好孕期保健非常重要。

1）孕妇应经常到户外活动，每天至少 1 h，多晒太阳。

2）饮食中应含有丰富的维生素 D、钙、磷和蛋白质等营养物质。

3）防治妊娠并发症，对患有低钙血症或骨软化症的孕妇应积极治疗。

（3）新生儿期的预防：加强护理，提倡母乳喂养，并尽早开始晒太阳（出生后 2～3周）。

（4）婴幼儿期的预防：此期生长发育速度快，较易发生佝偻病，必须坚持采取综合性预防措施。

1）提倡母乳喂养，及时添加辅食，保证婴幼儿对各种营养素的需要。在有条件的地区，人工喂养者可用强化维生素 D 奶或婴儿配方奶。

2）多晒太阳是防治佝偻病的简便有效的措施，应广泛宣传，大力推广。尽量暴露皮肤并逐渐增加晒太阳的时间。平均每日户外活动应在 1 h 以上。

（5）维生素 D 的添加：2008 年 11 月美国儿科学会根据如下事实制定了新指南：①维生素 D 缺乏症状可在婴儿早期出现，特别是其母亲维生素 D 缺乏时。②未补充维生素 D 的纯母乳喂养婴儿血清25－（OH）D_3 水平普遍低下，特别是其母亲维生素 D 缺乏及婴儿在冬季出生时。③目前并不易精确测定使婴儿达到足够血清 25－（OH）D_3 水平的日光照射量。④补充维生素 D 400 IU/d 可使纯母乳喂养婴儿的血清 25－（OH）D_3 水平 >50 nmol/L。因此，美国儿科学会将 2003 年指南中维生素 D 补充的年龄段提前和延长，预防剂量也有所提高。新指南中推荐：①从出生后数日开始，新生儿需补充维生素 D 400 IU/d，一直持续至儿童、青少年阶段。②任何母乳喂养的婴儿，无论其是否添加配方奶粉，均需补充维生素 D 400 IU/d。因为婴儿必须每日摄入 1L 的配方奶粉才能摄入维生素 D 400 IU，而摄入如此大量的配方奶粉几乎是不现实的。③孕妇最后 3 个月至少补充维生素 D 400 IU/d。与中华医学会儿科分会的推荐相比，2008 年美国儿科学会指南提前和延长了补充维生素 D 的年龄段，并提出妊娠期（妊娠后期）和哺乳期妇女无论任何季节均需要补充维生素 D 不少于 400 IU/d。采用 2008 年 11 月美国儿科学会指南添加维生素 D 更合理。

3. 家庭护理。在佝偻病活动期尽量避免早坐、早站、早走。胸部畸形可做俯卧位抬头扩展胸部运动。下肢畸形可做肌肉按摩，"O"形腿按摩外侧肌群，按摩双膝关节后，做外展外旋运动；"X"形腿按摩内侧肌群，按摩双踝关节后做内旋运动；腰椎后突，按摩腰骶部并多俯卧，增加肌张力，协助畸形的恢复。轻至中度"O"形腿可适当将鞋外侧斜形垫高 0.5 cm 左右，轻至中度"X"形腿可适当将鞋内侧斜形垫高 0.5 cm 左右，观察 1～3 个月，适当调节垫的高度，一般可以矫正。

第三节　维生素 A 缺乏及中毒

一、概述

维生素 A 缺乏症为慢性维生素 A 缺乏引起，主要由于摄入不足所致，是目前世界上主要的营养缺乏病之一。临床上，血浆维生素 A 含量低于 7 μmol/L（200 μg/L）被定义为维生素 A 缺乏；维生素 A 含量在 7~10.5 μmol/L（200~300 μg/L），没有任何临床症状，为亚临床状态缺乏可疑。各年龄均可发病，以 4 岁以下婴幼儿较多。

维生素 A 缺乏是 6 岁以下儿童潜在的公共健康问题，婴幼儿因维生素 A 致盲的发生率高，摄入不足与频发的消化道和呼吸道感染有关。近年的研究结果表明亚临床维生素 A 缺乏可影响机体免疫功能，导致感染性疾病的发病率和死亡率增高。WHO 1995 年报道维生素 A 缺乏是 60 多个发展中国家的一个主要公共卫生问题，估计全球有近 300 万名 5 岁以下儿童表现为临床维生素 A 缺乏，2.51 亿名儿童有中重度亚临床维生素 A 缺乏，1.25 亿~1.5 亿名学龄前儿童患有维生素 A 缺乏症，2 000 万名孕妇处于维生素 A 缺乏的边缘状态。亚洲地区亚临床维生素 A 缺乏率为 10%~50%。我国 1999 年 14 省、市、自治区的调查结果显示，7 个省的农村儿童维生素 A 缺乏率大于 10%（广西、青海、内蒙古、新疆、贵州、云南、山东），前 5 个省农村儿童维生素 A 缺乏率达 20% 以上，其中广西农村儿童维生素 A 缺乏率高达 42.7%。可见维生素 A 缺乏是威胁我国儿童的公共卫生问题。近年来，我国由于社会经济改善，物资丰富，营养知识逐渐普及，儿童中明显的维生素 A 缺乏发病率已大大下降，但亚临床型维生素 A 缺乏还相当普遍，值得引起注意。

二、病因

1. 饮食摄入不足。大多因长期喂食脱脂乳、豆浆及淀粉类食物，又不添加富含维生素 A 的肝、蛋黄、鱼肝油及含胡萝卜素的绿叶蔬菜、胡萝卜、番茄、水果，而发生维生素 A 缺乏。母乳喂养儿很少发生维生素 A 缺乏，但在维生素 A 缺乏发生率高的地区，如果维生素 A 缺乏的母亲乳汁中维生素 A 含量低，婴儿有早期发生维生素 A 缺乏的危险。

2. 需要量增加。生长发育迅速而肝内储存量又少的早产儿较足月儿需要量多，对脂肪消化吸收功能又差，易发生维生素 A 缺乏。严重感染如麻疹、迁延性肺炎、肺结核和高热时维生素 A 需要量增加，也容易并发维生素 A 缺乏症。

3. 吸收利用及储存障碍。维生素 A 为脂溶性维生素，小肠对维生素 A 的消化吸收需胆盐和脂肪参与。膳食中脂肪含量过低，如婴幼儿长期以脱脂乳、豆浆及淀粉类食物为主，易发生维生素 A 缺乏；胰腺炎或胆石症引起胆汁和胰腺酶分泌减少，或消化道疾病如慢性肠炎、肠结核、脂肪泻等造成胃肠功能紊乱可影响维生素 A 和胡萝卜素的消化吸收。肝脏疾病如慢性肝炎、先天性胆管梗阻可影响维生素 A 与胡萝卜素的吸收与转化。严重营养不良时维生素 A 蛋白合成减少不能与肝脏内维生素 A 结合释放入血；其他微量营养素锌和铁缺乏影响贮存的维生素 A 利用与转运。甲状腺功能减退及糖尿病时，胡萝卜素转变维生素 A 障碍导致维生素 A 缺乏，血液胡萝卜素浓度较高致皮肤"黄染"。

三、临床表现

1. 典型维生素 A 缺乏。

（1）眼部症状：眼部的症状和体征是维生素 A 缺乏病的早期表现。夜盲或暗光中视物不清最早出现，年长儿会诉昏暗光线下视物不清，但往往不被重视，而婴幼儿更易被忽视；暗适应力减退的现象持续数周后，开始出现干眼症的表现，眼结膜、角膜干燥，失去光泽，泪腺分泌减少，泪管为脱落上皮阻塞，眼泪减少，眨眼与畏光。眼部检查可见结膜近角膜边缘处干燥起皱褶，角化上皮堆积形成泡沫状白斑，即结膜干燥斑或毕脱斑；继而角膜发生干燥、浑浊、软化，形成溃疡，易继发感染，愈合后可留有白翳，影响视力；严重时可发生角膜溃疡坏死引起穿孔，虹膜、晶状体脱出，导致失明。

（2）皮肤表现：多见于年长儿维生素 A 缺乏。初期全身皮肤干燥、脱屑，有痒感；以后上皮角化增生，汗液减少，角化物充塞毛囊形成毛囊丘疹，扪之如粗沙样，以四肢伸面、肩部较多，可发展至颈背部甚至面部；毛囊角化致毛发失去光泽、易脱落，指（趾）甲变脆、薄而多纹、易折断。

（3）生长发育障碍：严重、长期维生素 A 缺乏可致长骨增长迟滞，身高发育落后；齿龈发生增生和角化，牙齿釉质易剥落，失去光泽，易发生龋齿。

2. 亚临床维生素 A 缺乏。当维生素 A 储备不足时，可无任何典型临床症状出现，但黏膜上皮可发生变性，全身免疫功能低下，易反复发生呼吸道及泌尿道感染，且迁延不愈。

四、诊断

根据维生素 A 摄入不足，有各种消化道疾病如慢性腹泻、肝胆疾病或慢性消耗性疾病史，结合临床特点，一般诊断不难。早期诊断可疑时，可进行实验室检查。

1. 血浆维生素 A 含量测定。婴幼儿血浆正常水平为 $10.5 \sim 17.5$ μmol/L（$300 \sim 500$ μg/L），年长儿和成人为 $10.5 \sim 78.8$ μmol/L（$300 \sim 2\,250$ μg/L），低于 7 μmol/L（200 μg/L）可诊断为维生素 A 缺乏；血浆维生素 A 含量在 $7 \sim 10.5$ μmol/L（$200 \sim 300$ μg/L），即使无临床症状，也为亚临床状态缺乏可疑。

2. 血浆维生素 A 结合蛋白（RBP）测定。能比较敏感地反映体内维生素 A 的营养状态，正常血浆 RBP 水平为 23.1 μg/L，低于此值有维生素 A 缺乏的可能。感染、蛋白质—热量营养不良、寄生虫病时 RBP 降低。

3. 肝脏维生素 A 贮存的间接评估。体内维生素 A 缺乏时肝脏游离的 RBP 不能释放入血。补充维生素 A 后肝脏游离的 RBP 与维生素 A 结合释放入血，可间接反映肝脏维生素 A 贮存状况。相对剂量反应试验：测定空腹血清维生素 A 水平（A0），口服维生素 A 制剂 450 μg，5 h 后测定血清维生素 A 水平（A5），按公式 RDR = ［（A5 － A0）/A5］×100% 计算 RDR 值，RDR 值 >20% 为阳性，提示体内维生素 A 贮存缺乏。

4. 暗适应检查。对能够合作的儿童采用暗适应计测定暗视觉能力，是根据在黑暗中引起光感的最低阈值大致等于瞳孔收缩的最低阈值的原理，判断人体维生素 A 缺乏状况。婴幼儿可观察黄昏时的异常行为，如安静不动或不能准确取物。

五、治疗

无论临床症状严重与否或疑为亚临床型维生素 A 缺乏，都应尽早积极进行维生素 A 的补充治疗。

1. 调整饮食，去除病因。供给富含维生素 A 的动物性食物或含胡萝卜素较多的深色蔬菜，有条件的地方也可以采用维生素 A 强化的食品如婴儿配方奶粉和食物，以保证患儿机体需要，并积极治疗原发疾病。

2. 维生素 A 治疗。轻症维生素 A 缺乏病及消化吸收功能良好者可以每日口服维生素 A 制剂 7 500 ~ 15 000 μg（相当于 2.5 万 ~ 5 万 IU，浓鱼肝油每丸含 2.5 万 IU），分 2 ~ 3 次服用。病情严重如有角膜病变、慢性腹泻或肠道吸收障碍者，可先深部肌内注射维生素 AD 注射剂（每支含维生素 A 7 500 μg 和维生素 D 62.5 μg）0.5 ~ 1 mL，每日 1 次；3 ~ 5 d 后，病情好转即改口服。采用维生素 A 治疗后临床症状好转迅速，夜盲常于 2 ~ 3 d 后明显改善，干眼症状 3 ~ 5 d 消失，结膜干燥、毕脱斑 1 ~ 2 周后消失，角膜病变也渐好转，皮肤过度角化需 1 ~ 2 个月方可痊愈。症状消失后，应继续服预防量维生素 A 制剂。

3. 眼局部治疗。为防止继发感染，对比较严重的维生素 A 缺乏患儿常进行眼部的局部治疗。可采用抗生素滴眼液（如 0.25% 氯霉素）或眼膏（如 0.5% 红霉素或金霉素）治疗，每日 3 ~ 4 次，可减轻结膜和角膜干燥不适。当角膜出现软化和溃疡时，可采用抗生素滴眼液与消毒鱼肝油交替滴眼，约每小时 1 次，每日不少于 20 次。治疗时动作要轻柔，勿压迫眼球，以免角膜穿孔，虹膜、晶状体脱出。另可用 1% 阿托品扩瞳，防止虹膜粘连。

六、预防

1. 提倡母乳喂养，无法母乳喂养的婴儿采用配方奶粉喂养，对早产儿及早（生后 2 周）添加浓缩鱼肝油或维生素 A 制剂，预防量为 4 岁以下婴幼儿每日 400 μg 维生素 A 当量（RE）；4 岁以上每日 750 μg RE；少年或成人每日 800 μg RE；孕妇每日 1 000 μg RE，乳母每日 1 200 μg RE。母亲补充维生素 A 时应注意避孕，因为孕早期大剂量维生素 A 对胎儿有致畸的危险。

2. 及时添加补充食品，多供给富含维生素 A 及胡萝卜素的食物，如肝脏、蛋、乳类及深色蔬菜。患慢性消化功能紊乱、长期感染及消耗性疾病时应及早补充维生素 A，必要时服水溶性制剂或深部肌内注射维生素 A 制剂。

3. 在维生素 A 缺乏的人群，特别是学龄儿童中需要干预项目。分析结果显示给 6 个月至 5 岁儿童大剂量补充维生素 A 可降低腹泻与麻疹死亡率约 23%。1994 年以来，WHO 推荐与免疫接种同时进行维生素 A 补充已覆盖越来越多的地区与国家。大剂量维生素 A 可改善机体维生素 A 储备，预防维生素 A 缺乏（表 6-2）。一般口服推荐的大剂量维生素 A 无不良反应，偶有轻微不良反应（如婴儿前囟门饱满或隆起、呕吐等），但为一过性，无须特殊处理。

表6-2 大剂量维生素 A 剂量表[*]

人群	剂量
6 个月以下婴儿	
非母乳喂养	15 mg（5 万 IU），口服
母乳喂养（母亲未服用）	15 mg（5 万 IU），口服
6 ~ 12 个月婴儿	30 mg（10 万 IU），口服
	（4 ~ 6 个月后视情况定期补充）
1 岁以上儿童	60 mg（20 万 IU），口服（4 ~ 6 个月后视情况补充）
乳母（产后 8 周）	60 mg（20 万 IU），口服

注：[*] 维生素 A 的计量单位：20 万 IU 的维生素 A 胶囊相当于 110 mg 的维生素 A 棕榈酸或 69 mg 的维生素 A。

参考文献

[1] 李德爱, 陈志红, 傅平. 儿科治疗药物的安全应用 [M]. 北京: 人民卫生出版社, 2015.

[2] 王龙梅, 于酩. 中西医结合儿科 [M]. 北京: 中国中医药出版社, 2016.

[3] 毛定安, 易著文. 儿科诊疗精粹 [M]. 北京: 人民卫生出版社, 2015.

[4] 吴桂英. 临床儿科急危重症诊疗新进展 [M]. 西安: 西安交通大学出版社, 2014.

[5] 李占忠. 临床儿科多发病诊断与治疗 [M]. 西安: 西安交通大学出版社, 2014.

[6] 余毅, 王丽萍. 肾内科医师查房手册 [M]. 北京: 化学工业出版社, 2013.

[7] 罗小平, 刘铜林. 儿科疾病诊疗指南 [M]. 北京: 科学出版社, 2016.

[8] 李桂梅. 实用儿科内分泌与遗传代谢病 [M]. 济南: 山东科学技术出版社, 2015.

[9] 江载芳, 申昆玲, 沈颖. 诸福棠实用儿科学 [M]. 北京: 人民卫生出版社, 2015.

[10] 赵祥文. 儿科急诊医学 [M]. 北京: 人民卫生出版社, 2015.

[11] 申昆玲. 儿科临床操作技能 [M]. 北京: 人民卫生出版社, 2016.

[12] 易著文, 何庆南. 小儿临床肾脏病学 [M]. 北京: 人民卫生出版社, 2016.

[13] 申昆玲, 黄国英. 儿科学 [M]. 北京: 人民卫生出版社, 2016.

[14] 朱玲玲, 吴震. 儿科学 [M]. 北京: 科学出版社, 2015.

[15] 中华医学会儿科学分会. 儿科血液系统疾病诊疗规范 [M]. 北京: 人民卫生出版社, 2015.

[16] 毛萌, 李廷玉. 儿童保健学 [M]. 北京: 人民卫生出版社, 2014.

[17] 赵春, 孙正芸. 临床儿科重症疾病诊断与治疗 [M]. 北京: 北京大学医学出版社, 2015.

[18] 赵正言, 顾学范. 新生儿遗传代谢病筛查 [M]. 北京: 人民卫生出版社, 2015.

[19] 江载芳. 实用小儿呼吸病学 [M]. 北京: 人民卫生出版社, 2010.

[20] 苏林雁. 儿童神经医学 [M]. 长沙: 湖南科技出版社, 2014.

[21] 中华医学会儿科学分会内分泌遗传代谢学组. 基因重组人生长激素儿科临床规范应用的建议 [J]. 中华儿科杂志, 2013, 51: 426−432.

[22] 孙锟, 沈颖. 小儿内科学 [M]. 北京: 人民卫生出版社, 2014.

[23] 陈自励. 新生儿窒息和多脏器损伤诊疗进展 [M]. 北京: 人民卫生出版社, 2014.

[24] 陈忠英. 儿科疾病防治 [M]. 西安: 第四军医大学出版社, 2015.

[25] 中华医学会儿科学分会. 儿科呼吸系统疾病诊疗规范 [M]. 北京: 人民卫生出版社, 2015.